Kohlhammer

Die Herausgeberinnen

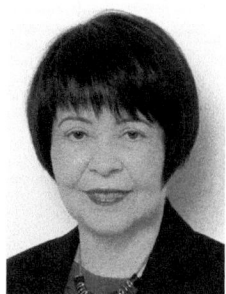

Prof. Dr. med. Beate Herpertz-Dahlmann, Ärztin für Kinder- und Jugendpsychiatrie und -psychotherapie und Ärztin für Kinder- und Jugendmedizin. Direktorin der Universitätsklinik für Psychiatrie, Psychosomatik und Psychotherapie des Kindes- und Jugendalters der RWTH Aachen. Langjährige Erfahrung in der Behandlung von kindlichen und jugendlichen Essstörungen und Forschung zu Entstehungsfaktoren der Essstörungen, insbesondere zu neurobiologischen Veränderungen. Durchführung großer klinischer Studien zu neuen Behandlungsoptionen bei der adoleszenten Anorexia Nervosa wie die tagesklinische Behandlung und das Home treatment.

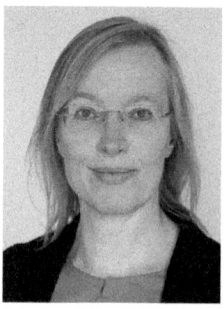

Prof. Dr. rer. nat. Anja Hilbert, Diplom-Psychologin sowie Psychologische Psychotherapeutin und Supervisorin für Verhaltenstherapie. Leiterin der Adipositasambulanzen für Kinder und Jugendliche sowie Erwachsene am Integrierten Forschungs- und Behandlungszentrum AdipositasErkrankungen, Klinik und Poliklinik für Psychosomatische Medizin und Psychotherapie, Universitätsmedizin Leipzig. Expertise in der Diagnostik und Klassifikation, Entstehung und Aufrechterhaltung sowie der Psychotherapie einschließlich klinischer Studien bei Essstörungen im Kindes- und Jugendalter mit Schwerpunkten auf der Binge-Eating-Störung und der vermeidend-restriktiven Essstörung.

Beate Herpertz-Dahlmann
Anja Hilbert (Hrsg.)

Essstörungen bei Kindern und Jugendlichen

Ein klinisches Handbuch

Verlag W. Kohlhammer

Dieses Werk einschließlich aller seiner Teile ist urheberrechtlich geschützt. Jede Verwendung außerhalb der engen Grenzen des Urheberrechts ist ohne Zustimmung des Verlags unzulässig und strafbar. Das gilt insbesondere für Vervielfältigungen, Übersetzungen, Mikroverfilmungen und für die Einspeicherung und Verarbeitung in elektronischen Systemen.

Pharmakologische Daten, d. h. u. a. Angaben von Medikamenten, ihren Dosierungen und Applikationen, verändern sich fortlaufend durch klinische Erfahrung, pharmakologische Forschung und Änderung von Produktionsverfahren. Verlag und Autoren haben große Sorgfalt darauf gelegt, dass alle in diesem Buch gemachten Angaben dem derzeitigen Wissensstand entsprechen. Da jedoch die Medizin als Wissenschaft ständig im Fluss ist, da menschliche Irrtümer und Druckfehler nie völlig auszuschließen sind, können Verlag und Autoren hierfür jedoch keine Gewähr und Haftung übernehmen. Jeder Benutzer ist daher dringend angehalten, die gemachten Angaben, insbesondere in Hinsicht auf Arzneimittelnamen, enthaltene Wirkstoffe, spezifische Anwendungsbereiche und Dosierungen anhand des Medikamentenbeipackzettels und der entsprechenden Fachinformationen zu überprüfen und in eigener Verantwortung im Bereich der Patientenversorgung zu handeln. Aufgrund der Auswahl häufig angewendeter Arzneimittel besteht kein Anspruch auf Vollständigkeit.

Die Wiedergabe von Warenbezeichnungen, Handelsnamen und sonstigen Kennzeichen in diesem Buch berechtigt nicht zu der Annahme, dass diese von jedermann frei benutzt werden dürfen. Vielmehr kann es sich auch dann um eingetragene Warenzeichen oder sonstige geschützte Kennzeichen handeln, wenn sie nicht eigens als solche gekennzeichnet sind.

Es konnten nicht alle Rechtsinhaber von Abbildungen ermittelt werden. Sollte dem Verlag gegenüber der Nachweis der Rechtsinhaberschaft geführt werden, wird das branchenübliche Honorar nachträglich gezahlt.

Dieses Werk enthält Hinweise/Links zu externen Websites Dritter, auf deren Inhalt der Verlag keinen Einfluss hat und die der Haftung der jeweiligen Seitenanbieter oder -betreiber unterliegen. Zum Zeitpunkt der Verlinkung wurden die externen Websites auf mögliche Rechtsverstöße überprüft und dabei keine Rechtsverletzung festgestellt. Ohne konkrete Hinweise auf eine solche Rechtsverletzung ist eine permanente inhaltliche Kontrolle der verlinkten Seiten nicht zumutbar. Sollten jedoch Rechtsverletzungen bekannt werden, werden die betroffenen externen Links soweit möglich unverzüglich entfernt.

1. Auflage 2022

Alle Rechte vorbehalten
© W. Kohlhammer GmbH, Stuttgart
Gesamtherstellung: W. Kohlhammer GmbH, Heßbrühlstr. 69, 70565 Stuttgart
produktsicherheit@kohlhammer.de

Print:
ISBN 978-3-17-039202-1

E-Book-Formate:
pdf: ISBN 978-3-17-039203-8
epub: ISBN 978-3-17-039204-5

Vorwort

Essstörungen waren in Deutschland ein bis in jüngster Zeit in Psychiatrie und Psychologie vernachlässigtes Gebiet. So findet sich das Krankheitsbild der Anorexia Nervosa (AN) erst 100 Jahre nach seiner Erstbeschreibung durch Sir William Gull in England und Charles Laségue in Frankreich im Jahr 1974 in einem deutschen Lehrbuch der Psychiatrie (Huber 1974). Auch die Aufnahme der Essstörungen in die aufeinanderfolgenden Auflagen des amerikanischen Klassifikationsschemas gestaltete sich zögerlich. Gerard Russell beschrieb die Symptome der Bulimia Nervosa (BN) bereits im Jahr 1979 (Russell 1979). Die Definitionskriterien dieser Essstörung wurden zum ersten Mal 1980 im DSM-III unter den Störungen des Kindes- und Jugendalters zusammen mit denen der Anorexia Nervosa aufgeführt, wahrscheinlich, weil man ihre Symptome bei Erwachsenen noch nicht identifiziert hatte. Im DSM-IV (1994) wurde die Mehrzahl aller übrigen Essstörungen unter der Restkategorie »nicht-spezifische Essstörungen« gelistet; die Beschreibung der Binge-Eating-Störung (BES) fand sich unter den Forschungskriterien, die weiterer Evaluation bedurften. Erst das jüngste amerikanische Klassifikationsschema DSM-5 (APA 2013) und sein europäisches Pendant ICD-11 (WHO 2022) zeigen die Spannbreite der Essstörungen für alle Altersgruppen auf – dabei wurden die vermeidend-restriktive Essstörung (ARFID, avoidant/restrictive food intake disorder), Pica und die Ruminationsstörung als diagnostische Kategorien neu aufgenommen und der BES als eigener diagnostischer Kategorie ein gleichberechtigter Platz neben den etablierten Essstörungen AN und BN eingeräumt. Trotzdem ist der Stellenwert der Essstörungen unter den psychischen Störungen immer noch gering. Obwohl die Behandlungs- und Folgekosten der Essstörungen für das Gesundheitssystem nicht geringer sind als für Angst- und depressive Störungen, werden international und in Deutschland deutlich weniger Mittel in die Erforschung von Ursachen und Therapiemöglichkeiten dieser Störungsgruppe investiert als bei anderen psychischen Erkrankungen (Schmidt et al. 2016; Kaye and Bulik 2021). In Deutschland kann man das Medizinstudium ohne Basiskenntnisse auf dem Gebiet der Essstörungen erfolgreich abschließen; ähnliches gilt für die Facharztanerkennungen der Kinder- und Jugendmedizin sowie der Psychiatrie und Psychotherapie. Auch im Studium der Psychologie und in der Weiterbildung zum/r psychologischen Psychotherapeut/-in nehmen die Essstörungen zumeist eine Randstellung ein, obwohl die Wahrscheinlichkeit, einem dieser Störungsbilder in der täglichen Praxis zu begegnen, hoch ist. So beträgt die Punktprävalenz eines breiter definierten Essstörungsspektrums ca. 20 % in der weiblichen Bevölkerung und 14 % in der männlichen; bezogen auf genau definierte Essstörungsdiagnosen liegt die Prävalenz für Frauen bei 8,4 % und 2,2 % für Männer (Galmiche et al. 2019).

Die Belastung des Einzelnen und der Gesellschaft durch diese Störungsgruppe ist hoch. Viele der Betroffenen erkranken in einem Alter zwischen 13 und 25 Jahren an AN, BN oder BES, noch früher an ARFID, der Ruminationsstörung und Pica. Hinzu kommt, dass die Betroffenen jünger werden und immer mehr Kinder unter Essstörungen leiden (s. ▶ Kap. 1 zur Anorexia Nervosa). Die Störung trifft demnach Individuen in einem entwicklungssensitiven Alter mit möglichen schwerwiegenden körperlichen und psychischen Konsequenzen für das ganze weitere Leben.

Hinzu kommt die Stigmatisierung dieser Störungen, die sowohl die Betroffenen selbst als auch ihre Bezugspersonen trifft. Über lange Zeit wurde – auch vor dem Hintergrund bestimmter psychotherapeutischer Ideologien – vertreten, dass die Eltern und das familiäre System Mitverursacher der Erkrankungen, insbesondere von AN und BN, sind. Eine solche Stigmatisierung verzögert die Inanspruchnahme einer notwendigen therapeutischen Maßnahme (Brelet et al. 2021), und das schuldhafte Erleben der Bezugspersonen erschwert die Compliance mit der Behandlung.

Durch zahlreiche neue Erkenntnisse, die genetischen und weiteren biologischen Ursachen eine größere Bedeutung zumessen, sowie mehr praxisorientierte psychotherapeutische Strategien scheinen die öffentliche Stigmatisierung und die Selbststigmatisierung zurückzugehen. Trotzdem stellen wir immer wieder fest, dass sich fast alle Eltern, die unsere Psychoedukationsgruppe für AN besuchen, schuldig an der Erkrankung ihres Kindes fühlen. Jedoch nicht nur die Erziehungspersonen fühlen sich schuldig, sondern auch Kinder und Jugendliche mit Essstörungen wie der BES schreiben sich selbst die Schuld für ihre Essstörungssymptome zu. Vor dem Hintergrund einer pervasiven gesellschaftliche Abwertung eines übermäßigen Nahrungskonsums sowie von Übergewicht und Adipositas wird psychotherapeutische Hilfe zumeist nicht aufgesucht (Forrest et al. 2017).

Ein weiteres Problem ist die unzureichende Anwendung von evidenzbasierten und leitliniengerechten Therapiestandards. Im Gegensatz zu vielen somatischen Behandlungen beruhen leider immer noch viel zu viele therapeutische Maßnahmen bei den Essstörungen – ungeachtet einer nachgewiesenen Wirksamkeit – auf einem veralteten Wissensstand und tradierten Vorstellungen. Hinzu kommt, dass viele Essstörungen immer noch zu spät erkannt werden und sich viele Therapeut/-innen die Behandlung, insbesondere die der Anorexia Nervosa, nicht zutrauen. Dabei wissen wir, dass die Zeitdauer der unbehandelten Essstörung einen negativen Einfluss auf die Prognose hat (Austin et al. 2021).

Alle oben aufgeführten Gründe und Argumente haben uns dazu veranlasst, ein Buch herauszugeben, das speziell für die Erkennung und Behandlung der Essstörungen von Kindern und Jugendlichen konzipiert wurde. Soweit wir wissen, bezieht es erstmalig im deutschen Sprachraum die neu klassifizierten Essstörungen ARFID, Pica und Ruminationsstörung ein und vermittelt darüber hinaus neu gewonnene Einsichten in die Ätiologie und Therapie der bereits länger etablierten Störungen AN, BN und BES. Dabei ist besonders die neue Perspektive auf die Anorexia Nervosa als »metabolisch-psychische Erkrankung« (Bulik et al. 2021) hervorzuheben.

Wir haben uns bemüht, sowohl Ergebnisse der Grundlagenforschung als auch zahlreiche Erfahrungen und etablierte Strategien aus der klinischen Praxis an unsere Leser weiterzugeben. Klinisch und therapeutisch Tätige, insbesondere aus dem Bereich Kinder- und Jugendpsychiatrie, Pädiatrie, Psychosomatik, Psychologie, Kinder- und Jugendlichenpsychotherapie sowie Lehrkräfte usw., erhalten einen profunden Einblick in somatische und psychologische Diagnostikverfahren. Hinzu kommen neuartige, auf der Basis der digitalen Medien entwickelte Methoden zur Prävention und Behandlung. Aufgrund der deutlichen Zunahme der Essstörungen bei Kindern und Jugendlichen (van Eeden et al. 2021) wird auch der schulbasierten Prävention ein Kapitel gewidmet, genauso wie der häufigen Komorbidität von Essstörungen und Diabetes mellitus, dessen Prävalenz im Kindes- und Jugendalter ansteigt.

Nicht zuletzt haben wir versucht, auch den Aussagen unserer Patient/-innen Raum zu geben, um ihre Probleme und die von ihnen erlebten Schwierigkeiten in der Therapie besser zu verstehen. Wir haben mit vielen von ihnen gesprochen und ihre Sichtweise erfragt. Ihr Dissens oder Konsens mit unseren Maßnahmen stellt eine wichtige Hilfe für die Entwicklung neuer Therapieverfahren dar. An dieser Stelle möchten wir uns sehr für ihre Offenheit bedanken.

Wir hoffen, mit diesem Buch einen Beitrag zur Linderung der »crisis of care« (»Behandlungskrise«) (Kaye and Bulik 2021; Giel et al. 2021), wie sie im Moment von vielen Therapeut/-innen und Forscher/-innen in Deutschland und international für die Essstörungen postuliert wird, zu leisten. Dies soll insbesondere den betroffenen Kindern und Jugendlichen zugutekommen.

Aachen und Leipzig, im Frühjahr 2022
Beate Herpertz-Dahlmann und Anja Hilbert

Literatur

Austin A, Flynn M, Richards K et al. (2021) Duration of untreated eating disorder and relationship to outcomes: A systematic review of the literature. Eur Eat Disord Rev 29: 329–345.

Brelet L, Flaudias, V, Désert M et al. (2021) Stigmatization toward people with Anorexia Nervosa, Bulimia Nervosa, and Binge Eating Disorder: A Scoping Review. Nutrients 13: 2834.

Bulik CM, Carroll IM, Mehler P (2021) Reframing anorexia nervosa as a metabo-psychiatric disorder. Trends Endocrinol Metab 32: 752–761.

Forrest LN, Smith AR, Swanson SA (2017) Characteristics of seeking treatment among U.S. adolescents with eating disorders. Int J Eat Disord 50: 826–833.

Galmiche M, Déchelotte P, Lambert G et al. (2019) Prevalence of eating disorders over the 2000–2018 period: a systematic literature review. Am J Clin Nutr 109: 1402–1413.

Giel K (2021) A European view on the crisis of care for anorexia nervosa (Commentary). JAMA Psychiatry (Published online March 16, 2021), https://doi.org/10.1001/jamapsychiatry.2020.4796

Kaye WH, Bulik CM (2021) Treatment of patients with anorexia nervosa in the US – a crisis in care. JAMA Psychiatry 78: 591–592.

Russell G (1979) Bulimia nervosa: an ominous variant of anorexia nervosa. Psychol Med 9: 429–448.

Schmidt U, Adan R, Böhm I et al. (2016) Eating disorders: the big issue. Lancet Psychiatry 3: 313–315.

van Eeden AE, van Hoeken D, Hoek HW (2021) Incidence, prevalence and mortality of anorexia nervosa and bulimia nervosa. Curr Opin Psychiatry 34: 515–524.

Inhalt

	Vorwort	5
I	**Krankheitsbilder**	
1	Anorexia Nervosa *Beate Herpertz-Dahlmann*	13
2	Bulimia Nervosa *Tanja Legenbauer, Katharina Bühren und Hanna Preuss-van Viersen*	62
3	Binge-Eating-Störung *Anja Hilbert*	91
4	Störung mit Vermeidung und/oder Einschränkung der Nahrungsaufnahme *Ricarda Schmidt und Anja Hilbert*	110
5	Ruminationsstörung und Pica *Andrea S. Hartmann und Alexandra Bruns*	121
II	**Übergreifende Kapitel**	
6	Essstörungen bei Diabetes mellitus *Christina-Maria Geisbüsch*	135
7	Psychologische Testverfahren *Adrian Meule und Anja Hilbert*	149
8	Körperbildstörung *Mona M. Voges, Tanja Legenbauer und Silja Vocks*	172
9	Internetbasierte Prävention und Behandlung *Stephanie Bauer, Johanna Stadler und Markus Mössner*	185
10	Schulbasierte Prävention *Uwe Berger*	201

III Verzeichnisse

Verzeichnis der Autorinnen und Autoren 213

Sachwortregister 215

I Krankheitsbilder

1 Anorexia Nervosa

Beate Herpertz-Dahlmann

Fallbeschreibung

Die 14-jährige Mara war schon immer pflichtbewusst und darauf bedacht, alles möglichst gut und zur Zufriedenheit ihrer Eltern und Lehrer zu erledigen. Sie berichtete, dass sie vor ca. einem halben Jahr begonnen habe, ihr Essverhalten zu verändern und Kalorien zu zählen. Schon vorher sei sie unzufrieden mit ihrem Aussehen gewesen, habe sich dick und unförmig gefühlt und sich häufig mit Gleichaltrigen verglichen. Mit Beginn der Veränderung des Essverhaltens habe sie sich täglich gewogen und intensiv Sport getrieben. So sei sie jeden Tag mindestens 5 km gejoggt, habe mit dem Stepper trainiert und zusätzlich Workouts durchgeführt. Vor ca. 2 Monaten habe sie völlig die Kontrolle über ihr Gewicht und ihr Essverhalten verloren. Ihr sei klar gewesen, dass ihr Gewicht zu niedrig sei, aber eine »innere Stimme« habe sie immer wieder darin bestärkt, abzunehmen. Jede geringste Gewichtszunahme habe sie völlig verzweifeln lassen. Schließlich sei auch ihre Stimmung immer trauriger geworden, und sie habe an nichts Anderes mehr gedacht als an Essen und ihr Gewicht. Vor ca. 3 Monaten habe die Menstruation ausgesetzt.

Die Mutter unserer Patientin habe bis zu ihrem 30. Lebensjahr an einer Magersucht (Anorexia Nervosa, AN) gelitten. Sie berichtete, sich jede Woche zu wiegen und sehr auf »gesunde« Nahrungsmittel zu achten. Der Vater gab an, sehr ordentlich zu sein und auch kleinste Ungenauigkeiten nicht tolerieren zu können.

1.1 Geschichte

Die Erstbeschreibung des Krankheitsbildes der Anorexia Nervosa erfolgte fast gleichzeitig durch die beiden Ärzte Sir William Gull in England und Ernest-Charles Lasègue in Frankreich im Jahr 1873.

Im Jahr 1888 publizierte Sir William Gull im »The Lancet«, einer schon damals sehr bekannten medizinischen Zeitschrift, eine weitere Fallgeschichte über ein 14-jähriges Mädchen: Miss K.R. (▶ Abb. 1.1) war das dritte von 6 Kindern, wovon eines bereits die Säuglingszeit nicht überlebte. Der Vater starb im Alter von 68 Jahren an Lungentuberkulose, die Mutter war bei guter Gesundheit. Die Schwester litt an unterschiedlichen »nervösen Symptomen«, die übrigen Geschwister waren nach Gulls Meinung gesund. Das betroffene Mädchen war bis zum Alter von 13 Jahren ein »rundliches, gesundes Mädchen«, welches ohne ersichtlichen Grund eine Abneigung gegenüber dem Essen entwickelte und kurze Zeit später die Nahrung bis auf eine halbe Tasse Kaffee oder Tee am Tag komplett verweigerte. Um Sir William Gull aufzusuchen, musste sie aus Nordengland anreisen und bestand darauf, vom Bahnhof zum Arzt zu Fuß zu gehen, obwohl sie aufgrund ihrer Auszehrung zahlreiche Kommentare von den anderen Fußgängern über sich ergehen lassen musste. Ihre Extremitäten waren blau verfärbt und kalt, eine organische Ursache fand sich bei einer Herzfrequenz von 46 pro Minute und einer Körpertemperatur von 36 Grad Celsius nicht. Die Patientin war der Meinung, dass es ihr gut ginge. Sir William Gull verordnete ihr alle paar Stunden die Einnahme leichter Kost. Nach 6 Wochen berichtete der Hausarzt, dass es ihr besser ginge; zweieinhalb Monate nach der Vorstellung bei Sir William Gull schrieb die Mutter, dass sie sich keine Sorgen mehr wegen K. mache. Der Autor führte die Ursache des Problems auf eine »Entartung des Ego« zurück; am meisten verwunderte ihn der anhaltende Bewegungsdrang, obwohl die Abmagerung seiner Patientin so ausgeprägt war.

Heute entnehmen wir der Medizinhistorie, dass es die AN mit hoher Wahrscheinlichkeit schon Jahrhunderte früher gab. Ein weiteres berühmtes Beispiel für diese Störung ist Katharina von Siena, deren Lebensgeschichte (1347–1380) im Mittelalter ebenfalls eine AN vermuten lässt.

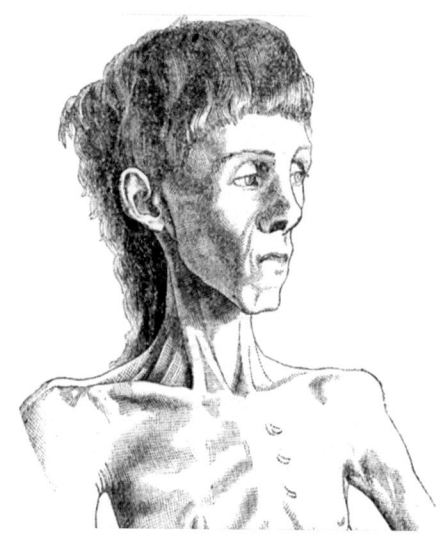

Abb. 1.1: Photographie der abgemagerten Patientin am 21.4. 1887 (Gull 1988, S. 516)

1.2 Definition und Klassifikation

Die AN ist gekennzeichnet durch einen ausgeprägten *Gewichtsverlust*, eine *tiefgreifende Angst vor einer Gewichtszunahme* (Gewichtsphobie), eine *überwertige Idee* bezüglich *Figur* und *Gewicht* (»Ich bin nichts, wenn ich nicht dünn bin«), durch *Maßnahmen, um diesen Gewichtsverlust zu erreichen* (z. B. Fasten, Sport), und eine *Körperbildstörung*.

Die Kriterien für das Vollbild der AN nach DSM-5 und ICD-11 gehen aus ▶ Tab. 1.1 hervor.

Es gibt keine nachvollziehbare Begründung, warum laut Kriterien der ICD-11 im Erwachsenenalter die 10. Body-Mass-Index (BMI)-Perzentile (18,5 kg/m^2), im Kindes- und Jugendalter aber die 5. BMI-Perzentile als Gewichtsschwellenwert herangezogen wird. Vielmehr ist anzunehmen, dass die physischen und psychischen Konsequenzen des Hungerns (Starvation) für einen sich entwickelnden Organismus gravierender sind als für Erwachsene. Aus diesem Grund wurde in den deutschen S3-Leitlinien die 10. BMI-Perzentile als Gewichtsschwellenkriterium beibehalten (Arbeitsgemeinschaft der Wissenschaftlichen Medizinischen Fachgesellschaften [AWMF] 2020).

Beide Klassifikationssysteme unterscheiden einen *restriktiven* (Gewichtsabnahme durch Fasten oder extensiven Sport) und einen *Binge-/Purge*-Typ (Auftreten von Heißhungerattacken/ Erbrechen, Abführmittelmissbrauch),

Tab. 1.1: Diagnostische Kriterien der Anorexia Nervosa (abgekürzt)

DSM-5 (307.1)	ICD-11 (6B80)
A. eingeschränkte Energieaufnahme, die zu einem signifikant niedrigen Körpergewicht im Verhältnis zu Alter, Geschlecht, Entwicklung und körperlicher Gesundheit führt. B. erhebliche Gewichtsphobie oder permanentes Verhalten, das trotz zu niedrigem Gewicht einer Gewichtszunahme entgegensteht. C. Körperschemastörung, unangemessener Einfluss von Figur und Gewicht auf das Selbstwertgefühl oder fehlende Einsicht, die Gefährdung durch das niedrige Gewicht zu erkennen. • *Typ: restriktiv*: Gewichtsverlust durch reduzierte Nahrungszufuhr, exzessive körperliche Aktivität ohne weitere aktive Maßnahmen zur Gewichtsreduktion (selbstinduziertes Erbrechen, Abführmittelmissbrauch). • *Typ: Binge eating/Purging*: rezidivierende Heißhungeranfälle, selbstinduziertes Erbrechen, Abführmittelmissbrauch. • *in Teilremission*: Kriterium A wird über einen längeren Zeitraum nicht mehr erfüllt, Kriterium B und/oder C weiterhin vorhanden. • *in Vollremission*: kein Kriterium mehr über einen längeren Zeitraum erfüllt. *aktueller Schweregrad:* • leicht: BMI $\geq 17\,\text{kg/m}^2$ • mittel: BMI $16\text{–}16{,}99\,\text{kg/m}^2$ • schwer: BMI $15\text{–}15{,}99\,\text{kg/m}^2$ • extrem: BMI $< 15\,\text{kg/m}^2$	• signifikant niedriges Körpergewicht im Verhältnis zu Größe, Alter, Entwicklungsstand und Gewichtsanamnese (nicht bedingt durch Nahrungsmangel oder einen anderen medizinischen Grund) oder bei Kindern und Jugendlichen eine für die altersgemäße Entwicklung unzureichende Gewichtszunahme. • Gewichtsschwellenwert: BMI $< 18{,}5\,\text{kg/m}^2$ bei Erwachsenen bzw. < 5. BMI-Perzentile bei Kindern und Jugendlichen • alternativ: rapider Gewichtsverlust von mehr als 20 % des Ausgangsgewichtes (innerhalb von 6 Monaten). • durchgehende Nahrungsrestriktion oder anderer Verhaltensweisen zum Erhalt oder Erreichen eines niedrigen Gewichtes, ausgeprägte Gewichtsphobie, exzessive motorische Aktivität, Purging-Verhalten oder Einnahme von Medikamenten zur Erleichterung der Gewichtsreduktion. • Überbewertung des niedrigen Gewichtes, Einstufung des zu niedrigen Gewichtes als normal, ständige Überprüfung des Gewichtes u./o. des Aussehens durch Wiegen, Spiegelkontrolle etc.; oder Vermeidung der Konfrontation mit dem eigenen Aussehen/Gewicht durch weite oder übergroße Kleidung, keine Kenntnis des eigenen Gewichtes. • Typ: restriktiv • Typ: Binge eating/Purging • AN mit signifikant niedrigem KG • AN mit gefährlich niedrigem KG • AN in Remission mit normalem KG
Kriterien verkürzt und modifiziert aus DSM-5 (Diagnostic and Statistical Manual of Mental Disorders, Fifth Edition, ©2013 American Psychiatric Association, dt. Version ©2018 Hogrefe Verlag) übernommen. Vollständige Kriterien einsehbar ebendort.	nach World Health Organization 2021

wobei dem Binge-/Purge-Typ in vielen Studien eine schlechtere Prognose zugeschrieben wird (Fichter et al. 2017). Die beiden Formen der AN weisen eine unterschiedliche somatische und psychische Komorbidität auf (▶ Kap. 1.2.2 und ▶ Kap. 1.4).

Eine bedeutsame Veränderung gegenüber DSM-IV und ICD-10 ist der Wegfall des Amenorrhoe-Kriteriums, da dieses auf Jungen, prämenarchale Mädchen und Frauen, die Kontrazeptiva einnehmen, nicht angewendet werden kann.

Beide Systeme unterscheiden unterschiedliche Schweregrade in Abhängigkeit vom Gewicht (»AN mit signifikant niedrigem Körpergewicht [≤ 5. Perzentile]« und »AN mit gefährlich niedrigem Körpergewicht [≤ 0,3. Perzentile]«); allerdings zeigen diverse Metaanalysen und Studien auf, dass die Gewichtsspezifizierung wenig zu einer klinischen Validierung beiträgt (z. B. Engelhardt et al. 2021).

Zudem wird in der ICD-11 vorgeschlagen, das numerische Gewichtskriterium einem Gewichtsverlust von *mehr als 20 % des ursprünglichen Gewichtes innerhalb von 6 Monaten* als diagnostisches Kriterium gleichzusetzen. Dies entspricht dem klinischen Eindruck, nach dem Patientinnen[1] mit einem entsprechend hohen Gewichtsverlust eine ähnlich schwerwiegende Krankheitssymptomatik aufweisen wie Patientinnen mit sog. typischer AN und niedrigem Körpergewicht.

Im Vergleich zu DSM-IV und ICD-10 ist nach DSM-5 die Feststellung einer Voll- (keine Kriterien mehr erfüllt) oder Teilremission (Gewichtskriterium nicht mehr erfüllt) möglich, nach ICD-11 nur die einer *Vollremission*. Die Einführung eines Remissionskriteriums ist auch aus klinischer Sicht sinnvoll, da es die hohe Rückfallgefahr bei der AN verdeutlicht. Möglicherweise erleichtert eine solche Klassifikation auch die Finanzierung einer längeren therapeutischen Betreuung nach Gewichtsnormalisierung durch die gesetzliche Krankenversicherung.

Die sog. *atypische AN* wird immer häufiger diagnostiziert; im US-amerikanischen Sprachraum machen Patientinnen mit atypischer AN ca. ein Drittel der stationären Klientel aus (für eine Übersicht s. Garber et al. 2019). Im DSM-5 fällt die atypische AN unter die »anderen näher bezeichneten Fütter- und Essstörungen«. Bis auf das Gewichtskriterium sind in dieser Definition alle Kriterien für die AN erfüllt. In der ICD-11 taucht der Begriff »atypische AN« nicht mehr auf. Als Klassifikationsmöglichkeit für eine Krankheitsform, die nicht mehr alle Kriterien für die AN erfüllt, wird »andere spezifische AN« oder »sonstige AN« angeboten (s. auch Übersicht bei Gradl-Dietsch et al. 2020). Der klinische Schweregrad der atypischen AN ist oft nicht geringer als der der typischen AN (s. auch ▶ Kap. 1.3).

1.3 Symptomatik

1.3.1 Psychische Veränderungen

Viele junge Patientinnen berichten, dass die Essstörung mit dem Wunsch begann, sich gesünder zu ernähren. Die Mädchen (oder selten Jungen) stellen ihre Kost auf vegetarische oder manchmal vegane Nahrungsmittel um. In einer rezenten Erhebung bei Erwachsenen zeigte sich ein signifikanter Zusammenhang zwischen vegetarischer/veganer Ernährung und erhöhten Scores in einem Essstörungsinventar (Paslakis et al. 2020). In einem zweiten Schritt verzichten die jugendlichen Patientinnen auf Süßigkeiten und Kuchen und lassen schließlich ganze Mahlzeiten weg, meist die, die nicht der Kontrolle der Eltern obliegen. Ein Teil der Patientinnen zelebriert seine Mahlzeiten, arrangiert das Essen auf dem Teller in einer bestimmten Ordnung und braucht lange Zeiträume für wenige Bissen, die im Verlauf immer kleiner werden. Viele entwickeln ein großes Interesse für Kochrezepte und Kochen und bereiten gern Mahlzeiten für andere zu, ohne mitzuessen.

---

[1] Da das weibliche Geschlecht in einem Verhältnis von 20–10 : 1 häufiger von der Anorexia nervosa betroffen ist, wird in diesem Kapitel von Patientinnen gesprochen. Es sind aber immer auch Patienten gemeint.

»Das Essen konnte ich durch die Magersucht nicht mehr genießen, eher wurde ich durch Schuldgefühle nach den Mahlzeiten geplagt. Wenn ich mit Freunden nach der Schule ins Shopping-Center gegangen bin, war ich die, die den anderen beim Essen zugesehen hat und häufig noch im Kopf berechnet hat, wie viele Kalorien die anderen aufnehmen. Dasselbe habe ich, wenn ich gegessen habe, auch gemacht – Kalorien gezählt. Meine müden Gedanken kreisten ums Essen, Tag ein-, Tag aus. Ich zog mich zurück, um bloß nicht mit Freunden Essen gehen zu müssen, und wenn es so weit kam, lernte ich vorher die Speisekarte auswendig.«
Bericht einer 15-jährigen Patientin

Vor allem jüngere Patientinnen fürchten sich sogar vor dem Trinken von Wasser, weil sie annehmen, dass der »Bauch« davon dicker würde. Unzureichende Trinkmengen können eine Exsikkose und damit eine lebensgefährliche Situation zur Folge haben.

Die Patientinnen wiegen sich oft mehrfach am Tag, betrachten sich immer wieder im Spiegel, vergleichen sich mit den Fotos anderer Mädchen im Internet und finden sich zu dick. Oft nimmt paradoxerweise das Gefühl, zu dick zu sein, mit dem Gewichtsverlust zu. Wenn die Waage morgens einen erneuten Gewichtsverlust anzeigt, ist es für die Patientinnen ein guter Tag, ansonsten sind sie oft völlig verzweifelt. Manche Patientinnen können sehr genau berichten, ab welchem Gewicht sie die Kontrolle über die Gewichtsabnahme verloren hatten.

»Du, Magersucht, lässt mich nie vergessen, wie fett und eklig ich bin. Dass ich etwas ändern will, ändern muss. Du lässt mich den Hunger vergessen, die Erschöpfung, die Schwäche. Du lehrst mich das Motto »Wer schön sein will, muss leiden« zu leben. Ich leide, und wie! Aber das ist okay, ich leide gern. Um perfekt zu werden.«
Brief einer 15-jährigen Patientin »An die Magersucht«

Neben dem Fasten treiben viele exzessiven Sport, nutzen jede Gelegenheit zur Bewegung, machen ihre Schulaufgaben im Stehen und besuchen täglich ein Fitnessstudio. Oft wird der Sport als Zwang erlebt, und die Patientinnen müssen trotz größter Erschöpfung ihre festgelegten Kilometer laufen. Im Verlauf der Erkrankung ziehen sie sich immer mehr von ihren Freundinnen und Freunden zurück, werden depressiv, ängstlich und zwanghaft und entwickeln eine altersuntypisch enge Beziehung zu ihrer Familie. In vielen Fällen stagniert die psychosexuelle Entwicklung. Viele der Verhaltensweisen sind starvationsbedingt, wie es Keys et al. (1950) in dem berühmt-berüchtigten Minnesota-Experiment in den 1940iger Jahren in den USA zeigen konnten. In diesem Experiment an jungen Kriegsdienstverweigern wurde beobachtet, dass Hungern erhebliche psychische Veränderungen wie Depressionen, Sistieren der Libido und Zwanghaftigkeit bewirkt und komplexe kognitive Leistungen erheblich erschwert.

»After you've not had food for a while your state of being is just numb. I didn't have any pain. I was just very weak. One's sexual desires disappeared.«
(Major Sutton, Teilnehmer des Minnesota-Experimentes, BBC 2014)

Ähnliche Veränderungen finden sich auch bei der sog. atypischen AN, auch wenn das absolute Gewicht nicht bedrohlich aussieht. Ein großer Teil dieser Patientinnen weist ein prämorbides Übergewicht auf; dementsprechend ist der Gewichtsverlust oft höher und die Krankheitsdauer länger als bei der typischen AN (Sawyer et al. 2016). Die psychische Komorbidität bei beiden Subtypen unterscheidet sich nicht (▶ Kap. 1.4).

1.3.2 Somatische Veränderungen

Die somatischen Veränderungen sind meist umso gravierender, je ausgeprägter und je schneller der Gewichtsverlust erfolgte und je jünger die Patientin ist. Dabei spielt die Höhe des Aufnahmegewichts insbesondere bei der atypischen AN eine weniger bedeutsame Rolle (Garber et al. 2019). Elektrolytveränderungen und Dehydratation sind besonders schwerwiegende Folgen beim Binge-/Purge-Typ der AN. Die wesentlichen somatischen Veränderungen gehen aus dem Textkasten hervor. Da endokrinologische Veränderungen für das Kindes- und Jugendalter aufgrund des Reifungsprozesses besonders gravierend sind, werden sie im folgenden Abschnitt »Endokrinologische Veränderungen und Osteoporose« gesondert dargestellt.

Somatische Veränderungen bei kindlicher und adoleszenter Anorexia Nervosa (nach Herpertz-Dahlmann 2021)

Inspektion

- trockene, schuppige Haut
- marmorierte Haut, Blauverfärbung der Finger- und Zehenendglieder (Akrozyanose)
- Speicheldrüsenschwellung (vor allem bei Erbrechen)
- Lanugobehaarung bei Kachexie
- Haarausfall
- retardierte Pubertätsentwicklung und Kleinwuchs

Labor

- Blutbildveränderungen (Verminderung der weißen und roten Blutkörperchen und der Blutplättchen)
- Elektrolytstörungen (z. B. zu niedrige Kaliumwerte) bei Erbrechen und Abführmittelmissbrauch mit der möglichen Folge von Herzrhythmusstörungen und Dehydratation (»Austrocknung«)
- Hypoglykämie (zu niedriger Blutzucker)
- Erhöhung der »Leber-« und »Bauchspeicheldrüsenwerte« (Transaminasen, Amylase) und der harnpflichtigen Substanzen
- Vitamin-D- und Zinkmangel
- Erniedrigung von Gesamteiweiß und Albumin
- Abklärung Zöliakie: Erhöhung von Transglutaminase-AK-IgA bei normalem Ges.-IgA
- Abklärung M. Crohn: Bestimmung von Calprotectin im Stuhl
- Erhöhung des Wachstumshormons
- Dysfunktion der Hypothalamus-Hypophysen
  - Schilddrüsen-Achse
  - Nebennierenrinden-Achse
  - Gonaden-Achse
- Erniedrigung von Leptin und von IGF-1
- MRT-Veränderungen (Pseudoatrophia cerebri)
- Entzündung der Speiseröhre (Ösophagitis) und der Speicheldrüsen (Parotitis) bei Erbrechen, Gastroparese

- EKG-Veränderungen, z. B. zu niedrige Herzfrequenz (Bradykardie), Herzbeutelerguss (häufig, aber meist ohne hämodynamische Konsequenz)
- Hypothermie, niedriger Blutdruck
- durch Abführmittelmissbrauch induzierte Komplikationen (z. B. Demineralisierung des Knochens, Malabsorptions-Syndrome, Obstipation (Letztere tritt bei AN auch ohne Abführmittelmissbrauch auf.)
- Osteopenie, Osteoporose

Endokrinologische Veränderungen und Osteoporose

30 % der Patient/-innen mit AN beschreiben in ihrer Anamnese eine Fraktur; nicht selten handelt es sich dabei um Ermüdungsfrakturen, die auch mit dem exzessiven Sporttreiben zusammenhängen. 50 % der Betroffenen weisen eine Knochendichte auf, die mehr als eine Standardabweichung unter der mittleren altersentsprechenden Knochendichte in definierten Skelettbereichen liegt. Eine verminderte Knochendichte wird noch Jahrzehnte nach der Remission beobachtet. Entsprechend bleibt das erhöhte Frakturrisiko möglicherweise lebenslang – wahrscheinlich in Abhängigkeit von Krankheitsdauer und -schwere – bestehen (für eine Übersicht s. Robinson et al. 2017).

Die Gründe für Osteopenie und Osteoporose sind vielfältig und hängen mit den starvationsbedingten endokrinologischen Veränderungen zusammen, die essenziell für das Wachstum und die Strukturbildung des jugendlichen Knochens sind (▶ Tab. 1.2):

1. Die Sekretion von Wachstumshormon (growth hormone, GH) ist erhöht, die Sekretion von IGF-1 in der Leber, welches die Wirkung von GH am Knochen vermittelt, vermindert (Wachstumshormonresistenz). Neben den Auswirkungen auf den Knochen ist auch der Minderwuchs die Konsequenz der niedrigen IGF-1-Produktion, die sich vor allem bei der kindlichen AN findet (▶ Kap. 1.3.2). Die erhöhte Konzentration von GH dient der Prävention von Hypoglykämien.
2. Patientinnen mit AN weisen eine Hochregulation der Hypothalamus-Hypophysen-Nebennierenrinden-Achse auf, die eine erhöhte Kortisolproduktion und verminderte Supprimierbarkeit dieser Achse zur Folge hat.
3. Unter den appetitregulierenden Hormonen spielen Adiponektin, Leptin, Ghrelin und PYY eine wichtige Rolle. Eine ausreichende Konzentration von Leptin ist für die Stimulation der Hypothalamus-Hypophysen-Gonaden-Achse notwendig.
4. Die Starvation führt zu einer Suppression der Hypothalamus-Hypophysen-Gonaden-Achse, was sich u. a. darin zeigt, dass die LH-Pulsatilität in ein präpubertäres Muster zurückfällt. Dementsprechend ist die Östrogen- bzw. bei Jungen die Testosteronproduktion vermindert. Dies hat neben den Auswirkungen auf den Knochen ein vermindertes sexuelles Interesse zur Folge (s. o.).
5. Eine ernährungsbedingte zu niedrige Calcium-Zufuhr sowie ein Vitamin-D-Mangel, der häufig bei Adoleszenten mit AN beobachtet wird, kann die Osteopenie/Osteoporose verschärfen (zur Therapie ▶ Kap. 1.9.3) (für eine Übersicht s. Misra and Klibanski 2016)

Veränderungen der Gehirnstruktur

Eine besonders gravierende Folge der Starvation ist die sog. »Pseudoatrophia cerebri«, Veränderungen des Gehirns mit einer Vergrößerung der äußeren und inneren Liquorräume (▶ Abb. 1.2). Ursache dafür ist eine Reduktion der grauen und weißen Substanz.

Tab. 1.2: Endokrinologische Veränderungen bei Anorexia Nervosa (nach Herpertz-Dahlmann 2015)

Hypophysen-Gonaden-Achse	↓ LH Pulsatilität, FSH ↓
	↓ Östrogene
	↓ Androgene
Hypophysen-Neben-Nierenrinden-Achse	↑ Cortisol
	↔ DHEAS
Hypophysen-Schilddrüsen-Achse	TSH n, ↓ fT$_3$, n (↓) fT$_4$
Wachstumshormone/-faktor	GH-Resistenz (↑ GH/ ↓ IGF-1)
Appetit-regulierende Hormone	↓ Leptin (Gastropeptid)
	↑ Ghrelin
	↑ PYY

Die Reduktion der grauen Substanz ist stärker ausgeprägt als die der weißen und bei Adoleszenten gravierender als bei Erwachsenen. Die Ausprägung der Reduktion zeigt einen Zusammenhang mit dem niedrigsten BMI im Krankheitsverlauf und der Dauer der Erkrankung. Beide Parameter machen deutlich, dass eine ausgeprägte Gewichtsabnahme sowie lange Krankheitszeiten mit niedrigem Gewicht unbedingt vermieden werden sollten.

Langzeitbeobachtungen weisen darauf hin, dass die Substanzreduktion des Gehirns bei Erwachsenen nach Gewichtsnormalisierung reversibel ist. Bei Adoleszenten ist eine Normalisierung weniger eindeutig, da Langzeitstudien fehlen. Es bleibt aber zu befürchten, dass die starvationsbedingten neuronalen Veränderungen in der Adoleszenz gravierender sind.

Hormonelle Einflüsse wie die des Östrogens sind wesentlich für die pubertätsbedingten Veränderungen des Gehirns. Die Folgen eines durch die AN bedingten passageren oder persistierenden Östrogenmangels sind nicht ganz klar. Es ist aber davon auszugehen, dass dieser Auswirkungen auf die weibliche Hirnentwicklung hat (für eine Übersicht s. auch Seitz et al. 2018).

Die Reduktion der Hirnsubstanz kann auch mit funktionellen Veränderungen einhergehen, d. h. milden neuropsychologischen Einschränkungen wie die der visuell-räumlichen Fähigkeiten, des Gedächtnisses und der Konzentration. Bei jungen Frauen mit persistierender Amenorrhoe sind diese ausgeprägter als bei Frauen, bei denen die Menstruation wieder eingetreten ist (Chui et al. 2008).

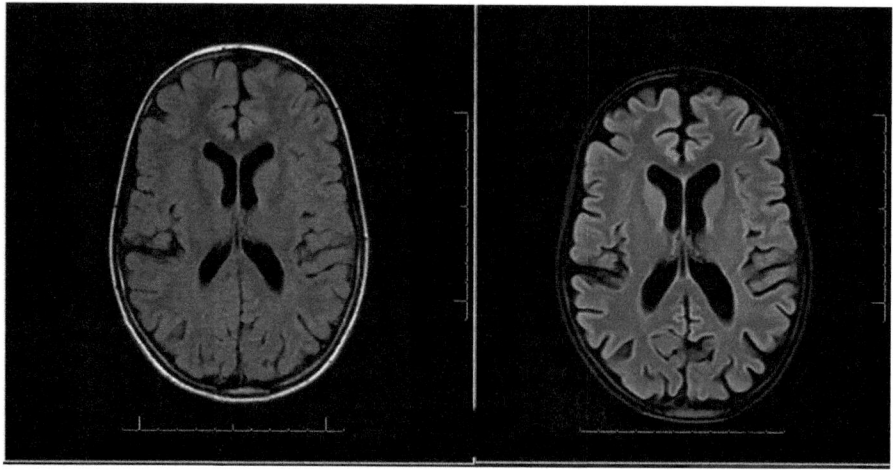

Abb. 1.2: Veränderung des Gehirns (Erweiterung der inneren und äußeren Liquorräume) einer Patientin mit persistierender AN zwischen dem 13. und 17. Lebensjahr

1.3.3 Besondere Formen

Kindliche Anorexia Nervosa

Unter »Kind« wird die Altersgruppe der unter 14-Jährigen verstanden. Im Vergleich zu den jugendlichen Patientinnen können viele Kinder keine Gründe für den Beginn ihres gestörten Essverhaltens nennen, stehen dem oft selbst ratlos gegenüber und haben wenig Strategien und Einsicht, wie sie aus der Erkrankung herausfinden können. Körperbildstörungen sind im Kindesalter seltener als im Jugendalter (Pinhas et al. 2011). In einer größeren Studie bei 12-jährigen Mädchen gaben 30 % der Befragten an, ihr Aussehen häufig mit dem von Gleichaltrigen zu vergleichen (Weitkamp et al. 2010). Viele der als schon als Kind Erkrankten kommen aus dem Leistungssport (Turnen, Schwimmen, Leichtathletik). Interessanterweise haben auch Kinder schon ein klares Konzept, was Diäthalten bedeutet (entweder Austausch ihrer Ernährung gegen »gesunde Nahrungsmittel« oder Einschränkung der Nahrungsmenge (Schur et al. 2000). Im Vergleich zu Adoleszenten wird bei Kindern häufig ein größerer Gewichtsverlust in kürzerer Zeit beobachtet (Walker et al. 2014); allerdings ist die BMI-Perzentile bei Aufnahme häufig höher als bei den Jugendlichen (Jaite et al. 2019), da die Kinder intensiver durch ihre Eltern beaufsichtigt werden können. Aufgrund des geringeren Körperfetts sind Kinder durch die somatischen Folgen der Starvation mehr bedroht als Jugendliche oder Erwachsene.

Prämenarchale Kinder weisen eine größere Wachstumsretardierung auf als ältere Patientinnen; die Ursache liegt wahrscheinlich darin, dass der präpubertäre Wachstumsschub durch die Starvation beeinträchtigt wird (Pinhas et al. 2011). Oft braucht es Jahre, bis die Wachstumsretardierung aufgeholt wird, wobei das Zeitfenster begrenzt ist (Swenne 2005). In unserer eigenen Katamnesestudie bei kindlichen Patientinnen waren die Betroffenen bei Aufnahme und bei einem 5 bis 10 Jahre späteren Nachbeobachtungstermin durchschnittlich 2 cm kleiner als die gleichaltrige Normalpopulation.

Des Weiteren konnten wir beobachten, dass bei Patientinnen mit prämenarchaler AN die Menstruation zu einem späteren Zeitpunkt wieder eintrat als bei postmenarchalen Patientinnen (Herpertz-Dahlmann und Dahmen 2019a).

Aussagen zur Epidemiologie, Behandlung und Prognose der kindlichen AN finden sich in den entsprechenden Unterkapiteln.

Anorexia Nervosa beim männlichen Geschlecht

Im Gegensatz zu dem oft fast wahnhaft anmutenden Schlankheitswunsch bei den Mädchen ist das Körperbild bei den betroffenen Jungen deutlich mehr auf Muskulosität ausgerichtet (Nagata et al. 2020). Es geht daher auch nicht so sehr um Gewichtsverlust, sondern um ein von Muskulatur geprägtes Körperbild. Insofern wird die Ernährung weniger von Fasten als vielmehr durch das Essen von sog. gesunden, meist proteinreichen Nahrungsmitteln bestimmt, sodass der Übergang zu einer *Orthorexie* (übertriebene Konzentration auf gesunde Lebensmittel) fließend ist. Männliche Adoleszente mit AN streben eher eine »Six-pack«-Muskulatur als einen flachen Bauch an (Darcy et al. 2012). Exzessiver Bewegungsdrang wird von Jungen ähnlich häufig berichtet wie von Mädchen. Nicht wenige der männlichen Betroffenen sind Leistungssportler. Verlaufsstudien zeigen, dass Jungen und Männer ähnliche Remissionsraten erzielen wie Mädchen und Frauen. Allerdings wird eine höhere Mortalitätsrate berichtet (Strobel et al. 2019; Quadflieg et al. 2019).

Anorexia Nervosa bei sexuell diverser Identität

Essstörungen sowie eine hohe Unzufriedenheit mit dem eigenen Körper finden sich häufig bei sexuell diversen Minoritäten. Homosexuelle männliche Jugendliche fasten deutlich häufiger als heterosexuelle Jungen, nehmen häufiger Diätpillen, zeigen mehr Purging-Verhalten und nehmen mehr Anabolika/Androgene zu sich. Ähnliche Beobachtungen werden auch bei lesbischen Adoleszenten gemacht (Calzo et al. 2019).

Bei erwachsenen Transmännern und Transfrauen beträgt die Häufigkeit der AN ca. 4 % (Nagata et al. 2020).

Leider gibt es noch so gut wie keine Studie zu speziellen therapeutischen Angeboten für diese Gruppen.

1.4 Komorbidität

Mehr als die Hälfte aller Patientinnen mit AN weist eine komorbide psychische Störung auf (Swanson et al. 2011) (▶ Tab. 1.3). Die häufigsten sind Angst- und depressive Störungen sowie Zwangserkrankungen. Zusätzlich werden Suizidalität und selbstverletzendes Verhalten beobachtet.

Tab. 1.3: Komorbidität bei adoleszenter AN

Ko-Diagnose	Prävalenz
Angsterkrankungen	20–60 %
• Soziale Phobie	20–55 %
• Trennungsangst	17–66 %
Affektive Störungen	15–60 %
Zwangserkrankungen	20–40 %
Suchterkrankungen	8–18 %

1.4.1 Angsterkrankungen

Die häufigsten Angsterkrankungen bei der AN sind generalisierte Angststörungen (Prävalenz über 40 %, Godart et al. 2006) und die soziale Phobie. Letztere verstärkt häufig die Rückzugstendenz und Isolation der jugendlichen essgestörten Patientinnen und muss in der Therapie unbedingt beachtet werden. In Settings, die mehr Außenkontakte erlauben (ambulant, tagesklinisch, Home treatment) kann die soziale Phobie besser fokussiert werden, z. B. durch Exposition im Rahmen einer Verhaltenstherapie. Mit der Gewichtszunahme bessert sich auch oft die Angstsymptomatik.

1.4.2 Depression

Depressive Symptome können bereits vor (und auch nach einer akuten AN) bestehen und sind ein Risikofaktor für die Entwicklung einer Essstörung (Jacobi et al. 2011).

Typische Symptome einer Depression bei AN sind eine niedergedrückte Stimmung, niedriges Selbstwertgefühl, Antriebs- und Lustlosigkeit, Leeregefühl und sozialer Rückzug. Patientinnen mit ausgeprägter Kachexie klagen meist über mehr depressive Symptome als Betroffene mit geringerem Gewichtsverlust (Mattar et al. 2012).

> »Wegen Dir (Magersucht) habe ich meine Freunde verloren, fühle mich leer und traurig, habe mich komplett zurückgezogen und alle meine Hobbies aufgegeben«
> *17-jährige Patientin in ihrem Brief an die Magersucht*

Die Starvation trägt durch Veränderungen der Neurotransmitter Dopamin und Serotonin sowie von Leptin und anderen Hormonen zu der depressiven Verstimmung bei. Deshalb empfiehlt es sich, mit der Gabe eines Antidepressivums zu warten, bis ein ausreichendes Gewicht (ca. 10. BMI-Perzentile nach eigener Erfahrung) erreicht ist. Sollte sich die Depression jedoch trotz ausreichender Gewichtszunahme nicht bessern, kann eine Therapie mit einem Selektiven Serotonin-Wiederaufnahmehemmer angezeigt sein, vor allem dann, wenn eine Depression bereits vor der Essstörung bestand.

1.4.3 Zwangserkrankung

Die häufigsten Zwangssymptome bei AN sind Wasch-, Ordnungs- oder Kontrollrituale. Bei der Visite kann man oft nach Größe und Symmetrie aufgestellte Kosmetikfläschchen oder Bücher beobachten, das Bettzeug ist exakt angeordnet. Diese »echten« Zwänge sind von Zwangssymptomen zu unterscheiden, die sich nur auf die Essstörung beziehen, z. B. einen Bissen 16-mal zu kauen, das Gemüse immer zuerst zu essen oder grundsätzlich zwei Glas Wasser beim Essen zu trinken. Schwierig ist die Unterscheidung bei Zwängen, die Bewegung oder sportliche Übungen beinhalten. Die Patientinnen können oft nicht – trotz Erschöpfung – aufhören, eine bestimmte Kilometer-Zahl zu joggen, eine definierte Zahl von Kniebeugen oder Sit-ups zu absolvieren etc. Da den Patientinnen das »Zwanghafte« ihres Verhaltens häufig nicht klar ist, sollten sie ausdrücklich danach befragt bzw. beobachtet werden.

> »Ich kann nicht anders, als den Bissen 38-mal zu kauen, weil ich sonst das Gefühl habe, das Essen hinunterzuschlingen, und das will ich auf keinen Fall.«
> *14-jährige Patientin mit Magersucht über ihr langes Kauen*

AN und Zwangserkrankungen weisen eine hohe genetische Korrelation auf (Watson et al. 2019). Die Lebenszeitprävalenz für Anorexia Nervosa ist bei bestehender Zwangserkrankung deutlich erhöht, beim männlichen Geschlecht mehr als bei Frauen. Vice versa ist das Risiko, an einer Zwangserkrankung bei vorbestehender AN zu erkranken, ebenfalls hoch und auch hier bei Männern höher als bei Frauen (Cederlöf et al. 2015). Jüngere Studien gehen davon aus, dass das Risiko beim Binge-/Purge-Typ höher als beim restriktiven Typus ist (Drakes et al. 2021), ebenso bei ausgeprägter Kachexie. Zwanghafte Persönlichkeitszüge wie Rigidität, Perfektionismus und Genauigkeit/Gewissenhaftigkeit sind ebenfalls häufig bei Patientinnen mit AN zu finden.

1.4.4 Aufmerksamkeitsdefizit-/Hyperaktivitätsstörung (ADHS)

Es ist fraglich, ob die Prävalenz von ADHS bei restriktiver AN gegenüber der Normalpopulation erhöht ist. Eine große Studie fand hierfür keine Hinweise (Ziobrowski et al. 2018). Ein erhöhtes Risiko scheint nur für Essstörungen mit bulimischer Symptomatik vorzuliegen. In jedem Fall ist aber eine Therapie mit Psychostimulanzien gründlich abzuwägen, da diese Medikamentengruppe Appetitlosigkeit bewirken kann und damit die Nahrungskarenz erleichtert (s. auch Herpertz-Dahlmann 2019b).

1.4.5 Substanz-/Drogenmissbrauch

Im Gegensatz zur BN ist das Risiko für Substanzmissbrauch bei der adoleszenten restriktiven AN relativ gering, bei der Binge-/Purge-Störung höher (insgesamt beträgt die odds ratio jedoch nur 1,3) (Swanson et al. 2011). In einer genomweiten Assoziationsstudie (GWAS) zeigte sich ein signifikanter Zusammenhang zwischen Alkoholmissbrauch und AN sowie zwischen AN und Cannabismissbrauch. Allerdings war der Zusammenhang zwischen Alkoholmissbrauch und AN nach statistischer Kontrolle für eine Depression nicht mehr signifikant (Munn-Chernoff et al. 2021). Alkoholmissbrauch scheint das Mortalitätsrisiko bei AN zu erhöhen, vor allem bei männlichen Patienten (Kask et al. 2017).

1.4.6 Selbstverletzendes Verhalten und Suizidalität

Selbstverletzendes Verhalten

Vereinzeltes selbstverletzendes Verhalten wird häufiger bei Patientinnen mit AN beobachtet, vor allem, wenn die Verzweiflung durch die Gewichtszunahme zunimmt. Ca. 30 bis 40 % weisen eher habitualisiertes selbstverletzendes Verhalten auf, das mit der Länge der Behandlungsdauer korreliert. Der Binge-/Purge-Typus und komorbide psychiatrische Diagnosen sind bei Patientinnen mit Selbstverletzungserfahrung höher als bei denjenigen ohne Selbstverletzung (Smithuis et al. 2018). Eine Intervention nach den Prinzipien der dialektisch-behavioralen Therapie (DBT) ist empfehlenswert. Nach unserer eigenen klinischen Erfahrung bessert sich das Selbstverletzungsverhalten oft parallel zur Essstörung, wenn die Unzufriedenheit mit dem eigenen Körper abnimmt.

Suizidalität

Bei erwachsenen Patientinnen mit AN ist der Suizid eine der häufigsten Todesursachen. Auf der Basis einer größeren Metaanalyse liegt die Prävalenz von Suizidversuchen beim restriktiven Typus der adulten und adoleszenten AN bei ca. 10 %, während die Prävalenz beim Binge-/-Purge-Typus mit ca. 25 % deutlich höher und etwa ähnlich der der BN ist (Mandelli et al. 2019). Dies beruht auf der ausgeprägteren Impulsivität dieser Patientinnengruppe. Die Gefahr für einen Suizidversuch ist besonders groß, wenn zusätzlich eine Depression vorliegt (Smith et al. 2017).

In unserer eigenen (ANDI-)-Studie berichteten 10 % der adoleszenten Patientinnen, dass sie schon einmal Suizidideen gehabt hätten (Bühren et al. 2014).

1.4.7 Autistische Spektrumstörung (ASD)

Während der letzten Jahre wurde ein Zusammenhang zwischen autistischen Spektrumstörungen und AN vermutet, der sich eher bei Erwachsenen als bei Jugendlichen nachweisen ließ. Patientinnen mit AN werden häufig als rigide, zwanghaft, mit sich ständig wiederholenden Gedanken und sozial zurückgezogen charakterisiert. Dies sind u. a. Gründe dafür, dass Patientinnen mit AN von Mitarbeiterinnen und Mitarbeitern des Pflegedienstes und ihren Therapeut/-innen als »schwierig und unzugänglich« angesehen werden, und manche Team-Mitglieder keinen Zugang zu ihnen finden. Ähnliche Verhaltensweisen lassen sich bei Patientinnen und Patienten mit ASD nachweisen. Allerdings konnte bisher nicht geklärt werden, ob die sog. autistischen Züge bereits prämorbid oder erst im Laufe/als Folge der Erkrankung beobachtet wurden. Immerhin fanden Tchanturia und Kollegen deutlich mehr autistische Symptomatik bei Patientinnen mit ausgeprägter AN-Symptomatik im Vergleich zu weniger schwer Erkrankten (Tchanturia et al. 2019). In einer Metaanalyse auf der Basis von 53 Studien ließ sich ein signifikanter Zusammenhang zwischen der Dauer der Essstörung und Defiziten in zentraler Kohärenz, kognitiver Flexibilität und Emotionserkennung eruieren (Saure et al. 2020). Ein weiterer wichtiger Hinweis ist eine Zwillingsstudie aus Schweden. In einer epidemiologischen Untersuchung an fast 6000 Patientinnen und Patienten wurden beide Diagnosen AN und ASD vor dem Alter von 9 Jahren (d. h. vor dem Ersterkrankungsalter an AN) und kurz vor dem 19. Geburtstag (d. h. üblicherweise nach der Diagnose einer AN) erhoben und typische Verhaltensweisen der ASD erfragt. Interessanterweise wiesen die später an AN erkrankten Personen im Kindesalter keine autistischen Verhaltensweisen auf, wohl aber im jungen Erwachsenenalter, wenn sie akut krank waren. Insbesondere die repetitiven/rigiden Verhaltensweisen und Interessen ließen sich signifikant häufiger bei Patientinnen mit akuter AN beobachten, gleichfalls Probleme in der sozialen Kommunikation. Beide Studien sprechen eher dafür, dass die »autistischen« Merkmale eine Folge der Erkrankung an AN sind, möglicherweise eine Konsequenz der Neuroprogression bei ausgeprägter Starvation (Dinkler et al. 2021) (weitere Ausführungen s. ▶ Kap. 1.6).

1.5 Epidemiologie

Untersuchungen zur *Prävalenz* der adoleszenten AN gehen von Raten zwischen 0,3 und 2,5 % aus, d. h., dass bis zu jedes 50. Mädchen betroffen sein kann (Keski-Rahkonen and Silén 2019). Einige Studien weisen darauf hin, dass die Prävalenz der *kindlichen Form* gestiegen ist (Reas and Rø 2018). In einer britischen Studie lag die *Inzidenz* bei den 12- bis 13-Jährigen bei 9,51/100.000 gleichen Alters (Nicholls et al. 2011), in einer kanadischen Studie fanden sich ähnliche Daten (9,4/100.000) (Pinhas et al. 2011). Hingegen ist umstritten, ob die Inzidenz der *jugendlichen* Magersucht zugenommen hat (Herpertz-Dahlmann et al. 2021c). Offensichtlich ist aber eine deutliche Zunahme *der stationären Behandlungen im Kindes- und Jugendalter* in vielen europäischen Ländern (siehe auch ▶ Abb. 1.3), wobei unklar bleibt, ob die Erkrankung häufiger auftritt oder nur häufiger diagnostiziert wird (Holland et al. 2016; Statistisches Bundesamt Deutschland 2021).

Es ist umstritten, ob die Prävalenz der AN bei *männlichen Patienten* angestiegen ist. Bei Kindern scheint das Geschlechtsverhältnis weniger mädchenwendig zu sein als im Jugendalter; so wird in diversen Studien ein Jungen-Mädchen-Verhältnis von 1:6 bis 1:9 berichtet im Vergleich zu 1:10 bis 1:20 bei Adoleszenten (Nicholls et al. 2011).

Inzidenz und Prävalenz der AN sind vom jeweiligen Kulturkreis abhängig. So finden sich in den europäischen Ländern, den USA, Japan und zunehmend auch in China deutlich höhere Prävalenzen als in Afrika oder Südamerika, während die Prävalenz der Binge-Eating-Störung in den letztgenannten Kontinenten höher ist (Erskine et al. 2016).

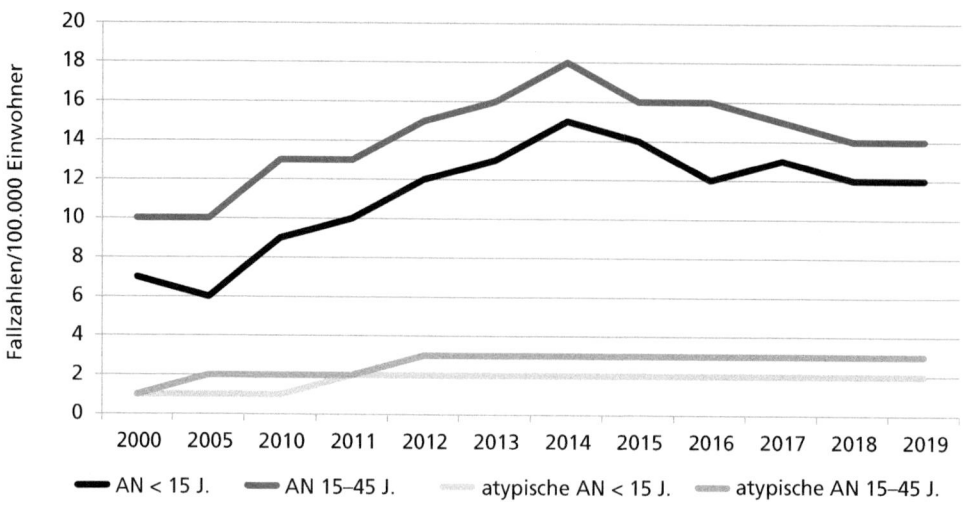

(Gesundheitsberichterstattung des Bundes, www.gbe-bund.de, September 2021)

Abb. 1.3: Stationäre Aufnahmeraten bei Anorexia Nervosa in Deutschland

1.6 Entstehung und Aufrechterhaltung

1.6.1 Entstehung

In den letzten Jahren haben die Erkenntnisse zur Ätiologie und Aufrechterhaltung der AN große Fortschritte gemacht. Insbesondere wurde das »psychosomatische Familienmodell« zugunsten eines multifaktoriellen Modells mit einer bedeutsamen biologischen Komponente aufgegeben. Im Jahr 2009 proklamierte dementsprechend die internationale Akademie für Essstörungen, dass keine wissenschaftlichen Erkenntnisse darauf hindeuten, dass die Familie als alleinige oder primäre Ursache der Essstörung anzusehen sei (Le Grange et al. 2010). Allerdings wird es wohl leider noch längere Zeit brauchen, bis das Wissen um das neue Krankheitskonzept alle Ärzt/-innen und Therapeut/-innen und die Medien erreicht hat.

Unter den biologischen Ursachen der AN werden genetische, immunologische und mikrobielle Komponenten subsumiert. Die Folgen der Starvation haben zusätzlich bedeutsame biologische und soziale Auswirkungen auf den Krankheitsverlauf. Soziokulturelle und familiäre Ursachen tragen ihrerseits zur Genese, häufig als auslösende Faktoren, und zur Persistenz der Erkrankung bei.

Genetische Faktoren

Zwillingsuntersuchungen verweisen auf Heritabilitätsschätzungen zwischen 0,28 und 0,74. Auch Familienstudien machen das hohe genetische Risiko für AN deutlich: Weibliche Verwandte ersten Grades von Patientinnen mit AN haben ein elfmal höheres Risiko, an einer Essstörung zu erkranken. Dabei bezieht sich das Erblichkeitsrisiko nicht auf die spezifische Essstörung des Betroffenen, sondern umfasst das gesamte Spektrum einschl. BN und unspezifischen Essstörungen (für eine Übersicht s. Bulik et al. 2019; Hirtz et al. 2021).

Neue genetische Untersuchungen basieren auf *genomweiten Assoziationsstudien (GWAS)*, die hoher Probandenzahlen bedürfen. Die Jüngste beruht auf knapp 17.000 Fällen mit AN und 55.000 gesunden Kontrollen aus 15 Ländern. Dabei konnten genomweit 8 signifikante chromosomale Regionen für AN gefunden werden, die zusammen 121 vor allem im Gehirn exprimierte Gene umfassen (Watson et al. 2019; Hirtz et al. 2021). Wahrscheinlich werden in naher Zukunft mit zunehmendem Stichprobenumfang weitere chromosomale Loci und Gene identifiziert werden können. Neben den chromosomalen Loci wurden in der o. g. Studie »geteilte« genetische Mechanismen identifiziert, die z. T. in weiteren Untersuchungen bestätigt wurden. Die genetischen Korrelationen bezogen sich – übereinstimmend mit den Beobachtungen in der Klinik – auf weitere psychische Störungen mit hoher Komorbidität zur AN, z. B. Zwangserkrankungen, Depression und Schizophrenie (in absteigender Größenordnung) sowie auf den Persönlichkeitsfaktor »Neurotizismus«. Der genetische Zusammenhang zur Schizophrenie legt den interessanten Gedanken nahe, dass die oft wahnhaft anmutenden »fixen Ideen« zum Körperbild (Patientin erlebt sich bei ausgeprägtem Untergewicht als »fett«) auf diese Assoziation zurückgeführt werden könnten (Hirtz et al. 2021). Dagegen spricht allerdings, dass sich diese manchmal in extremem Ausmaß vorhandenen Überzeugungen in vielen Fällen mit zunehmendem Gewicht bessern.

Mindestens ebenso interessant sind Zusammenhänge zwischen *metabolischen Veränderungen* und AN. So fanden sich negative genetische Korrelationen zu Nüchtern-Insulin, Insulin-Resistenz, Leptin und Diabetes mellitus Typ 2 sowie Fettmasse und BMI. Weiterhin fanden sich positive genetische Zusammenhänge zu erhöhter körperlicher Aktivität, hohem Bildungsniveau sowie der Häufigkeit eines akademischen Abschlusses (Watson et al. 2019; Hirtz et al. 2021).

Diese Befunde waren ein Meilenstein in der Erforschung der AN und führten zu der Hypothese, die AN zukünftig nicht mehr ausschließlich als psychische, sondern ebenso als metabolische Erkrankung zu definieren (*metabo-psychiatrische Störung*). Dieser Gedanke wird in der Forschung weiterverfolgt, und es stellt sich die Frage, ob die AN das metabolische Spiegelbild der Adipositas ist (s. auch Bulik et al. 2019). Vieles spricht dafür, dass die Patientinnen eine Stoffwechselkonstellation haben, die einer Gewichtszunahme entgegenwirkt. Je höher die Disposition für AN, desto niedriger die Insulinresistenz, d. h. umso empfindlicher reagieren die Patientinnen auf Insulin. Bei adipösen Individuen finden wir vielfach das Gegenteil: Sie zeigen eine hohe Insulinresistenz und damit geringere Empfindlichkeit.

Adipöse Menschen wissen, wie schwierig es ist, das Körpergewicht nach einer Fastenkur im niedrigen Bereich zu halten. Ähnlich geht es magersüchtigen Patientinnen, die das während eines stationären Aufenthaltes erreichte Gewicht auf einem höheren Niveau stabilisieren sollen – die Gefahr einer erneuten Gewichtsabnahme bleibt zumindest im Jugend- und jungen Erwachsenenalter hoch. Es genügt oft ein geringfügiger Anlass wie eine Halsentzündung, eine Zahnextraktion oder eine Magendarmerkrankung, die zu Appetit- oder Gewichtsverlust führen und damit erneut den »circulus vitiosus« der AN auslösen können. Damit würde nicht nur die Adipositas, sondern auch die AN der Set-Point-Theorie entsprechen, nach der der Organismus über ein »inneres Regelsystem« verfügt, um einen Zustand der »Homöostase« aufrecht- und sein individuelles Gewicht zu erhalten.

Für einen niedrigen »Set-Point« bei Frauen mit AN sprechen auch Gewichtsmessungen im frühen Kindesalter: in der Avon Longitudinalstudie wurde bei ca. 1.500 Probanden das Körpergewicht über den Entwicklungsverlauf bestimmt. Dabei zeigte sich, dass spätere Patientinnen und Patienten mit AN schon frühzeitig eine Abweichung vom normalen Körpergewicht aufwiesen: Jungen mit späterer AN hatten bereits im Alter von 2 Jahren ein niedrigeres Körpergewicht, Mädchen im Alter von 4 Jahren (Yilmaz et al. 2019).

Die hier beschriebenen Erkenntnisse haben nicht nur eine wissenschaftliche Bedeutung, sondern machen deutlich, wie gefährdet die Patientinnen auch durch eine geringgradige Gewichtsabnahme sein können.

> Patientinnen mit AN sollten informiert und angehalten werden, dass ein Rückfall in die Störung bereits durch geringe Gewichtsabnahmen induziert werden kann und daher eine schnelle kompensatorische Gewichtszunahme erfolgen muss!

Nicht-genetische prä- und perinatale Faktoren

Wie auch bei vielen anderen psychischen Erkrankungen ist die Anzahl der *Geburtskomplikation*en bei späteren Patientinnen mit AN erhöht, insbesondere die Frühgeburtlichkeit. Des Weiteren nimmt die Anzahl der von AN betroffenen Kinder mit zunehmendem Alter der Eltern zu (Larsen et al. 2021).

Einfluss des Mikrobioms und entzündliche Veränderungen

Neben der Genetik spielt möglicherweise auch das Darmmikrobiom (alle Mikroorganismen einschl. Bakterien und Pilzen) eine Rolle für die Pathophysiologie der Essstörungen (▶ Abb. 1.4). Dabei ist nicht klar, ob das Mikrobiom vorwiegend eine Bedeutung für die Aufrechterhaltung der AN oder auch für deren Entstehung hat. Im menschlichen Darmtrakt und Mundraum finden sich bis zu 100 Milliarden Mikroben, verteilt auf 300 bis 500 Bakterienarten (Clavel et al. 2017). Die Zusammensetzung des Mikrobioms unterscheidet sich von Individuum zu Individuum. Sie wird durch die individuelle Ernährung (z. B. fleischhaltige Kost im Vergleich zu vegetarischer Kost), Bewegung, Hormonstatus und ggf. Medikamente, vor allem Antibiotika (aber nicht nur) bestimmt. Es ist leicht vorstellbar, dass die Nahrungsrestriktion und Beschränkung auf wenige kohlenhydrat- und fettarme Nahrungsmittel bei Patientinnen zur Entwicklung eines dysfunktionalen Mikrobioms beitragen.

Seit Anfang dieses Jahrtausends wissen wir, dass sich das Darmmikrobiom von adipösen Menschen von dem normalgewichtiger und untergewichtiger Personen unterscheidet. Die bei Adipösen nachgewiesenen Spezies können die Nahrung im Darm effektiver aufschließen und im Vergleich zu Normalgewichtigen mehr Kalorien extrahieren (Ley et al. 2005). Tierversuche zeigten auf, dass Stuhlextrakte von übergewichtigen Mäusen und Menschen, die normalgewichtigen, keimfrei aufgewachsenen Mäusen verabreicht wurden, bei diesen ebenfalls zu Übergewicht führen (Turnbaugh et al. 2006; Ridaura et al. 2013).

Umgekehrt führte die Transplantation von Stuhlextrakt untergewichtiger Kinder mit Kwashiorkor, einer Mangelerkrankung in armen Ländern, bei normalgewichtigen, keimfrei aufgewachsenen Mäusen zu einer Gewichtsabnahme (Smith et al. 2013). Dabei scheinen zwei Bakterienstämmen eine wesentliche Funktion für das Körpergewicht zuzukommen: Bacteriodetes und Firmicutes (Million et al. 2013; Mack et al. 2016). In einer japanischen Untersuchung konnte keimfrei aufgewachsenen Mäusen der Stuhlextrakt von Patientinnen mit AN und der von gesunden jungen Frauen übertragen werden. Im Vergleich der beiden Gruppen zeigte der Nachwuchs der Tiere, die mit dem Stuhl von magersüchtigen Patientinnen transplantiert worden waren, eine geringere Gewichtszunahme, wertete die Nahrung schlechter aus und hatte einen geringeren Appetit (Hata et al. 2019)

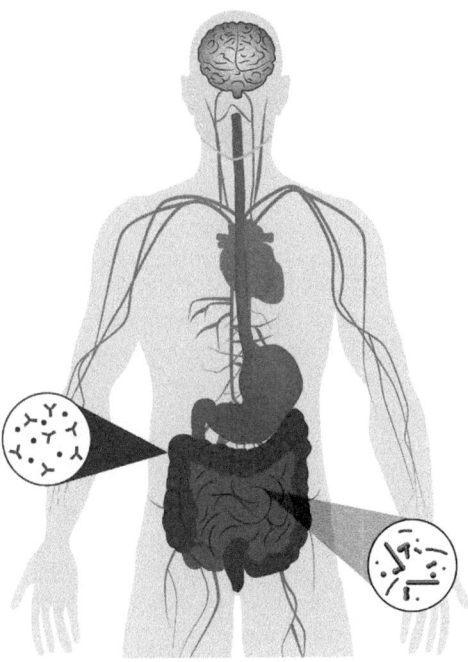

Abb. 1.4: Das Mikrobiom interagiert mit dem Gehirn: die »Darm-Gehirn-Achse« (nach Seitz et al. 2019; Herpertz-Dahlmann und Seitz 2019)

Neben der Bedeutung für das Gewicht scheint dem Mikrobiom auch eine Rolle für zerebrale Funktionen wie Kognition und Affekt zuzukommen (Möhle et al. 2016). So zeigen keimfrei aufgewachsene Mäuse weniger Angstsymptome oder depressionsähnliche Zustände (Luo et al. 2018) im Vergleich zu ihren unter normalen Bedingungen aufgewachsenen Artgenossen. Dementsprechend weisen einige Studien darauf hin, dass das Mikrobiom Einfluss auf serotonerge Funktionen nimmt (Ridaura and Belkaid 2015).

Leider sind die Befunde zum Mikrobiom bei der AN noch sehr heterogen. Während einige Autoren eine verminderte Bakterienvielfalt im Zustand der Gewichtsabnahme bei AN finden, beobachteten wir bei adoleszenten Patientinnen eine erhöhte Vielfalt (Schulz et al. 2021). Übereinstimmend zeigt sich aber, dass sich das Mikrobiom bei Patientinnen mit AN trotz Gewichtszunahme nicht normalisiert.

Darüber hinaus finden sich bei AN vermehrt Bakterienstämme, z. B. Firmicutes (s. o.), die die Schleimschicht auf der Darmwand abbauen und damit möglicherweise eine Penetranz von pathogenen Substanzen durch die Darmwand erleichtern (sog. »leaky gut«). Über die Lymphknoten wäre auf diese Weise eine Passage in die Blutbahn und damit über die Blut-Hirn-Schranke in das Gehirn möglich.

Ein solcher Befund würde ebenfalls den Anstieg von Entzündungsparametern bei der AN erklären. Verschiedene Untersuchungen weisen auf eine Erhöhung von Zytokinen (Proteine, die das Wachstum und die Differenzierung von Zellen fördern und an Entzündungsprozessen beteiligt sind) hin, die für das Vorliegen einer niedriggradigen Entzündung (»low grade inflammation«) sprechen (Dalton et al. 2020).

Bestimmte bakterielle Antigene können darüber hinaus wahrscheinlich die Produktion von Autoantikörpern gegen Appetit- und stressassoziierte Hormone (α-MSH) induzieren, was erklären würde, warum Patientinnen mit AN trotz hoher Ghrelinspiegel keinen erhöhten Appetit aufweisen (Fetissov and Hökfelt 2019).

Weitere Ergebnisse sprechen für Autoimmun- und Entzündungsprozesse bei der AN: So zeigte eine populationsbasierte schwedische Studie, dass überzufällig viele Patientinnen mit AN vor, während oder nach der Essstörung an *Zöliakie* (Glutenunverträglichkeit) oder *M. Crohn* (chronische Darmerkrankung) leiden. Betroffene mit diesen beiden Darmerkrankungen haben auch ein erhöhtes Risiko, an AN zu erkranken (Hedman et al. 2019). Dem hat man mittlerweile in der Routinediagnostik der AN Rechnung getragen (AWMF 2020). Umgekehrt sollten Essstörungssymptome bei Auftreten von Gewichtsverlust bei Zöliakie oder M. Crohn erfragt werden.

Die Befunde zum Mikrobiom bei AN haben auch Auswirkungen auf die Therapie: So werden derzeit Studien durchgeführt, um den Einfluss von Nahrungssupplementen (z. B. Omega-3-Fettsäuren) und Psychobiotika (z. B. Gabe von handelsüblichen Gemischen von Lactobacillus/Bifidobakterium) auf den Gewichtsverlauf zu untersuchen. Für die Zukunft besteht die Hoffnung, im Rahmen der Behandlung der AN bei Vorliegen eines dysfunktionalen oder defizitären Mikrobioms einen individuellen »Cocktail« von Bakterienstämmen zusammenstellen, der zur Regeneration der Darmflora beitragen könnte.

Hormonelle Faktoren

Für den Beginn der AN spielt der *Pubertätsstatus* eine wichtigere Rolle als das Alter. Es wird postuliert, dass die Reproduktionshormone, insbesondere Östrogen, die genetischen Effekte für die Entstehung einer Essstörung wirksam werden lassen. Der genaue Mechanismus ist aber noch nicht bekannt (Thompson et al. 2019).

Familiäre Faktoren (unabhängig von der Genetik)

Kritische Kommentare zu Figur und Gewicht in der Familie, auch durch Geschwister, erhöhen nach älteren Studien das Risiko, an einer Essstörung einschl. AN zu erkranken (Jacobi et al. 2011). In vielen Familien mit einem Kind, das an AN erkrankt ist, spielen das Essen, Diäthalten, Figur und Gewicht eine wichtige Rolle, wobei sich hier genetische und Umweltfaktoren mischen (z. B. bei einer Essstörung der Mutter). Kinder essgestörter Mütter haben ein erhöhtes Risiko, selbst an einer Essstörung zu erkranken, haben häufiger emotionale Probleme und ein »schwieriges Temperament«, d. h. sie sind trauriger, irritierbarer und schreien mehr (Martini et al. 2020).

Soziokulturelle Faktoren

Das westliche Schönheitsideal gilt als Risikofaktor für die Entstehung einer Essstörung. Die Prävalenz der AN ist am häufigsten in den entsprechenden Nationen vertreten, d. h. in Europa und den USA, aber auch in Japan und China (Erskine et al. 2016), während sich die Binge-Eating-Störung (BES) häufiger in Lateinamerika und Afrika beobachten lässt. Aufgrund der Globalisierung lassen sich kulturelle Normen kaum noch auf einen Kontinent beschränken, sodass auch andere ethnische Gruppen mit dem westlichen Schlankheitsideal konfrontiert werden (s. auch Weissman 2019). So scheint ein Immigrationsstatus noch in der ersten Generation gegen die Entwicklung einer Essstörung zu schützen, während er sich in der zweiten Generation als Risikofaktor auswirken kann (Weissman 2019). Darüber hinaus bedingt die Zugehörigkeit zu einer bestimmten Gruppe häufig eng definierte körperliche Normen, z. B. in Tanz- oder Sportgruppen (Sundgot-Borgen et al. 2021).

Die hohe Prävalenz beim weiblichen im Vergleich zum männlichen Geschlecht wird vielfach als Beweis für die Bedeutung des Schlankheitsideals angeführt. Die Differenzierung von biologischen (genetischen, hormonellen) und kulturellen Faktoren ist aber komplex, und es gibt nur wenige Studien, die z. B. spezifisch die soziokulturellen Risikofaktoren beim männlichen Geschlecht erfassen. Viele Analysen stimmen aber darin überein, dass die Unzufriedenheit mit dem eigenen Körper, Gewichtssorgen und ein kulturimmanenter »Schlankheitsdruck« zur Entstehung von Essstörungen beitragen kann (▶ Kap. 8). Dabei ist weiterhin ungeklärt, ob das Schlankheitsideal bei der AN ein ursächlicher oder auslösender Faktor ist.

In Deutschland wird das Schlankheitsideal durch unterschiedliche Medien vermittelt, bei Jugendlichen in erster Linie durch das Internet (Facebook, Instagram, TikTok, etc.), ggf. durch das Fernsehen, und bei häufigem Konsum dieser Medien internalisiert. Eine Untersuchung von Götz and Mendel (2015) zeigte, dass mehr als 90 % aller 16- bis 17-Jährigen die Sendung »Germany´s Next Top Model« ansehen, in der besonders schlanke Kandidatinnen vorgestellt werden. Mehr als zwei Drittel der Zuschauerinnen, die die Sendung regelmäßig sehen, halten sich für zu dick; Zuschauerinnen, die bereits untergewichtig sind, halten sich fünfmal häufiger für zu dick als solche, die die Sendung nicht regelmäßig sehen (Götz and Mendel 2015). Auch experimentelle Untersuchungen zeigen, dass die Konfrontation mit Bildern, die Frauen mit einem sehr schlanken Körper zeigen, zu einer Unzufriedenheit mit dem eigenen Körper führt, vor allem bei denjenigen, die schon vorher mit ihrem Aussehen unzufrieden waren (Bould et al. 2020). Darüber hinaus gibt es eine Unmenge von Webseiten (»pro-Ana-Seiten«), die Anleitungen für eine exzessive Gewichtsabnahme und körperliches Training (»Workouts«) geben. Fast alle unsere Patientinnen berichten, dass sie diese Webseiten intensiv konsumiert haben.

Neben Bemerkungen und Kritik aus der Familie spielen auch die von Gleichaltrigen eine wichtige Rolle, insbesondere, wenn eigene Fotos im Internet hochgeladen und von »peers« kommentiert werden (▶ Kap. 8). Allerdings scheint figurbedingtes Hänseln oder Mobbing bei Betroffenen mit AN im Vergleich zu anderen Essstörungen eher selten zu sein (Lie et al. 2019).

> Der Umgang mit sozialen Medien und ihr Einfluss auf das eigene Körperbild und die eigene Körperzufriedenheit sollte Bestandteil einer jeden Therapie bei Essstörungen sein.

Negative Kindheitserfahrungen und Trauma

Ähnlich wie bei anderen psychischen Störungen findet sich auch ein Zusammenhang zwischen Essstörungen und traumatischen Erfahrungen in der Kindheit. Dieser ist bei den Essstörungen BN und BES deutlich stärker ausgeprägt als bei der AN, eine Beobachtung, die nochmals die Bedeutung der biologischen Risikofaktoren für die AN hervorhebt (Larsen et al. 2017).

1.6.2 Aufrechterhaltung

Leider wird die AN oft zu spät erkannt und zu spät behandelt. In einer großen deutschen Studie berichteten ungefähr die Hälfte der Probanden mit einem voll ausgebildeten Krankheitsbild, dass die Symptome bereits vor dem Alter von 13 Jahren vorhanden gewesen seien (Nagl et al. 2016). Leider bemerken viele Eltern nicht die Essstörung ihrer Tochter oder glauben, damit selbst – ohne professionelle Hilfe – zurecht zu kommen. In Deutschland dauert es im Durchschnitt 6 Monate, bis ein Kind oder ein Jugendlicher erstmalig wegen einer AN im Gesundheitssektor vorgestellt wird (Bühren et al. 2017).

Nach einem Modell, das die AN in Krankheitsstadien aufteilt, treten starvationsbedingte sog. neuroprogressive Veränderungen schon nach ungefähr 3 Jahren auf (Treasure et al. 2015). Sie zeigen eine Chronifizierung der Erkrankung an und sind möglicherweise z. T. irreversibel. Aus ihnen leitet sich das Krankheitsbild der *schweren anhaltenden AN* (»severe and enduring AN, SEAN«) ab, für die die Kriterien aus der folgenden Auflistung hervorgehen.

Kriterien für eine schwere und anhaltende AN (»severe and enduring AN«) sind

1. persistierende restriktive Diät und Untergewicht, Überbewertung von Figur und Gewicht;
2. eine Dauer der Erkrankung länger als 3 Jahre;
3. mindestens zwei erfolglose evidenzbasierte Behandlungen.

Starvationsbedingte neurobiologische Veränderungen, soziale und psychische Folgen bewirken einen »circulus vitiosus«. Die Betroffenen beschäftigen sich nur noch mit Essen und Gewicht, werden rigider, oft depressiv und ziehen sich immer mehr zurück, sodass sie den entwicklungsbedingten Anforderungen nicht mehr gewachsen sind. Des Weiteren fallen sie aus ihrer »normalen Umwelt«, d. h. Schule, Ausbildung, sexuellen Beziehungen, etc. heraus.

> »Es gibt niemanden oder irgendetwas in meinem Leben, das solche Beständigkeit und Verlässlichkeit hat wie die Magersucht.«
> *19-jährige Patientin mit chronischer AN*

Bei Jugendlichen und jungen Erwachsenen müssen die Kriterien der »schweren und anhaltenden AN« besonders vorsichtig angewandt werden, da in diesem Lebensalter auch noch nach längerer Krankheitsdauer eine Gesundung auftreten kann (s. u.).

Der *Langzeitverlauf* ist bei jugendlichen Patientinnen günstiger als bei Erwachsenen. Bei Personen, die im Erwachsenenalter aufgrund von AN behandelt wurden, liegen die Heilungsraten nach 10 Jahren Beobachtungszeit bei 30 % bis 50 %; ein schlechter Heilungserfolg, d. h. eine Persistenz der Essstörung, findet sich bei knapp 20 %. Bei diesen hohen Chronifizierungsraten muss allerdings bedacht werden, dass die Nachuntersuchungen vielfach von auf Essstörungen spezialisierten Kliniken durchgeführt wurden, die besonders kranke Patientinnen betreuen.

Nach 20 Jahren Nachbeobachtungszeit ist die Prognose deutlich besser, d. h. ca. 40 % bis 60 % der ehemaligen Patientinnen weisen keine Essstörung mehr auf (Steinhausen 2002; Fichter et al. 2017; Eddy et al. 2017).

Bei jugendlichen Patientinnen wurde ein guter Heilungserfolg, d. h. eine Gesundung von der Essstörung, nach 10 Jahren bei 40 %, nach 18 Jahren bei ca. der Hälfte und nach 30 Jahren bei ca. zwei Drittel einer Feldstichprobe gefunden (Dobrescu et al. 2020; Wentz et al. 2009). Demnach »heilt die Zeit die Wunden« – auch bei der AN. Allerdings war die Erkrankungsrate an anderen psychischen Erkrankungen wie Depression und Angsterkrankungen sowie die hierdurch verursachte Arbeitslosigkeit sehr hoch. In der 30-jährigen Nachbeobachtungsstudie litten die ehemaligen adoleszenten Patientinnen im Durchschnitt 10 Jahre lang an der Erkrankung – ein bedeutender Teil der Lebenszeit, wenn man bedenkt, dass diese Jahre vor allem die Jugend- und jungen Erwachsenenjahre betreffen (Dobrescu et al. 2020).

Die *Mortalität* der AN ist immer noch hoch, wenn sie auch durch die verbesserten Behandlungsmöglichkeiten und frühzeitigere Gewichtsrehabilitation verbessert werden konnte (Fichter und Quadflieg 2016). Bei der Erwachsenen-AN beträgt die Standardmortalitätsrate 5 bis 6, d. h. das Sterberisiko ist um das Fünf- bis Sechsfache im Vergleich zur gleichaltrigen Normalbevölkerung erhöht. In den o. g. Langzeitstudien bei Jugendlichen traten keine Todesfälle auf (Dobrescu et al. 2020; Arcelus 2011).

Junge Frauen mit vorausgegangener oder aktiver Anorexia Nervosa haben ein erhöhtes Risiko für *Schwangerschafts-* und *Geburtskomplikationen,* insbesondere eine Hyperemesis gravidarum (Schwangerschaftserbrechen), Anämie, Blutungen und Frühgeburt. Darüber hinaus ist bei den Kindern von Müttern mit AN das Risiko für eine Mikrozephalie erhöht (Mantel et al. 2020).

1.7 Diagnostik

1.7.1 Anamnese

An erster Stelle steht die Anamnese, bei der die unter Symptomatik (▶ Kap. 1.2) dargestellten Charakteristika erfragt werden sollten. Dabei ist in jedem Fall neben den o. g. Symptomen nach

1. dem Zeitpunkt erster Auffälligkeiten und des primären Gewichtsverlustes;
2. dem Ausgangsgewicht (prämorbides Gewicht);
3. der Höhe des Gewichtsverlustes in welchem Zeitraum;
4. dem Zeitpunkt und dem Gewicht, bei welchem die Menstruation sistierte;
5. der Ernährungsmenge an den letzten Tagen vor der stationären Aufnahme (cave Refeeding-Syndrom);
6. der Einnahme von Laxantien und selbst induziertem Erbrechen;
7. somatischen Symptomen (Synkopen, Schwindel, Kältegefühl, »Schlappheit«, Schlafstörungen, Konzentrationsfähigkeit);
8. psychischen Veränderungen (traurige Stimmung, häufiges Weinen, Rückzüglichkeit, Aggressivität, Zwänge, Suizidalität und selbstverletzendes Verhalten);
9. Krankheitseinsicht

zu fragen. In Bezug auf die Gewichtsdiagnostik reicht es nicht aus, die Patientinnen zu wiegen, sondern es muss eine genaue Gewichtsanamnese erhoben werden. Die Krankengeschichte ist sowohl von den Bezugspersonen als auch in Teilen von der Patientin selbst ohne Anwesenheit der Eltern zu erheben. Wir stellen immer wieder fest, dass die Betroffenen versuchen, ihre Angehörigen zu schonen und deshalb auch bedeutsame Symptome nicht berichten.

1.7.2 Somatische Diagnostik

Die Patientin sollte in Unterwäsche von einer Mitarbeiterin, die über Essstörungen gut informiert ist, auf einer geeichten Waage gewogen werden. Zusätzlich wird die *Körpergröße* mit einem Stadiometer bestimmt. Dies sollte bei kindlichen oder jugendlichen Patientinnen gegen Ende der stationären Behandlung wiederholt werden, da die Patientinnen bei erfolgreicher Behandlung häufig wachsen und das Gewicht an die veränderte Körperhöhe angeglichen werden muss.

Mit Hilfe dieser beiden Parameter wird der BMI [(Körpergewicht in kg/(Körpergröße in m)^2] bestimmt. Um die BMI-Perzentile zu berechnen, wird auf die Daten der KiGGS-Studie (Schaffrath Rosario et al. 2010) zurückgegriffen (https://www.pedz.de/de/bmi.html).

Grundsätzlich sind eine *körperliche Untersuchung* sowie *Laboruntersuchungen* erforderlich, die aus ▶ Tab. 1.2 hervorgehen. Bei atypischen Formen (z. B. männl. Geschlecht, Kind) empfiehlt sich zusätzlich eine Magnet-Resonanz-Tomografie (MRT) des Kopfes, um andere Ursachen der Gewichtsabnahme auszuschließen (▶ Kap. 1.7.4).

Bei einer länger als 6 bis 12 Monate anhaltenden Amenorrhoe sollte eine Dual-X-ray-Absorptiometrie (DXA)-Untersuchung zur Bestimmung der Knochendichte durchgeführt werden.

1.7.3 Psychodiagnostik

Wir empfehlen die Durchführung eines altersentsprechenden standardisierten Interviews zur Diagnose der Anorexia Nervosa sowie die Beantwortung von essstörungsspezifischen Fragebögen (für genauere Hinweise s. ▶ Kap. 7).

Außerdem sollten Fragebögen zur Depression, zur Angst, speziell auch zur Sozialphobie und zu Zwangserkrankungen durchgeführt werden.

1.8 Differenzialdiagnose

Die *somatischen Differenzialdiagnosen* (nach Herpertz-Dahlmann 2021) gehen aus folgendem Kasten hervor.

> **Somatische Differenzialdiagnosen bei AN**
>
> - Erkrankungen des Magen-Darm-Traktes
>   - Zöliakie (cave: Komorbidität)
>   - chron.-entzündl. Darmerkrankungen (cave: Komorbidität)
> - Endokrinologische Erkrankungen
>   - Hyperthyreose/Hypothyreose (bei Low-T_3-Syndrom)
>   - Hypopituarismus
>   - M. Addison
>   - Diabetes mellitus
> - chron. Infektionskrankheiten
> - andere Erkrankungen
>   - Läsionen oder Tumoren des zentralen Nervensystems (insbesondere im Bereich des Hypothalamus)
>   - weitere onkologische Erkrankungen
>   - Arteria-mesenterica-superior-Syndrom (auch als Komplikation)

Psychiatrische Differenzialdiagnosen sind die vermeidend-restriktive Ess- und Fütterstörung [engl. *avoidant-restrictive feeding and intake disorder* (ARFID) (▶ Kap. 4), Emetophobie, Konversionsstörungen, Essstörungen im Rahmen einer Borderline-Persönlichkeitsstörung, Zwangserkrankungen (cave Komorbidität, s. o.) und Schizophrenie.

Patientinnen und Patienten mit *ARFID* weisen keine Körperbildstörung auf, sind bei der Erstvorstellung häufig jünger als Patientinnen mit AN, haben in der Mehrzahl ein niedrigeres prämorbides Gewicht und häufiger einen Kleinwuchs (Wallin und Råstam 2016). Im Gegensatz zur kindlichen AN ist das männliche Geschlecht häufiger betroffen (▶ Kap. 4).

Patientinnen und Patienten mit *Emetophobie* haben eine ausgeprägte Angst, in der Öffentlichkeit (in der Schule, bei Freundinnen und Freunden, im Sportverein) erbrechen zu müssen. Diese Phobie führt dazu, dass die Betroffenen die Nahrungsaufnahme vermeiden mit der nicht seltenen Folge eines ausgeprägten Gewichtsverlustes. Allerdings fehlt Kindern und Jugendlichen mit Emetophobie die Körperbildstörung und Gewichtsphobie, sodass die Differenzialdiagnose zur AN meist nicht schwierig ist.

Kinder und Jugendliche mit *Konversionsstörungen* brauchen viel Aufmerksamkeit; sie essen nicht selten heimlich, die ausgeprägte Abneigung gegenüber kalorienreichen Nahrungsmitteln fehlt. Bei vielen Patientinnen und Patienten mit Konversionsstörungen spielt eine Überforderung in der Ätiopathogenese eine große Rolle, die sich bei Patientinnen mit AN nur selten findet.

Bei Menschen mit *Borderline-Persönlichkeitsstörung* sind Essstörungen vom Binge-/Purge-Typus sowie die BN häufiger als die restriktiven Essstörungen. Andere Symptome wie Störungen der Affektregulation, die sich u. a. in ausgeprägten Stimmungsschwankungen äußern, sowie Impulsivität und selbstverletzendes Verhalten stehen im Vordergrund.

Die Differenzialdiagnose zwischen *Zwangssymptomen* im Rahmen einer Essstörung und einer die geforderten Klassifikationskriterien erfüllenden Zwangserkrankung wurde im Abschnitt »Komorbidität« erklärt.

Schizophrene Störungen sind im Allgemeinen leicht von einer AN zu unterscheiden. Allerdings können sich im Prodromalstadium einer Schizophrenie eine Nahrungsverweigerung oder Ängste vor einer Kontamination oder Vergiftung entwickeln, die differenzialdiagnostisch von einer AN abzugrenzen sind. Eine rezente Studie aus Skandinavien konnte aufzeigen, dass Probanden mit einer AN oder anderen Essstörung und deren Verwandte im Vergleich zur gesunden Normalbevölkerung häufiger an einer Schizophrenie leiden (Zhang et al. 2020). Dabei ist eine Unterscheidung zu Erkrankungsbeginn nicht immer unzweifelhaft möglich; eine schizophrene Störung kann sich auch erst im Verlauf herauskristallisieren. Bei unseren eigenen adoleszenten Patientinnen haben wir allenfalls in Einzelfällen Schwierigkeiten in der differenzialdiagnostischen Abgrenzung, die aber ggf. im Erwachsenenalter häufiger sein können.

Eine *psychotische Symptomatik* kann auch im Rahmen eines hirnorganischen Psychosyndroms aufgrund der Starvation oder bei einer (zu schnellen) Re-Alimentation auftreten (Brodrick et al. 2020).

1.9 Behandlung

1.9.1 Behandlungssetting

Stationäre Behandlung

Die stationären Behandlungen haben in Deutschland und anderen europäischen Ländern erheblich zugenommen (Statistisches Bundesamt Deutschland 2021; Holland et al. 2016). Dabei ist nicht empirisch belegt, dass die stationäre Behandlung das Setting mit den größten Erfolgsaussichten ist. Ältere Studien zeigen auf, dass viele Jugendliche ein zweites oder sogar drittes Mal wieder aufgenommen werden müssen (Steinhausen 2002). Die Kosten einer stationären Behandlung einer AN sind sehr hoch, was in anderen Ländern mit anderen Gesundheitssystemen zu der Entwicklung alternativer Behandlungsmethoden und -settings geführt hat.

Untersuchungen aus dem anglo-amerikanischen Raum verdeutlichen, dass die Rehospitalisierungshäufigkeit unabhängig von der Länge des stationären Aufenthaltes ist (Madden et al. 2015), d. h., dass eine längere stationäre Behandlung nicht mit einem besseren Heilungserfolg verbunden ist (einschränkend muss allerdings beachtet werden, dass die im Verhältnis kurzen Behandlungen in den USA, GB und Australien zur Gewichtszunahme nicht mit den stationären multimodalen Behandlungen in Deutschland vergleichbar sind (s. auch Herpertz-Dahlmann 2021). Darüber hinaus weisen viele junge Patientinnen mit AN soziale Interaktionsprobleme, z. B. eine soziale Phobie oder eine ängstlich-vermeidende Persönlichkeitsstörung auf, die durch lange stationäre Aufenthalte eher verstärkt werden können. Die Patientinnen erleben die Station nach längerem Aufenthalt wie ein »Nest«, in dem sie sich wohl und behütet fühlen.

Andererseits empfinden nicht wenige Kinder und Jugendliche die stationäre Aufnahme als Zwang und leiden unter großem Heimweh (Guarda et al. 2007). In den letzten Jahren änderte sich auch die Auffassung, dass eine Trennung von den Eltern (»Parentektomie«) bei der Behandlung der AN angestrebt werden sollte. Vielmehr geht man immer mehr davon aus, dass die Eltern wesentliche Ko-Therapeuten sind (AWMF 2020, s. auch (▶ Kap. 1.10), sodass auch im stationären Setting die Eltern intensiv einbezogen werden sollten.

Die Indikationen für eine stationäre Behandlung gehen aus folgendem Kasten hervor.

> **Kriterien für eine stationäre Aufnahme**
>
> - anhaltender oder rapider Gewichtsverlust (>20 % über 6 Monate)
> - gravierendes Untergewicht (BMI bei Kindern und Jugendlichen unterhalb der 3. Alterspenzentile)
> - anhaltender Gewichtsverlust oder unzureichende Gewichtszunahme über 3 Monate (bei Kindern und Jugendlichen früher) trotz ambulanter oder tagesklinischer Behandlung
> - schwere Binge-/Purging-Symptomatik (z. B. Laxanzien-/Diuretikaabusus, ausgeprägte Essanfälle, Erbrechen) und/oder exzessiver Bewegungsdrang, die ambulant nicht beherrscht werden können
> - körperliche Gefährdung oder Komplikationen
> - ausgeprägte psychische Komorbidität, Suizidalität
> - soziale oder familiäre Einflussfaktoren, die einen Gesundungsprozess stark behindern (z. B. soziale Isolation, problematische familiäre Situation, unzureichende soziale Unterstützung)
> - geringe Krankheitseinsicht
> - Überforderung im ambulanten Setting (zu wenig strukturierte Vorgaben bzgl. Mahlzeiten, Essensmengen, Rückmeldungen zum Essverhalten; bei Kindern und Jugendlichen: Zusammenbruch der familiären Ressourcen)

Wenn immer möglich, sollte die stationäre Therapie durch ein multiprofessionelles Team erfolgen, das sich mit dem Krankheitsbild der AN sehr gut auskennt (AWMF 2020). Zu diesem Team sollten folgende Berufsfelder gehören: Kinder- und Jugendpsychiatrie, Psychotherapie, Ökotrophologie/Ernährungsberatung, Ergo- und Physiotherapie sowie der Pflegedienst. Die Teammitglieder sollten in der Lage sein, zwischen der Patientin und ihrer Erkrankung zu unterscheiden und die oft mit dem Wiegen und Essen verbundenen »Schummeleien« nicht persönlich zu nehmen.

Zu einer altersgerechten stationären (oder tagesklinischen) Behandlung der AN gehört auch der Besuch der *Klinikschule*, um mit den Patientinnen ihren Leistungswillen und Leistungsdruck und oft übertriebenen Ehrgeiz zu thematisieren und alternative Verhaltensweisen in der »Realität« zu üben.

Die stationäre Behandlung dient in erster Linie der somatischen Stabilisierung und Gewichtsrehabilitation. Obwohl die stationäre Behandlung in Deutschland immer noch als Goldstandard angesehen wird, ist sie für die Patientinnen in der zurzeit praktizierten Dauer nicht immer erforderlich und kann – abgesehen von den Kosten – auch mit Nachteilen für die Patientin verbunden sein.

Zwangsbehandlung

Eine Behandlung gegen den ausdrücklichen Willen jugendlicher Patientinnen sollte – wenn immer möglich – vermieden werden. Unsere Erfahrung zeigt, dass sie nur ganz selten notwendig wird, wenn den Betroffenen die Notwendigkeit einer medizinischen Behandlung erklärt wird und sie die Möglichkeit bekommen, sich die Station anzusehen. Viele Patientinnen haben immer noch sehr beängstigende Vorstellungen von einer kinder- und jugendpsychiatrischen Station, denen auf diese Weise begegnet werden kann. Sollte eine stationäre Behandlung bei mangelnder Einsicht aufgrund vitaler Gefährdung notwendig werden, muss eine Unterbringung mit freiheitsentziehenden Maßnahmen nach § 1631b BGB durch die Personensorgeberechtigten, d. h. meistens die Eltern, beim zuständigen Familiengericht des Wohnortes (»Ort des gewöhnlichen Aufenthaltes«) beantragt werden. Wenn in äußerst seltenen Fällen die Sorgeberechtigten einer stationären Behandlung nicht zustimmen, können mit Hilfe einer Inobhutnahme durch das Jugendamt nach § 42 SBGVIII zur Abwendung einer Kindeswohlgefährdung bis zum Ablauf des Folgetages freiheitsentziehende Mittel angewandt werden. Allerdings muss das Jugendamt in diesem Zeitfenster eine familiengerichtliche Zustimmung bewirken. Entgegen landläufiger Meinung findet eine Unterbringung der Jugendlichen gegen ihren Willen in späteren Führungszeugnissen keine Erwähnung.

Ist bei einer laufenden Behandlung von einer volljährig werdenden Patientin absehbar, dass sie wieder einer stationären Behandlung bedarf, kann eine vorsorgliche Betreuerbestellung nach § 1908a BGB erfolgen, die mit Eintritt der Volljährigkeit wirksam wird. Diese Betreuerbestellung sollte mit Einverständnis der Betroffenen in einem Zustand erfolgen, in dem die Patientinnen die Rückfallgefahr und den Ernst ihrer Lage erkennen können.

Tagesklinische Behandlung (TK)

Wir haben die Erfahrung gemacht, dass die Behandlung von Patientinnen mit AN in einer allgemeinen TK, wo Patientinnen und Patienten mit multiplen psychiatrischen Störungsbildern behandelt werden, in vielen Fällen nicht effektiv ist. In diesem Rahmen gelingt es meist nicht, auf die speziellen Probleme essgestörter Patientinnen mit der Notwendigkeit der Mahlzeitenüberwachung und Bewegungskontrolle einzugehen. Aus diesem Grunde würden wir zur Behandlung in einer spezifischen TK mit Mitarbeiter/-innen, die Erfahrung im Umgang mit essgestörten Patientinnen haben, raten. Da nicht alle Kliniken die Möglichkeit der Etablierung einer solchen Tagesklinik haben, bietet sich auch die Kombination von stationären und tagesklinischen Patientinnen auf einer »gemischten Station« an. Dies bedeutet oft eine große Motivation für die »vollstationären« Patientinnen, die die Fortschritte und größere Freiheiten bei ihren tagesklinischen Mitpatientinnen wahrnehmen.

Die tägliche Dauer der TK-Behandlung wird unterschiedlich gehandhabt. Die Mehrzahl der Tageskliniken beginnt morgens um 8:00 oder 9:00 Uhr und dauert bis 16:00 oder 17:00 Uhr. Andere Tageskliniken bieten eine Behandlung nur vormittags, nachmittags oder an einzelnen Tagen an.

Patientinnen, die in die TK aufgenommen werden, müssen weitgehend somatisch stabilisiert sein. Weitere Voraussetzungen für eine Aufnahme oder Fortführung der Behandlung der AN in der TK gehen aus folgendem Kasten hervor.

> **Voraussetzungen für eine tagesklinische Behandlung von adoleszenten Patientinnen mit AN**
>
> - Ausschluss von Suizidalität
> - keine weiteren schwerwiegenden psychischen Störungen (z. B. ausgeprägte Angst- oder Zwangsstörung)
> - keine gravierenden somatischen Komorbiditäten
> - selbstständige Einnahme von Mahlzeiten (keine nasogastrale Sondierung erforderlich)
> - Motivation von Eltern und Patientin sowie ausreichende familiäre Reserven
> - nicht zu weite Entfernung zwischen Wohnort der Patientin und Klinik (≤1h)
>
> (nach Herpertz-Dahlmann und Dahmen, Handbuch Springer, im Druck)

Als Vorbereitung auf die Entlassung in die Tagesklinik sind sog. »Familienessen« hilfreich, an denen Patientin und Eltern auf der Station teilnehmen, sowie Übernachtungen am Wochenende, bei denen die Patientin die regelmäßige Einnahme von Mahlzeiten üben kann. Die wöchentliche Gewichtszunahme in der TK sollte je nach Abstand zum Zielgewicht 300 bis 500 g betragen (s. a. AWMF 2020). Die Patientinnen nehmen am Behandlungsprogramm der TK teil, welches weitgehend dem der stationären Behandlung entspricht, d. h. sie haben Einzel- und Gruppenpsychotherapie, Ernährungsberatung, Ergotherapie, Körperbild- und Physiotherapie. Zusätzlich werden Übungen zur »Alltagsbewältigung« durchgeführt, z. B. in einer Bäckerei einkaufen, in einem Café Kuchen oder Eis essen, in der Mensa zu Mittag essen sowie neue Kleidung kaufen (veränderte Kleidergröße!). Letzteres ist für viele Patientinnen äußerst schwierig und bedarf professioneller Hilfe.

Um die Eltern als »Ko-Therapeuten« intensiv in die Behandlung miteinzubeziehen, wird ein täglicher (datengeschützter) E-Mail-Verkehr oder ein Berichtsheft geführt, in dem die Eltern ihre Beobachtungen aufschreiben. Eltern- oder Familiengespräche werden weiterhin im ein- oder zweiwöchigen Abstand geführt.

Wenn die Patientin die TK-Behandlung erfolgreich bewältigt, d. h. regelmäßig ihre Mahlzeiten einnimmt und sich ihrem Zielgewicht nähert, wird die Integration in ihr bisheriges Leben intensiviert, d. h. sie soll wieder an sportlichen Aktivitäten in ihren Vereinen teilnehmen sowie die Schule besuchen. Dies ist für die Patientinnen ein großer Schritt, da sie oft die Reaktionen der Gleichaltrigen, Lehrer/-innen und Trainer/-innen auf ihre längere klinikbedingte Abwesenheit sowie Gewichtszunahme fürchten (»Jetzt bist Du ja wieder gesund und kannst bei allem mitmachen«, »Du siehst aber gut aus, hast Du zugenommen?«, »Warum musst Du denn so viele Mahlzeiten essen?«). Des Weiteren zeigen sich jetzt häufig sozialphobische Verhaltensweisen, z. B. mit Klassenkamerad/-innen zu essen, an einer Party teilzunehmen, Lehrer/-innen nach dem Schulstoff zu fragen etc.. Der Schulbesuch wird daher ausführlich vorbesprochen. Mit Einverständnis der Eltern begleiten wir häufig anfänglich die Patientinnen in die Schule oder telefonieren mit dem/r Klassenlehrer/-in oder Stufenkoordinator/-in. Die einzelnen Mahlzeiten in der Schule werden im Rahmen der Ernährungsberatung geplant.

Wenn die Patientin über einen definierten Zeitraum, meist ca. 14 Tage, ihr Gewicht gehalten hat, wird sie in die ambulante Behandlung entlassen. Es empfiehlt sich eine frühzeitige Kontaktaufnahme mit dem/r ambulanten Therapeut/-in, damit die Behandlung ohne längere Unterbrechungen und auf der Basis der Vorbehandlung weitergeführt werden kann.

In jüngerer Zeit hat das Interesse an der TK-Behandlung essgestörter Patientinnen zugenommen; demensprechend nehmen internationale Studien zur Dokumentation des Heilungserfolges zu. In einer systematischen Übersichtsarbeit von Friedman et al. (2016)

evaluierten die Autoren sechs Studien zur teilstationären Behandlung bei Adoleszenten mit AN. Sie kamen zu dem Schluss, dass die TK-Behandlung sowohl eine Verbesserung des Gewichtes als auch des Essverhaltens bewirkt. In einer Studie von Simic et al. (2018) wurden retrospektiv die Krankenhausakten von 105 Patientinnen mit AN ausgewertet, die nach einer erfolglosen ambulanten Family-based-Therapie (FBT) tagesklinisch behandelt wurden. Die tagesklinische Behandlung in der Londoner Institution dauerte durchschnittlich einen Monat und wurde wiederum ambulant fortgesetzt. Nachuntersuchungen erfolgten 6 Monate später und bei Entlassung aus der ambulanten Behandlung. Fast alle Parameter wie der BMI, Essverhalten, komorbide psychische Störungen, Veränderungsmotivation und Lebensqualität verbesserten sich signifikant.

Leider gibt es bis auf unsere eigene Untersuchung unseres Wissens nach keine randomisiert-kontrollierte Studie, die die tagesklinische Behandlung mit anderen Behandlungsformen vergleicht. In unserer eigenen »gestuften« Behandlungsstudie wurden 172 Patientinnen nach einer dreiwöchigen stationären Behandlung zur somatischen Stabilisierung entweder in eine weitere stationäre Behandlung oder in eine TK-Behandlung randomisiert. Bei der Nachuntersuchung ein Jahr nach Aufnahme fand sich in der Gewichtsentwicklung kein Unterschied zwischen beiden Behandlungsformen. Die tagesklinisch behandelten Patientinnen zeigten eine gesündere und altersentsprechendere psychische und psychosexuelle Entwicklung als die kontinuierlich stationär behandelten Patientinnen. Die Behandlung in der TK war darüber hinaus kostengünstiger, und gefährdende Momente (»adverse events«) traten nicht häufiger auf als bei den durchgängig stationär behandelten Patientinnen (Herpertz-Dahlmann et al. 2014). Bei der zweiten Nachuntersuchung, die 2,5 Jahre später erfolgte, war der bessere Heilungserfolg offensichtlich: Die tagesklinisch behandelten Patientinnen hatten ein höheres Gewicht und waren im Nachuntersuchungszeitraum seltener stationär aufgenommen worden (Herpertz-Dahlmann und Dempfle 2016). Es ist davon auszugehen, dass die tagesklinische Behandlung für jugendliche Patientinnen mit AN zukünftig an Bedeutung gewinnen wird.

Home treatment (Behandlung zuhause)

Beim Home treatment handelt es sich um eine neue Behandlungsform, die noch nicht in die Routineversorgung aufgenommen wurde. Die Patientinnen werden nach sechs- bis achtwöchiger Behandlung nach Hause entlassen und dort von einem multiprofessionellen Team regelmäßig aufgesucht: im 1. Monat nach Entlassung drei- bis viermal pro Woche, im 2. Monat dreimal, im 3. Monat zweimal und im 4. Monat einmal pro Woche. Dem multiprofessionellen Team gehören die gleichen Berufsgruppen wie bei der stationären Behandlung an (s. o.). In einer Pilotstudie konnten 21 von 22 Patientinnen erfolgreich behandelt werden; die Wiederaufnahmerate im ersten Jahr nach Entlassung war gering, und die Patientinnen und ihre Eltern waren mit der Behandlung sehr zufrieden.

Die beiden wesentlichen Hypothesen, auf denen das Home treatment aufbaut, ist eine intensive Unterstützung der Eltern (»Ausbildung zum Ko-Therapeuten«) sowie eine frühzeitige Unterbrechung von pathologischen Gewohnheiten, die bei der Chronifizierung der AN eine große Rolle spielen (Herpertz-Dahlmann et al. 2021 a u. b).

Ambulante Behandlung

Nach der stationären oder tagesklinischen Behandlung sollte eine ambulante kinder- und jugendpsychiatrische und psychotherapeutische Behandlung für noch mindestens ein Jahr fortgesetzt werden. Dazu gehören regelmäßige Gewichtskontrollen, zu Anfang wöchentlich, später in größeren Abständen in Abhängigkeit von der Stabilität des Gewichtes. Dabei muss der »Zielgewichtskorridor« an das Wachstum und das Alter der Patientin angepasst werden. Ausführungen zur psychotherapeutischen Behandlung finden sich in (▶ Kap. 1.9.4).

1.9.2 Behandlungsmodule

Ernährungstherapie und körperliche Stabilisierung

Das Ernährungsprogramm nimmt im stationären Behandlungsprozess eine bedeutende Rolle ein, da einerseits medizinische Komplikationen im Rahmen der Re-Alimentation vermieden werden müssen, anderseits aber die Gewichtszunahme nicht zu »schleppend« verlaufen soll. Eine ausreichende Compliance der Patientin ist notwendig, die in den ersten therapeutischen Gesprächen mit Verständnis für die Ambivalenz der Jugendlichen thematisiert werden sollte. Um eine Patientin bei dem Wiedererlernen eines normalen Essverhaltens und bei der Gewichtszunahme zu unterstützen, wird ein *individueller Essensplan* bestehend aus drei Hauptmahlzeiten und drei Zwischenmahlzeiten (»Snacks«) aufgestellt. Die Ernährung sollte alle wichtigen Nahrungsbestandteile (Proteine, Fette, Kohlehydrate) in ausreichender Menge nach den Leitlinien der Deutschen Gesellschaft für Ernährung enthalten und Alter, Geschlecht, prämorbides Gewicht, Aktivitätsniveau und die Höhe der notwendigen Gewichtszunahme berücksichtigen (s. Kasten). Das hier dargestellte Beispiel zeigt Auszüge aus einem Ernährungsplan mit 2600 kcal, der eine Gewichtszunahme zum Ziel hat. Eine ausgesprochen fett- oder kohlenhydratarme Diät sowie Diätprodukte sind ebenso wenig zielführend wie eine vegane Ernährung; letztere wird den Bedürfnissen eines wachsenden Organismus nicht gerecht. Hingegen dürfen die Patientinnen eine vegetarische Kost wählen. Im Laufe des Ernährungsaufbaus sollten auch Süßigkeiten in den Essensplan integriert werden. Die Patientinnen sind in ihrer Nahrungsmittelauswahl häufig sehr rigide; meistens werden nur Nahrungsmittel gewählt, die von ihnen als »gesund« eingeschätzt werden. Die übrigen werden auf einer »schwarzen Liste« (▶ Abb. 1.5) zusammengefasst und im Rahmen von Essensübungen wieder eingeführt. Außerdem beharren die Patientinnen meist darauf, zu ganz bestimmten Uhrzeiten zu essen.

Auszug aus einem Ernährungsplan i. R. der Ernährungstherapie bei AN

1 Portion Mittagessen bestehend aus

- Beilagen:
  - 6 Kartoffeln (Hühnerei groß)
  - oder 2 Kellen Reis/Couscous
  - oder 2½ Kellen Nudeln
  - oder 2 Kartoffelklößen
  - oder 5 EL Kartoffelbrei
  - oder 1 Portion Pommes frites, Backofen (150 g)
- Gemüse:
  - 2 Hände voll Gemüse zubereitet mit etwas Fett
  - oder 1 Schälchen Salat, zubereitet mit etwas Fett
- Fleisch/Fisch:
  - 1 Stück Fleisch/Fisch (Hand-Größe), zubereitet mit etwas Fett
  - oder 2 Eier, zubereitet mit etwas Fett
  - oder 1 Bratwurst/Bockwurst
  - oder 1 große Frikadelle oder 2 kleine Frikadellen
- Sauce:
  - 2 kl. Kellen Sauce
  - oder 2 gr. Kellen Geschnetzeltes/Sauce mit Fleisch/Fisch

Während noch vor einigen Jahren die Befürchtungen wegen eines sog. *»Refeeding-Syndroms«* groß waren, zeigen neuere wissenschaftliche Studien, dass diese bei den meisten

Patientinnen mit AN unbegründet sind. Unter einem Refeeding-Syndrom wird eine *hochgradige Hypophosphatämie* (< 2,5 mg/dl) verstanden, die sich schnell während der Re-Alimentation entwickeln kann. Symptome eines Refeeding-Syndroms sind Nieren- und Herzversagen sowie Bewusstseinstrübung und Myolyse. Wir verabreichen daher bei nierengesunden adoleszenten Patientinnen prophylaktisch Phosphat. Ein Refeeding-Syndrom tritt vorwiegend bei Patientinnen auf, die einen sehr niedrigen BMI (z. B. < 1. Perzentile) oder in den letzten Tagen vor der stationären Aufnahme fast nichts mehr zu sich genommen haben. In einer randomisiert-kontrollierten Studie mit 120 Jugendlichen und jungen Erwachsenen zwischen 12 und 24 Jahren wurde die Re-Alimentation mit einer hochkalorischen Ernährung mit der einer niedriger kalorischen verglichen: Im Testarm erhielten die Patientinnen 2000 kcal/d zu Beginn der Behandlung mit einer Steigerung von 200 kcal jeden weiteren Tag. Der Vergleichsarm (»treatment as usual«) beinhaltete 1400 kcal zu Anfang der Re-Alimentation mit einer Steigerung um 200 kcal jeden zweiten Tag. Zielkriterium der Studie war das Erreichen einer somatischen Stabilität definiert durch eine höhere Herzfrequenz ($\geq$ 45/Min.), einen höheren Blutdruck ($\geq$ 90 mmHg), eine höhere Körpertemperatur, einen geringeren Blutdruckabfall und geringeren Herzfrequenzanstieg beim Schellong-Versuch sowie ein höheres Körpergewicht. Patientinnen, die nicht in der Lage waren, die o. g. hohen Kalorienmengen zu essen und/oder die Kaloriensteigerung zu bewältigen, erhielten die nicht verzehrte Nahrungsmenge in Form von Flüssignahrung. In der höher kalorisch ernährten Gruppe wurde die oben beschriebene körperliche Stabilität signifikant früher erreicht als in der Gruppe mit der niedrigen Kalorienzahl, und der stationäre Aufenthalt der »experimentellen Gruppe« war kürzer. Die Anzahl der Komplikationen war in beiden Gruppen vergleichbar. Beobachtungsergebnisse zum Heilungserfolg über einen längeren Zeitraum stehen noch aus (Garber et al. 2020).

Unsere eigenen Erfahrungen verweisen eher auf einen »Mittelweg«: Zum einen sind unsere Patientinnen oft jünger und bewältigen die o. g. hohen Kalorienmengen nicht, zum anderen ist es unser Ziel, dass sie normale Nahrungsmittel zu sich nehmen und sich nicht zu sehr an »Trinkpäckchen« mit Flüssignahrung gewöhnen. Wegen der definierten Kalorienmenge kommt Flüssignahrung manchen Patientinnen entgegen, sodass es für sie schwierig wird, weniger »berechenbare« Kost zu sich zu nehmen. Aber auch wir setzen in einigen Fällen hochkalorische »Trinkpäckchen« ein, wenn die Patientinnen z. B. eine hohe Kalorienmenge mit normaler Kost nicht bewältigen.

Neben einem Phosphatmangel müssen auch Elektrolytdefizite (Natrium, Kalium, Chlorid, Magnesium) ausgeschlossen und ggf. behoben werden. In der Re-Alimentationsphase kann auch ein Thiaminmangel (Vitamin B$_1$) auftreten, sodass sich bei sehr niedrigem Gewicht die Gabe von Vitamin B$_1$ empfiehlt (AWMF 2020).

Die empfohlene Gewichtszunahme pro Woche beträgt ca. 700 bis 1000 g. Patientinnen mit AN müssen dafür oft hohe Kalorienmengen zu sich nehmen, da die Gewichtszunahme zu einer verstärkten Thermogenese mit relativ hohen nächtlichen Körpertemperaturen führen kann. Dies gilt vor allem dann, wenn sich die Schilddrüsenhormonwerte normalisiert habe. Es sollte auch bedacht werden, dass der Kalorienbedarf bei restriktiver AN im Allgemeinen höher als beim Binge-/Purge-Typus und der atypischen Form ist (Marzola et al. 2013).

Wir wiegen die Patientinnen in der Mehrzahl zweimal wöchentlich, bei ausgeprägter Kachexie täglich (cave: Bildung von Ödemen), nach Erreichen des »Sportgewichtes« (10. BMI-Perzentile, s. ▶ Kap. 1.9.2) nur noch einmal pro Woche, damit die Patientinnen keine »Abhängigkeit« von der Waage entwickeln. Dabei kontrollieren wir das spezifische Uringewicht, um zu überprüfen, ob die Patientinnen vor dem Wiegen Flüssigkeit zu sich nehmen.

Bei langer Nahrungskarenz ist es den Patientinnen oft nicht möglich, selbstständig zu essen. In diesem Fall helfen wir ihnen mit einer *nasogastralen Sonde*. Dieses Vorgehen muss mit den Betroffenen vorher ausführlich besprochen werden und sollte nie »überfallmäßig« erfolgen. Nur in sehr seltenen Fällen muss damit eine »Zwangsbehandlung« einhergehen. Viele erleben die Sonde als Entlastung, da sie die Verantwortung für das Essen abgeben können und die Schuldgefühle geringer werden. Sie können sich damit frei bewegen und auch die Station stundenweise verlassen.

Auf eine *ausgeglichene Flüssigkeitszufuhr* ist zu achten. Einige Patientinnen trinken zu viel, teilweise, um das Hungergefühl zu unterdrücken; andere trinken zu wenig, weil sie eine Gewichtszunahme fürchten oder weil sie sich nach dem Trinken »aufgebläht« fühlen.

Zur Restitution einer gesunden Mischkost sollen die Patientinnen eine sogenannte »schwarze Liste« erstellen, auf der sie alle Lebensmittel aufführen, die sie sich nicht erlauben, weil sie angeblich ungesund oder zu kalorienreich sind (▶ Abb. 1.5). Im Laufe der Behandlung üben wir das Essen dieser einzelnen verbotenen Nahrungsmittel, z. B., indem die Therapeutin oder der Therapeut mit der Patientin zum Bäcker oder ins Café geht. Für die Patientinnen ist dies eine sehr große Anstrengung. Ähnlich schwierig sind auch Restaurantbesuche, die die Ökotrophologin mit unseren Patientinnen durchführt. Dabei wird z. B. das Essen von Hamburgern, Pommes frites oder Pizza geübt. Bei zwanghafter Beschränkung auf wenige Nahrungsmittel müssen die Patientinnen vor einer Zwischenmahlzeit ein Los ziehen, auf dem Snacks nach dem Zufallsprinzip aufgelistet sind.

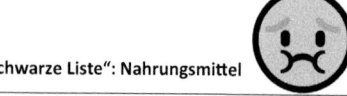

„Schwarze Liste": Nahrungsmittel

Verbotene Nahrungsmittel		Begründung
Eis	Waffeln	ungesund,
Pizza	Brot	zu viele Kalorien,
Döner	Körnerbrötchen	das Gefühl danach,
Soßen	Süßigkeiten	rufen Blähungen im
Dressing	bestelltes Essen	Magen/Bauch hervor,
Käse	Getränke mit Kalorien	Angst
Kuchen	Pudding	
Chips	Fruchtjoghurt	
Schokolade	Banane	
Gummibärchen	Tiramisu, Nachtisch	
Müsliriegel	Müsli	
Kekse	Cornflakes	
Popcorn	süße Brötchen	
Salzstangen	Milchshake	
Kakao	Donuts	
Saft	Smoothie	
Brotaufstrich/Belag	Frozen Joghurt	
Gebäck	Cappuccino, Latte	
Sachen vom Bäcker	Erdnussbutter	
Pommes	Quarkbällchen	
Burger	Nußecken	

Abb. 1.5:
Beispiel für eine »Schwarze Liste« (nach Schwarte und Herpertz-Dahlmann 2012 und Salbach et al. 2010)

Neben einem individuellen Essensplan (s. o.) empfehlen wir eine *Ernährungsberatung*, sowohl in der Gruppe als auch für die einzelne Patientin.

Bei sehr auffälligem, pathologischen Essverhalten (z. B. besonders langsames Essen, ausgeprägte Rituale, Zwänge) führen wir ein sog. *»Modellessen«* durch. Die Patientin wird beim Essen von ihrer Bezugspflege oder der Ökotrophologin begleitet, die ihr zeigt, den Brotbelag gemeinsam mit der Brotschnitte zu essen, das Obst nicht in kleinste Stückchen zu schneiden, ein Brot nicht »rund« zu essen und wieviel auf eine Gabel passt. Als mögliche Ergänzung eignen sich auch Videofeedbackverfahren. Oft wird aber die Konfrontation mit dem eigenen Essverhalten als sehr belastend erlebt. Deshalb bevorzugen wir bei den meisten Patientinnen ein persönliches Feedback durch die Mitarbeiterinnen und Mitarbeiter des Pflegedienstes.

Zielgewicht

Behandlungsziel bei der AN ist laut vieler internationaler Leitlinien ein »gesundes Körpergewicht« und das Wiedereinsetzen der Menstruation. Leider gibt es keinen wissenschaftlichen Konsens zur Definition des Zielgewichtes. Dabei kommt dem Zielgewicht eine sehr bedeutsame Rolle zu, da ein höheres Gewicht bei Entlassung mit einer besseren Prognose korreliert (Kaplan et al. 2009; Glasofer et al. 2020).

Vor dem Hintergrund zweier größerer Untersuchungen zum Zusammenhang von Zielgewicht und *Wiedereintreten der Menstruation* wird die 25. BMI-Perzentile bzw. 95 % des erwarteten Körpergewichtes vielfach als Zielgewicht definiert. Letzteres wird meistens in den USA verwendet: Das erwartete Körpergewicht entspricht dem mittleren altersadaptiertem BMI, der populationsbasierten Gewichtstabellen entnommen wird (% erwartetes Körpergewicht = gemessener BMI/mittleren altersadaptiertem BMI) (Dempfle et al. 2013; Faust et al. 2013).

Die 25. BMI-Perzentile wird auch in den Deutschen S3-Leitlinien als Zielgewicht empfohlen, die 10. BMI-Perzentile als Minimalgewicht (AWMF 2020).

Eine alternative, in jüngster Zeit aber häufiger angewandte Methode zur Bestimmung des Zielgewichtes ist die Berücksichtigung der individuellen BMI-Anamnese. Die Gewichte aus Kleinkind- und Schulkindzeit können dem gelben Untersuchungsheft entnommen werden. Zusätzlich wird der prämorbide BMI (BMI vor der ersten Gewichtsabnahme bzw. bei Aussetzen der Menstruation) sowohl bei der Patientin als auch bei den Bezugspersonen erfragt. Diese Methode hat den Vorteil, dass sie auf mehreren Messungen beruht und unabhängig von einer ggf. durch die AN stattgefundenen Wachstumsverzögerung ist. Darüber hinaus wird sie der Bestimmung des Zielgewichtes bei einerseits prämorbid sehr schlanken Individuen und andererseits Patientinnen mit atypischer AN und höherem Ausgangsgewicht eher gerecht, da dieses entsprechend niedriger bzw. höher als die 25. BMI-Perzentile liegen sollte. Bei Patientinnen mit atypischer AN und hohem prämorbiden BMI führt das Erreichen der 25. BMI-Perzentile meistens nicht zum Wiedereintritt der Menstruation, auch wenn die Akzeptanz des höheren Gewichtes diesen Patientinnen schwerfällt. Da die Menstruation nur selten während des stationären oder tagesklinischen Aufenthaltes wiedereinsetzt, bestimmen wir bei unseren Patientinnen die Gonadotropine (FSH, LH) und Östradiol, deren Anstieg prognostisch günstig ist und auf ein zeitnahes Wiedereinsetzen der Menstruation verweist, wenn die Patientin ihr Gewicht hält. Das Zielgewicht wird als *»Gewichtskorridor«* festgelegt, d. h. mit einer Spannbreite von 1 kg nach unten und oben, um die Patientinnen nicht zwanghaft auf eine bestimmte Zahl einzuengen. Außerdem definieren wir immer »volle« kg-Angaben, also 47 kg anstelle von 46,6 kg.

Eine häufig geübte Methode auf verhaltenstherapeutischer Basis ist eine sog. *Gewichtstreppe*, d. h. bestimmte erreichte Gewichtsmarken werden durch Belohnungen verstärkt (▶ Abb. 1.6).

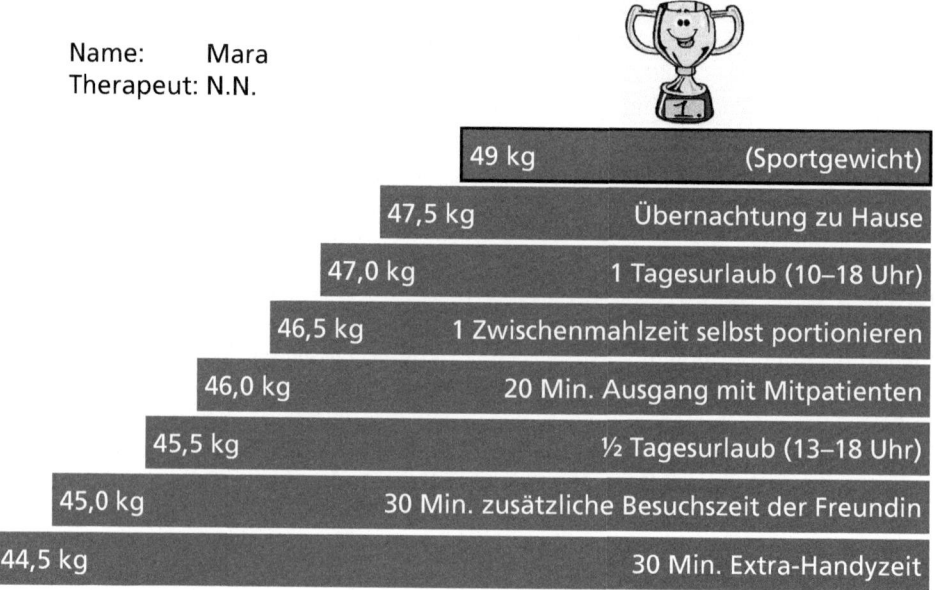

Abb. 1.6: Gewichtstreppe nach Schwarte und Herpertz-Dahlmann (2012)

In den meisten Fällen teilen wir den Patientinnen noch nicht das Zielgewicht zu Beginn der Behandlung mit, da es vielen zu diesem Zeitpunkt unerreichbar erscheint. Die Patientinnen erfahren primär das sog. »Sportgewicht« (im Allgemeinen die 10. altersadaptierte BMI-Perzentile), ab dem die Patientinnen am Gruppensport der Klinik und langsam aufbauend auch bei ihrem eigenen Sportverein wieder teilnehmen dürfen. Ist auch das Sportgewicht zu Beginn der Behandlung noch in sehr weiter Ferne, beschränken wir uns auf die ersten Stufen der Gewichtstreppe.

Bei Entlassung wird ein »Wiederaufnahmevertrag« zwischen Therapeut/-in, Patientin und Eltern geschlossen, in dem festgelegt wird, welche »Freiheiten« bei Gewichtsverlust wegfallen (z. B. Sport und Schule) und ab welchem Gewicht eine Wiederaufnahme erfolgen muss. Dieser Vertrag sollte von allen Beteiligten unterschrieben werden.

»Die Sache mit dem Gewicht ist nicht so einfach. Um ehrlich zu sein, ist es verdammt kompliziert, und ich sehe da einfach keine richtige Lösung für mich.
Meine möglichen Szenarien lassen sich in drei Kategorien einteilen:

1. mein jetziges Gewicht in einem gesunden Bereich, womit ich mich nicht wohlfühlen kann. Damit kann ich mich einfach nicht identifizieren.
2. 6 bis 8 kg weniger als jetzt, würde die Essstörung definitiv eher befriedigen, für Außenstehende sähe ich dann nur noch jünger aus, und auch das würde ich nicht wollen.
3. 10 bis 20 kg weniger wäre dann ziemlich mager, und das will ich ja auch nicht wirklich…

> Doch meine Frage ist: ›Was will ich dann?‹ Dass ich so nicht weiterkomme, macht mich verrückt, denn sonst war Abnehmen die Lösung für alles …«
> *20-jährige Patientin mit AN in Remission*

1.9.3 Medikamentöse Behandlung

Neuroleptika und Serotonin-Wiederaufnahmehemmer

In Deutschland und den USA sind zurzeit keine Medikamente zur Behandlung der AN zugelassen.

Da die Behandlung mit *Neuroleptika* bei anderen psychischen Störungen (z. B. schizophrenen Erkrankungen) vielfach mit einer Gewichtszunahme einhergeht, hatten Mediziner die Hoffnung, dass die Behandlung mit dieser Medikamentengruppe auch bei Patientinnen mit AN eine entsprechende Wirkung hätte. Mehrere Metaanalysen mit diversen Neuroleptika zeigten jedoch über alle gepoolten Daten hinweg keinen signifikanten Effekt, weder im Jugend- noch im Erwachsenenalter (z. B. Dold et al. 2015). In einer retrospektiven Krankenakten-Untersuchung von Adoleszenten war die Behandlung mit dem partiellen D_2-Agonisten Aripiprazol mit einer höheren Gewichtszunahme verbunden (Frank et al. 2017). Das nicht kontrollierte und nicht randomisierte Design der Studie erlaubt aber keine aussagekräftigen Rückschlüsse auf die Wirksamkeit der Behandlung in der Regelversorgung. Die kanadische Gruppe um Attia (Attia et al. 2019) führte mit Olanzapin eine solche Studie an 152 erwachsenen ambulanten Patientinnen durch. Die mit Olanzapin behandelte Gruppe zeigte eine geringfügig höhere, aber signifikante Gewichtszunahme als die mit Placebo behandelte Gruppe (Differenz: 0,26 BMI-Punkte). Effekte auf die Essstörungssymptomatik oder die in einer Vorstudie berichtete »Zwanghaftigkeit« fanden sich nicht.

In den S3-Leitlinien zur Behandlung von Essstörungen wird die Gabe von *Olanzapin* bei ausgeprägtem Bewegungsdrang und Einengung auf essstörungstypische Kognitionen und Verhaltensweisen in Einzelfällen empfohlen (AWMF 2020).

Wir setzen Olanzapin als individuellen Heilversuch bei Patientinnen ein, die durch diese Symptomatik stark gequält werden. In den meisten Fällen ist eine Dosis bis zu 5 mg ausreichend, nur bei ausgeprägter Symptomatik und »Kreisen« der Gedanken um Figur, Gewicht und Bewegung können auch höhere Dosen angezeigt sein. Patientinnen mit ausgeprägter Starvation leiden sehr häufig an Schlafstörungen. Hier hat sich Olanzapin ebenfalls als hilfreich erwiesen.

Nebenwirkungen wie eine Verlängerung der QT_c-Zeit und extrapyramidale Bewegungsstörungen sind zu beachten genauso wie metabolische Störungen, die vor allem bei erfolgreicher Gewichtszunahme auftreten können. Erstaunlich ist die Beobachtung, dass stark untergewichtige Patientinnen mit AN unter Olanzapin allenfalls eine sehr geringe Gewichtszunahme (s. o.) zeigen. Das ändert sich bei manchen Patientinnen, sobald sie ihr Zielgewicht erreichen. Deshalb beenden wir im Allgemeinen spätestens bei Erreichen des Zielgewichtes die neuroleptische Therapie.

Eine Therapie mit *Selektiven Serotonin-Wiederaufnahmehemmern* hat sich bei der Behandlung der AN nicht als effektiv erwiesen, da diese im Zustand des Untergewichtes vielfach nicht ausreichend wirksam ist. Nach Gewichtszunahme (z. B. nach Erreichen der 10. Altersperzentile) kann ein SSRI zur Behandlung einer komorbiden Depression oder Zwangserkrankung hilfreich sein.

Therapie zur Prophylaxe einer Osteoporose

Eine ausgedehnte Bettruhe sollte aufgrund der *Osteoporose-Gefahr* unbedingt vermieden werden. Hier ist ein bewegungstherapeutisches Programm, am besten unter Aufsicht eines Physiotherapeuten, sinnvoll. Zusätzlich sollte auf eine ausreichende Kalzium-Zufuhr (mindestens 1200 mg täglich) als auch auf eine ausreichende Substitution von Vitamin D, insbesondere bei einem häufig vorliegenden Vitamin-D-Mangel bei AN, geachtet werden.

Orale Kontrazeptiva sind kontraindiziert, weil die Östrogengabe zu einer verminderten Produktion von IGF-1 in der Leber führt. Stattdessen empfiehlt sich eine *transdermale Gabe* von *Estradiol* (Pflaster 2 x 100 µg pro Woche, Dosiergel 1,5 mg/d oder Spray 1,5–3,0 mg/d) mit zyklischer oder kontinuierlicher Progesteronapplikation (falls Menstruation nicht gewünscht, 200–300 mg tägl.) (Misra et al. 2011; NICE 2017; AWMF 2020).

Bei jüngeren Mädchen kann die Pubertät mit Hilfe von Östrogen-Pflaster oder -gel in ansteigender Dosierung eingeleitet werden. Die Zusammenarbeit mit einem pädiatrischen oder gynäkologischen Endokrinologen ist zu empfehlen.

Experimentelle Behandlung mit Metreleptin

Wie oben beschrieben (▶ Kap. 1.3.2), findet sich bei der AN ein Leptinmangel bei reduziertem Fettgewebe. Dieser ist u. a. eine biologische Erklärung für die körperliche Hyperaktivität (Exner et al. 2000). Im Rahmen einer Studie wurde drei Patientinnen, die an einer schwerwiegenden Form der AN litten, über 14 Tage die Off-label-Substanz *Metreleptin* (humanes rekombinantes Leptin) verabreicht. Körperliche Hyperaktivität und innere Unruhe, Gedankenkreisen um Essen und Gewicht sowie die Gewichtsphobie nahmen während der Behandlung bei zwei Patientinnen ab. Die depressive Verstimmung besserte sich bei allen drei Patientinnen. Ernste Nebenwirkungen traten unter intensiver klinischer Beobachtung nicht auf. Allerdings hatten sich alle drei Patientinnen verpflichtet, während dieser Zeit eine ausreichende Nahrungsmenge zu sich zu nehmen. Eine Patientin befand sich auch noch 6 Monate später in Remission, bei den beiden anderen lag wieder eine akute Symptomatik mit einem sehr niedrigen Gewicht vor (Milos et al. 2020).

1.9.4 Psychotherapie

Einzeltherapie

Die wichtigsten psychotherapeutischen Strategien bei der AN sind *Family-based Treatment (FBT)*, *Adoleszenten-fokussierte Therapie (AFT)* und *Kognitive Verhaltenstherapie (KVT)*. Da in Deutschland ausschließlich die Verhaltenstherapie zugelassen ist, liegt der Fokus auf dieser Behandlungsmethode.

Eine störungsorientierte Psychotherapie ist im Zustand einer ausgeprägten Kachexie nicht indiziert. Die Patientinnen sind so fixiert auf Gewicht, Kalorien und Bewegung, dass die Entwicklung alternativer Denk- und Handlungsmuster in diesem Stadium kaum möglich ist. Es bieten sich häufige, eher kurze Patientinnenkontakte an, bei denen es vorwiegend darum geht, die Compliance der Patientin zu fördern und sie in ihrem Gesundungswillen, der sich häufig bei jungen, nicht chronisch kranken Patientinnen findet, zu bestärken. Für schwer kranke Patientinnen ist auch Trost, Ermutigung und Vermitteln von Hoffnung wichtig. Viele von ihnen glauben, für immer krank zu bleiben und eine Gewichtszunahme nicht zu bewältigen. Im Gegensatz zu den alten DSM-IV-Kriterien (mangelnde Einsichtsfähigkeit) ist bei vielen nicht chronisch Kranken durchaus das Bewusstsein vorhanden, dass sie die Kontrolle über ihr Essverhalten und die Gewichtsabnahme verloren haben und kein altersentsprechendes Leben mehr führen können. Es hilft den Patientinnen, wenn sie merken, dass die Therapeutin oder der Therapeut Vertrauen in sie hat und sie in dieser ersten besonders schwierigen Zeit unterstützt.

Viele Patientinnen leiden auch unter ausgeprägten Schuldgefühlen, sowohl ihr eigenes Leben als auch das ihrer Familie zugrunde zu richten. Fast alle glauben, dass sie sich nicht ausreichend angestrengt haben, die Erkrankung zu bewältigen. Eine Erklärung der biologischen Ursachen und die Versicherung, dass niemand freiwillig eine so einschränkende Erkrankung hat, ist oft hilfreich. Hierbei ist – vor allem auch für junge Patientinnen – eine *Externalisierung* der Erkrankung empfehlenswert, die der FBT-Methode entnommen ist. Im Rahmen der Therapie wird die AN »personalisiert«, gegen die ein gemeinsamer Kampf von Patientin und Therapeut/-in geführt wird. Bei sehr jungen Patientinnen kann die AN durch eine negative Figur, z. B. eine Hexe oder ein Gespenst, symbolisiert werden. Fast alle Betroffenen berichten, dass sich die AN in Form einer »inneren Stimme« äußert, die ihr Ess- und Bewegungsverhalten, aber auch lustvolle Aktivitäten kommentiert und ein schlechtes Gewissen macht.

Nach einer ersten Besserung der somatischen Symptome und der Konzentrationsfähigkeit kann eine mehr problemorientierte Psychotherapie begonnen werden. Basis der kognitiven Verhaltenstherapie ist das Erarbeiten eines individuellen Störungsmodells.

Ein erster Schritt kann hierbei das Schreiben von zwei Briefen sein. Der erste Brief hat die Überschrift, »*Liebe Magersucht, Du bist meine beste Freundin, weil...*«, der zweite Brief beginnt mit »*Böse Magersucht, Du bist meine ärgste Feindin, weil...*« (Schmidt et al. 2002).

Der erste Brief macht der Therapeutin oder dem Therapeuten deutlich, welche positiven Attributionen die Patientin mit der AN verbindet.

»Liebe Magersucht,
da Du meine beste Freundin bist und sowieso alles von mir weißt, kann ich Dir auch erzählen, dass ich mir schon, seit ich 13 Jahre alt war, gewünscht habe, irgendwann einmal modeln zu können und endlich schön zu werden. Dass das ohne Dich nicht geht, musst du erkannt haben, als Du mich nach meinem USA-Aufenthalt ein wenig in die Schranken gewiesen hast. Weiblichkeit steht mir einfach nicht, da hast Du vollkommen Recht!

Mit Dir habe ich gelernt, wie stark ich eigentlich sein kann und wie viel Kontrolle ich über mich haben kann. Die anderen hatten auch plötzlich wieder Augen für mich und haben sich sogar Sorgen gemacht. Kannst Du Dir das vorstellen? Dabei hatten wir Zwei doch uns, und Du hast mir die Augen für eine ganz andere Welt geöffnet.«
17-jährige Patientin mit AN

Ein häufiges Argument »pro Magersucht« ist oft die verstärkte Zuwendung, die die Patientinnen von ihrer Familie und Gleichaltrigen durch die Erfüllung des Schlankheitsideals und die Symptome der Erkrankung erhalten (s. auch Fallbeispiel Mara). Dies ist für die typischerweise selbstunsicheren und ängstlichen Jugendlichen von großer Bedeutung, die sich nicht in der Lage sehen, aktiv um Aufmerksamkeit zu werben. Des Weiteren gibt ihnen die AN das Gefühl, ihren Körper (und ihr Leben!) kontrollieren zu können, demgegenüber sie sich oft hilflos erleben.

Aus dem zweiten Brief kann der Therapeut oder die Therapeutin Argumente aufgreifen, die gegen den Wunsch, krank zu sein, sprechen.

I Krankheitsbilder

»Böse Magersucht,
wie kaputt hast Du meinen Körper und meine Psyche gemacht. Wegen Dir habe ich meine Freunde verloren, habe mich komplett zurückgezogen und alles aufgegeben, was mir mal von Bedeutung war, wie z. B. das Gitarre spielen. Wie lange schon habe ich mir einen Freund gewünscht, und fast hätte es geklappt. Du hast es kaputt gemacht. Meine Mutter weinte fast jeden Tag, und meine Eltern haben jeden Abend Streit. Die Stimmung hat einen Tiefpunkt erreicht. Wegen Dir bin ich nur noch kraftlos und konnte die einfachsten Dinge wie Treppensteigen, Rennen oder ähnliches nicht mehr bewältigen. Du hast es soweit kommen lassen.«
15-jährige Patientin mit AN

Es empfiehlt sich, die Patientinnen die körperlichen und psychischen Konsequenzen des Hungerzustandes auflisten zu lassen (▶ Abb. 1.7).

Schreibe bitte auf, welche Effekte der Magersucht Du an Deinem Körper und auf Deine Psyche beobachtet hast!

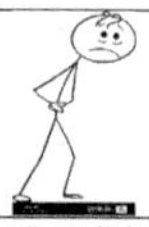 Körperlich	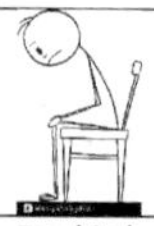 Psychisch
Kälte	schlechte Laune
Schwindel	Sport ist zur Pflicht/Zwang geworden
Schwäche	Stimmungsschwankungen
langsamer Herzschlag	leichte Reizbarkeit
Verletzungen heilen nicht	extreme Emotionen
Kopfschmerzen	viel Wut
Konzentrationsprobleme	Rituale
Aufmerksamkeitsprobleme	viel geweint
keine Menstruation	emotionale Leere
ständige Schmerzen	Kraftlosigkeit
mehr blaue Flecken	Stress
Gewichtsverlust	schlechte Gedanken (generell, bezüglich Essen)
keine/schlechte/schmerzhafte/unangenehme Verdauung	Selbsthass
Haarausfall	Hass auf alle Anderen
evtl. Unfruchtbarkeit	Erschöpfung
Unverträglichkeiten/Sensibilitäten	Wunsch zu sterben
	keine „spaßigen" Sachen mehr möglich
	kein normales Leben mehr
	viel Streit
	nicht zuhause
	nur mit Essen/Kalorien/Sport beschäftigt
	Lebensumstellung
	lebenslanger Kampf/Gefahr
	Probleme mit Schule
	kein Genuss (Essen/Ausflüge/Unternehmungen)

Abb. 1.7: Körperliche und psychische Folgeschäden der AN als Auflistung durch eine Patientin (nach Salbach-Andrae et al. 2010)

Hilfreich ist auch die Erstellung einer Zielliste, um Probleme zu identifizieren und Lösungen zu suchen. In einem weiteren Schritt werden die Komponenten des individuellen Störungsmodells idealerweise gemeinsam von Patientin, Eltern und Therapeut/-in erarbeitet. Dies kann im Rahmen einer Mindmap, bei der die Patientin die aus ihrer Sicht unterschiedlichen ursächlichen und aufrechterhaltenen Faktoren ungeordnet zusammenführt oder strukturiert nach den unterschiedlichen Entstehungskomponenten erfolgen. Hierbei werden individuelle essstörungsspezifische (biologische, umwelt- und kulturell bedingte, familiäre und persönliche) Faktoren sowie fixierte kognitive Schemata aufgeführt (▶ Abb. 1.8).

Das individuelle Störungsmodell ist für die Entwicklung des Therapieplans und der Therapieziele von großer Wichtigkeit.

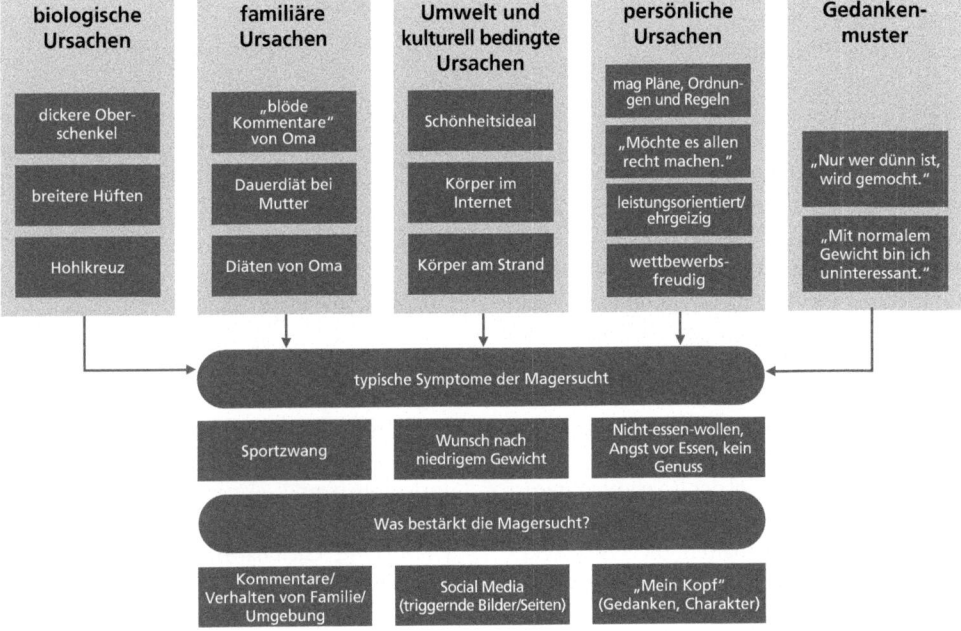

Abb. 1.8: Beispiel für ein Störungsmodell nach Legenbauer und Vocks (2006)

In Form eines sokratischen Dialogs soll die Patientin ihre fixierten Annahmen zu Figur und Gewicht hinterfragen. Automatische Gedanken und Denkschemata wie das Schlankheitsideal (»Nur dünne Menschen werden gemocht«), das Körperbild (»Ich bin viel fetter als meine Freundinnen…«), aber auch ein extremes Leistungsstreben sollen mit Pro- und Kontra-Argumenten infrage gestellt werden. Hierzu eignet sich auch die Methode des »Inneren Kritikers« (Salbach-Andrae et al. 2010), bei der die selbstkritischen und ängstlichen versus selbstsicheren Gedanken personifiziert werden:

> »Na dann, werfen wir einen Blick in meinen Kopf. Es geht um das Lernen für die Schule. Der »innere Kritiker« meldet sich zu Wort. »Wenn wir jetzt nichts für die Schule tun und dann irgendwann wieder bewertet werden, dann kommen wir niemals hinterher und sind nicht so gut in der Schule wie zuvor. Alle anderen Schüler machen viel mehr als wir, und viele

sind schlauer, also müssten wir uns eigentlich umso mehr reinhängen«. – »Oh nein, stimmt, wieso sitzen wir nicht gerade am Schreibtisch und lernen? Oh nein, oh nein, oh nein, wir werden alles versauen!«, schreit der Ängstliche, während er panisch durchs Bild läuft. Die Teamleiterin übernimmt die Kontrolle: »Jetzt beruhigen wir uns mal. Kritiker, ich kann mich in deine Lage gut hineinversetzen.« Der Kritiker rümpft die Nase. Die Teamleiterin fixiert ihn: »Aber wir haben einen feststehenden Deal. Wir werden wegen des langen Fehlens in der Schule nicht bewertet. Und natürlich können die anderen Schüler mehr machen und haben in der Vergangenheit mehr gemacht, aber wir konnten auch nicht die Schule besuchen, und das aus gutem Grund. Außerdem waren wir schon immer gut in der Schule. Warum sollen wir es im nächsten Schuljahr nicht schaffen? Und hör bitte auf, die Anderen hier mit deinen Aussagen zu verunsichern!«.

Ich bin verwirrt. Mir geht es etwas besser als vorher, obwohl ich nichts wirklich dafür gemacht habe.«
16-jährige Patientin mit AN

Wichtig in der Therapie ist auch, dass die Patientinnen lernen, Konflikte auszutragen und ihre Meinung zu sagen. Sie befürchten meist, dass eine eigene konträre Meinung zu einem Beziehungsabbruch und Gruppenausschluss führt. Hierbei können Rollenspiele und eine Überprüfung in der Realität, z. B. am Wochenende, aber auch mit den Betreuern auf Station, helfen. Oft empfiehlt es sich, Freund/-innen und Gleichaltrige in die Klinik einzuladen und die Befürchtungen der Patientin mit ihnen anzusprechen.

Grundsätzliches Ziel der Psychotherapie ist die Identifikation von äußeren Faktoren und individuellen Eigenschaften, die aus subjektiver Sicht der Patienten zu der AN geführt haben. Hieraus resultiert die Entwicklung von Vermeidungs- (»Stress«, Überforderung, Konfrontation mit untergewichtigen Models), Bewältigungs- (»negative Erfahrungen« und Lebensereignisse), Konfliktlöse- und Behauptungsstrategien (Familie, Freundeskreis, Schule), die zusammen genommen einen Rückfall verhindern sollen.

Gruppentherapie

Die Gruppentherapie ist ein wichtiger Baustein bei der ambulanten und stationären Psychotherapie. Hier können gewichts- und figurbezogene Ängste, Probleme mit Selbstunsicherheit und -akzeptanz, Befürchtungen vor der Rückkehr in den Alltag (Angst vor der Schule) mit Gleichaltrigen und einem/r erfahrenen Therapeut/-in diskutiert werden. Hilfreich sind u. E. unterschiedliche Krankheitsstadien der Teilnehmenden, sodass die Patientin zu Beginn der Therapie von Fortgeschrittenen lernen kann.

1.10 Eltern-/Angehörigenarbeit

Während die Eltern noch vor 20 Jahren als Mitverursacher der Erkrankung angesehen wurden (»Patientin als Symptomträger«), geht man heute davon aus, dass die Eltern bzw. die Bezugspersonen die wichtigsten Ko-Therapeuten sind. Fast alle nationalen und internationalen Leitlinien weisen darauf hin, wie bedeutsam die Einbeziehung der Eltern in die Behandlung ist (AWMF 2020). Dies erfolgt meistens auf mehrfache Weise:

1.10.1 Psychoedukation

Die Psychoedukation der Eltern spielt eine wichtige Rolle bei der Behandlung der AN, da viele Eltern die Erkrankung ihrer Tochter schuldhaft erleben oder ihr Kind für die damit verbundenen Konflikte in der Familie verantwortlich machen. Eine Zunahme des Wissens über medizinische Zusammenhänge, insbesondere über die biologischen Folgen der Starvation, mildert die Versagensgefühle der Eltern und der Patientin. Die Eltern lernen, zwischen ihrem Kind und der Krankheit zu unterscheiden. Dies kann sogar die Prognose der Erkrankung verbessern, da ein hohes Maß an kritischen Kommentaren (»high-expressed emotions«) mit einem schlechteren Heilungserfolg korreliert (Schwarte et al. 2017). Neben der Entlastung der Eltern erleichtert die Psychoedukation auch die Zusammenarbeit zwischen der Klinik (oder den Therapeut/-innen) und den Eltern, da die Arbeitsweise der Institution (der Therapeut/-innen) transparenter und der Zweck einzelner Maßnahmen verständlicher wird. Das Programm (siehe Kasten) erstreckt sich auf 5 bis 6 Sitzungen, die in Handouts zusammengefasst werden. Die Teilnahme wird von vielen Bezugspersonen in allen Behandlungssettings (ambulant, teil- und vollstationär) als hilfreich erlebt (s. a. Holtkamp et al. 2005; Nicholls and Yi 2012).

Gruppenpsychoedukation für Eltern essgestörter Patientinnen – Programm der Sitzungen

1. Termin
   - Definition und Häufigkeit von Essstörungen, insbesondere der AN
   - Symptome/aktueller Stand der Forschung
   - charakteristische Merkmale und Verhaltensweisen
   - körperliche und psychische Folgen des Hungerns
   - akute und langfristige Folgeschäden
   - Auswirkungen auf die Familie und Freund/-innen
   - biologische und soziokulturelle Ursachen von Essstörungen/aktueller Stand der Forschung
2. Termin
   - Behandlungskonzept (Warum – wann – welche Maßnahme?) – das Aachener Modell
   - Erklärung der wichtigsten Säulen der essstörungsspezifischen Therapie und ihrer Bestandteile
   - Behandlungsmodalitäten (ambulant/stationär/Tageklinik/Home Treatment)
   - Voraussetzungen für ein konstruktives Behandlungsbündnis
3. Termin
   - Ernährungstherapie
   - Bedeutung der Gewichtsnormalisierung (warum – wie – welche Maßnahme?)
   - ernährungstherapeutische Bausteine
   - Bedeutung der Übung des Essens
   - Darstellung von Ernährungsplänen
   - Welche Nahrungsmittel sind notwendig? (nicht nur gesunde…!)
   - Stabilisierung des Zielgewichtes
   - Wichtige Aufgaben der Eltern
4. Termin
   - notwendige Maßnahmen zur Vorbereitung auf die Entlassung

- Rückfallprophylaxe
- Wiederaufnahmevertrag
- Professionen und deren Aufgaben bei der ambulanten Weiterbehandlung
- Arzt/Ärztin (Kinder- und Jugendpsychiater/in, Kinderarzt/-ärztin, Gynäkologe/in)
- Kinder- und Jugendlichenpsychotherapeut/in
- Jugendhilfe
- Eltern/Sorgeberechtigte
- Klärung offener Fragen
5. Termin
   - Treffen und Austausch der Eltern/Bezugspersonen (ohne Personal der Klinik)
   - Information über Elternselbsthilfegruppen

Besuche der Patientinnen zuhause werden in unserer Klinik früh »erlaubt«, um die Familie intensiv in die Behandlung einzubeziehen. Dabei gilt für die Patientinnen (und das Team) der Merksatz, dass es von geringem Nutzen ist, wenn die Betroffenen das Essen in der Klinik bewältigen, nicht aber zuhause.

1.10.2 Eltern- und Familiengespräche

Neben der Elterngruppe werden individuelle Elterngespräche geführt. In diesen Gesprächen erfolgt die Information über die speziellen Probleme und Fortschritte des eigenen Kindes. Wir fragen die Eltern nach ihrer Hypothese zu der Entstehung der Essstörung; später berichten sie über den Ablauf der Wochenenden, die Konflikte und Verhaltensweisen, die sie mit und bei ihrem Kind erleben. In den Elterngesprächen ist auch immer Raum für eigene Probleme der Eltern, z. B. eine vorausgegangene oder gegenwärtige psychische Erkrankung, insbesondere eine Essstörung, und Paarkonflikte. Die Gespräche mit den Eltern geben oft wertvolle Hinweise für die Behandlung des Kindes. In den Familiengesprächen versuchen Eltern und Kind mit Hilfe der Moderation eines/-r Therapeut/-in, gemeinsam Lösungsstrategien für Konflikte in der Familie, die meist Probleme mit dem Essen und Autonomiebestrebungen der Adoleszenten betreffen, zu entwickeln.

1.10.3 Familienbasierte Therapie (FBT)

Im Gegensatz zu den anderen psychotherapeutischen Verfahren zur Behandlung der AN im Kindes- und Jugendalter liegen für die familienbasierte Therapie kontrollierte Studien vor. Das Konzept wurde am Maudsley-Hospital in London entwickelt und basiert auf einer Studie von Russell et al. (1987) einschließlich einer 5-Jahres-Katamnese, in der beobachtet wurde, dass adoleszente, nicht chronisch kranke AN-Patientinnen von einer familienorientierten Behandlung mehr profitieren als von einer einzeltherapeutischen. Diese Therapieform wurde von der Gruppe um James Lock und Danielle Le Grange in den USA weiterentwickelt (z. B. Lock et al. 2010) und wird mittlerweile in vielen Ländern durchgeführt. Inhalt der meisten Studien sind ambulante Behandlungen, bei denen die Eltern wesentliche »ko-therapeutische« Funktionen übernehmen. Schwerpunkte der Behandlung sind die Gewichtsrehabilitation und die Reintegration der Patientinnen in ein altersentsprechendes soziales Leben und Übernahme von Selbstkontrolle und -verantwortung. Die FBT wird durch drei aufeinander folgende Phasen definiert: In der 1. Phase mit wöchentlichen Sitzungen kontrollieren die Eltern die Nahrungsaufnahme, die Intensität und Menge der körperlichen Bewegung und die Gewichtszunahme. Die 2. Phase beginnt, wenn das Gewicht des der Tochter nicht mehr in einem medizinisch kritischen Bereich liegt und sie beginnt, sich von den ego-syntonen Symptomen der Essstörung zu distanzieren. Der Adoleszenten wird zunehmend mehr Verantwortung übertragen, und die Eltern nehmen ihre Interventionen entsprechend den Fortschritten der Patient zurück. Diese Phase dauert ungefähr 2 bis 3 Monate. Mit dem Erreichen eines gesunden Gewichtes und der Normalisierung des Bewegungsverhaltens beginnt die 3. Phase, in der die zunehmende Autonomie der Adoleszenten und eine Rückfallprophylaxe im Zentrum der Therapie steht (Cooper et al. 2019). FBT kann sowohl in getrennten Sitzungen für die Adoleszenten und die Eltern als auch in Form gemeinsamer Gespräche durchgeführt werden (Hughes et al. 2014). Auch die Dauer der Behandlung scheint keinen bedeutenden Einfluss auf den Heilungserfolg zu nehmen.

In jüngster Zeit wird die sog. »*Multifamilientherapie*« auf der Basis gemeinsamer Sitzungen von mehreren Familien im Vergleich zur Therapie mit der Einzelfamilie mit guten Ergebnissen durchgeführt (Eisler et al. 2016).

Die FBT sucht nicht nach »Symptomträgern« oder Schuldigen, sondern nach praktikablen Lösungsstrategien. Im Gegensatz zu anderen Therapien, die den Einfluss der Eltern reduzieren wollen, kommt ihnen hier die wesentliche Rolle für die Gesundung der Tochter zu. Die Essstörung wird externalisiert, sodass sie zum gemeinsamen Feind von Patientin und Eltern erklärt werden kann.

Viele therapeutische Vorgehensweisen haben von den FBT-Prinzipien profitiert, z. B. auch das oben beschriebene Home treatment. Der Erfolg von FBT beruht u. a. auf dem Fokus der Gewichtsnormalisierung, die eine hohe prognostische Bedeutung hat. Trotzdem profitieren nicht alle Patientinnen von FBT, und die Rückfallrate unterscheidet sich wenig von der anderer Therapieformen (z. B. Le Grange et al. 2014). Allerdings ist FBT in der wissenschaftlichen Literatur sehr prominent, und Vergleichsstudien mit anderen Therapieformen sind praktisch nicht vorhanden. Erst in jüngster Zeit wurde eine offene, nicht randomisierte Studie zum Vergleich von KVT und FBT bei Jugendlichen publiziert, die keine bedeutsamen Unterschiede im Heilungserfolg nachweisen konnte (Le Grange et al. 2020). Obwohl FBT von den S3-Leitlinien für Kinder und Jugendliche empfohlen wird (AWMF 2020), ist sie nicht als Richtlinienverfahren anerkannt.

1.11 Wirksamkeit und prognostische Faktoren

Auf die Wirksamkeit der einzelnen Therapieverfahren wurde bereits in den jeweiligen Abschnitten eingegangen.

Empirisch gesicherte Faktoren zum Verlauf und Heilungserfolg bei der AN sind das Alter bei Beginn der Essstörung und die Dauer der Erkrankung (Fichter et al. 2017).

Vergleichende Untersuchungen zum Krankheitsbeginn bei AN im Kindes-, Jugend- und Erwachsenenalter machen deutlich, dass eine Erkrankung mit Beginn im *Kindesalter* die schlechteste Prognose von allen drei Gruppen aufweist: Kinder hatten im Krankheitsverlauf den niedrigsten altersentsprechenden BMI, die längsten Krankheitsepisoden, mehr negative Lebensereignisse, das schlechteste erreichte Bildungsniveau und die größte Anzahl komorbider psychischer Erkrankungen. Außerdem lebten die ehemals kindlichen Patientinnen häufiger ohne Partner/-in als die beiden anderen Gruppen. Damit unterscheidet sich die *kindliche AN* prognostisch von der adoleszenten Form (Grilo und Udo 2021; Herpertz-Dahlmann et al. 2018). Eine Erklärung könnte sein, dass die genetische Belastung bei der kindlichen AN höher als bei der adoleszenten Form ist, wie es auch von anderen psychischen Erkrankungen mit frühem Krankheitsbeginn bekannt ist. Frühe Starvationsprozesse sind außerdem möglicherweise mit gravierenderen Konsequenzen für die Hirnentwicklung verbunden; darüber hinaus begünstigen häufige Hospitalisationen im Kindesalter wahrscheinlich sozio-emotionale Entwicklungsdefizite (Herpertz-Dahlmann et al. 2018; Herpertz-Dahlmann und Dahmen 2019).

Eine Erkrankung im *Jugendalter* hat hingegen eine bessere Prognose als ein Beginn im *Erwachsenenalter* (Fichter et al. 2017). Positive prognostische Faktoren sind eine kürzere Krankheitsdauer sowie ein höherer BMI bei Aufnahme und Entlassung; ein sehr niedriger Aufnahme-BMI (≤ 13), eine lange Krankheitsdauer sowie der bulimische Typ der AN sprechen eher für einen negativen Verlauf (Hebebrand et al. 1997; Fichter et al. 2017). In einer schwedischen Katamnesestudie über 30 Jahre zur jugendlichen AN dauerte die Erkrankung durchschnittlich 10 Jahre (Dobrescu et al. 2020)!

1.12 Störungsspezifische Prävention und Wirksamkeit

Auf Maßnahmen zur internet- und schulbasierten Prävention wird in (▶ Kap. 9) und (▶ Kap. 10) von Bauer et al. und Berger ausführlich eingegangen. Primärprävention bei AN sollte nicht als Frontalveranstaltung durch »Experten« – wie leider immer noch oft in Schulen üblich – durchgeführt werden, sondern auf der Basis der Dissonanz-Theorie, bei der die Adoleszente in der Peergroup lernt, zum Schlankheitsideal und ihren Schlankheitsbestrebungen eine kritische Distanz aufzubauen. Die Parameter »Unzufriedenheit mit dem eigenen Körper«, »Diäthalten« und »Identifikation mit dem Schlankheitsideal« sagen allerdings sehr viel schlechter den Beginn einer AN als den Beginn von BN und BES voraus (Stice et al. 2017). Aufgrund der wohl stärkeren biologischen/genetischen Komponente bei der AN ist wahrscheinlich eine Konzentration der Prävention auf Risikogruppen sinnvoll, z. B. auf Kinder oder Jugendliche mit einem niedrigen BMI und ängstlich-depressiven Symptomen sowie auf Kinder von Eltern mit einer gegenwärtigen oder vorausgegangenen Essstörung (Stice et al. 2019).

1.13 Versorgungsaspekte

Auf der Basis der Daten von 258 an Universitätskliniken und Krankenhäusern der Maximalversorgung stationär behandelten kindlichen und jugendlichen Patientinnen, die in den Jahren 2015 und 2016 in das deutsche Anorexia-Nervosa-Register aufgenommen wurden, beträgt der Zeitraum bis zu einer Erstvorstellung bei einer Ärztin oder einem Arzt ca.

6 Monate. Zum Zeitpunkt der stationären Aufnahme waren die Patientinnen bereits ca. 9 Monate erkrankt (Bühren et al. 2017). Wenn man berücksichtigt, dass die Zeitdauer bis zum Auftreten neuroprogressiver Veränderungen nach bisherigen Erkenntnissen ungefähr 36 Monate beträgt, ist der Zeitraum bis zur Aufnahme einer speziellen Behandlung zu lang. Außerdem stellen viele Haus- und Kinderärzt/-innen die Diagnose einer AN immer noch viel zu spät. In England wurde durch den nationalen Gesundheitsdienst (National Health Service, NHS) im Jahr 2015 ein Programm für jugendliche essgestörte Patientinnen etabliert, auf dessen Basis Ende des Jahres 2019 90 % der jugendlichen Patientinnen innerhalb von 4 Wochen eine störungsspezifische Behandlung erhielten. Davon ist Deutschland leider noch weit entfernt, obwohl mittlerweile nachgewiesen werden konnte, dass ein früher Behandlungsbeginn die Prognose der AN deutlich verbessert (Austin et al. 2021).

1.14 Ausblick

Es war ein Meilenstein in der Geschichte der Forschung zur AN, die Familie der Patientinnen nicht mehr als Verursacher der Essstörung verantwortlich zu machen. Stattdessen öffnete sich die Forschung biologischen Aspekten wie der Genetik, den Störungen des Metabolismus und den Erkenntnissen der zerebralen Bildgebung. Es ist davon auszugehen, dass die Wissenschaft auf diesem Wege fortschreitet und sich hierdurch neue Behandlungsmethoden eröffnet werden. Möglicherweise wird sich der Inhalt dieses Kapitels in einer Dekade überholt haben, wenn zusätzliche und möglicherweise effektivere Behandlungsstrategien entwickelt worden sind. Trotzdem werden die Patientinnen auch dann noch intensiven Rat und Unterstützung durch ihre Therapeutinnen und Therapeuten brauchen, um sich auf den mühsamen Weg der Krankheitsbewältigung zu begeben.

»Mit dem Gesundwerden ist es wie mit den Spuren im Schnee, wenn es geschneit hat. Durch die Essstörung hat man sichere Schritte in den Schnee gesetzt, sodass eine Spur entstanden ist, die für mich trotz des ganzen Schnees leicht zu erkennen war. Ich bin die ganze Zeit dieser Spur gefolgt, weil sie mir am sichersten vorkam. Kein Schritt war unbekannt oder mühselig, denn es war eben ein bekannter Weg durch das Schneegestöber. Wenn ich mich jetzt dazu entscheide, einen anderen Weg als die Essstörung zu nehmen, ist jeder Schritt wieder neu und ungewohnt. Man selbst sieht nicht genau das Ende, und ich habe Angst, weiter zu gehen, weil ich nicht weiß, was mich beim Gesundwerden erwartet. Die Therapie hat mir mit jedem Gespräch ein Stück mehr von neuen Spuren im Schnee gezeigt.«
16-jährige Patientin mit AN

Literatur

Arbeitsgemeinschaft der Wissenschaftlichen Medizinischen Fachgesellschaften (AWMF) (2020) Gemeinsame S3-Leitlinie »Diagnostik und Therapie der Essstörungen«. (https://www.awmf.org/uploads/tx_szleitlinien/051-026l_S3_Essstoerung-Diagnostik-Therapie_2020-03.pdf, Zugriff am 24.07.21).

Arcelus J (2011) Mortality rates in patients with anorexia nervosa and other eating disorders: a meta-analysis of 36 Studies. Arch Gen Psychiatry 68: 724–731.

Attia E, Steinglass, JE, Walsh BT et al. (2019) Olanzapine versus placebo in adult outpatients with anorexia nervosa: a randomized clinical trial. Am J Psychiatry 176: 449–456.

Austin A, Flynn M, Richards K et al. (2021) Duration of untreated eating disorder and relationship to outcomes: A systematic review of the literature. Eur Eat Disord Rev 29: 329–345.

Bould H, Noonan K, Penton-Voak I et al. (2020) Does repeatedly viewing overweight versus underweight images change perception of and satisfaction with own body size? R Soc Open Sci 7: 190704.

Brodrick BB, Jacobs MA, McAdams CJ (2020) Psychosis in anorexia nervosa: A case report and review of the literature. Psychosomatics 61: 181–187.

Bühren K, Schwarte R, Fluck F et al. (2014). Comorbid psychiatric disorders in female adolescents with first-onset anorexia nervosa. Eur Eat Disord Rev 22: 39–44.

Bühren K, Herpertz-Dahlmann B, Dempfle A et al. (2017) First sociodemographic, pretreatment and clinical data from a german Web-based registry for child and adolescent anorexia nervosa. Z Kinder Jugendpsychiatr Psychother 45: 393–400.

Bulik CM, Flatt R, Abbaspour A et al. (2019) Reconceptualizing anorexia nervosa. Psychiatry Clin Neurosci 73: 518–525.

Calzo JP, Turner BC, Marro R et al. (2019) Alcohol use and disordered eating in a US sample of heterosexual and sexual minority adolescents. J Am Acad Child Adolesc Psychiatry 58: 200–210.

Cederlöf M, Thornton LM, Baker J et al. (2015) Etiological overlap between obsessive-compulsive disorder and anorexia nervosa: a longitudinal cohort, multigenerational family and twin study. World Psychiatry 14: 333–338.

Clavel T, Hörmannsperger G (2017) Darmmikrobiom des Menschen: Status quo und Perspektiven. Pädiatrie up2date 12: 335–349.

Chu HT, Christensen BK, Zipursky RB et al. (2008) Cognitive function and brain structure in females with a history of adolescent-onset anorexia nervosa. Pediatrics 122: e426–437.

Cooper AR, Jennings AF, Loeb KL et al. (2019) Family-based treatment for adolescent eating disorders. In Hebebrand J, Herpertz-Dahlmann B (Eds) Eating disorders and obesity in children and adolescents. St. Louis: Elsevier. pp. 117–122.

Dalton B, Leppanen J, Campbell IC et al. (2020) A longitudinal analysis of cytokines in anorexia nervosa. Brain Behav Immun 85: 88–95.

Darcy AM, Doyle AC, Lock J et al. (2012) The Eating Disorders Examination in adolescent males with anorexia nervosa: how does it compare to adolescent females? Int J Eat Disord 45: 110–114.

Dempfle A, Herpertz-Dahlmann B, Timmesfeld N et al. (2013) Predictors of the resumption of menses in adolescent anorexia nervosa. BMC Psychiatry 13: 308.

Dinkler L, Taylor MJ, Råstam M et al. (2021) Anorexia nervosa and autism: a prospective twin cohort study. J Child Psychol Psychiatry 62: 316–326.

Dobrescu SR, Dinkler L, Gillberg C et al. (2020) Anorexia nervosa: 30-year outcome. Br J Psychiatry 216. 97–104.

Dold M, Aigner M, Klabunde M et al. (2015) Second-generation antipsychotic drugs in anorexia nervosa: A meta-analysis of randomized controlled trials. Psychother Psychosom 84: 110–116.

Drakes DH, Fawcett EJ, Rose JP et al. (2021) Comorbid obsessive-compulsive disorder in individuals with eating disorders: An epidemiological meta-analysis. J Psychiatr Res 141: 176–191.

Eddy KT et al. (2017) Recovery from anorexia nervosa and bulimia nervosa at 22-year follow-up. J Clin Psychiatry 78: 184–189.

Eisler I, Simic M, Hodsoll J et al. (2016) A pragmatic randomised multi-centre trial of multifamily and single family therapy for adolescent anorexia nervosa. BMC Psychiatry 16: 422.

Engelhardt C, Föcker M, Bühren K. et al. (2021) Age dependency of body mass index distribution in childhood and adolescent inpatients with anorexia nervosa with a focus on DSM-5 and ICD-11 weight criteria and severity specifiers. Eur Child Adolesc Psychiatry 30: 1081–1094.

Erskine HE, Whiteford HA, Pike KM (2016) The global burden of eating disorders. Current Opinion in Psychiatry 29: 346–353.

Exner C, Hebebrand J, Remschmidt H et al. (2000) Leptin suppresses semi-starvation induced hyperactivity in rats: implications for anorexia nervosa. Mol Psychiatry 5: 476–481.

Faust JP, Goldschmidt AB, Anderson KE et al. (2013) Resumption of menses in anorexia nervosa during a course of family-based treatment. J Eat Disord 1 doi: 10.1186/2050-2974-1-12.

Fetissov SO, Hökfelt T (2019) On the origin of eating disorders: altered signaling between gut microbiota, adaptive immunity and the brain melanocortin system regulating feeding behavior. Curr Opin Pharmacol 48: 82–91.

Fichter MM, Quadflieg N (2016) Mortality in eating disorders – results of a large prospective clinical longitudinal study. Int J Eat Disord 49: 391–401.

Fichter MM, Quadflieg N, Crosby RD et al. (2017) Long-term outcome of anorexia nervosa: Results from a large clinical longitudinal study. Int J Eat Disord 50: 1018–1030.

Frank GK, Shott ME, Hagman JO et al. (2017) The partial dopamine D2 receptor agonist aripiprazole is associated with weight gain in adolescent anorexia nervosa. Int J Eat Disord 50: 447–450.

Friedman K, Ramirez AL, Murray SB et al. (2016) A narrative review of outcome studies for residential and partial hospital-based treatment of eating disorders. Eur Eat Disord Rev 24: 263–276.

Garber AK, Cheng J, Accurso EC et al. (2019) Weight loss and illness severity in adolescents with atypical anorexia nervosa. Pediatrics 144: e20192339.

Garber AK, Cheng J, Accurso EC et al. (2020) Short-term outcomes of the study of refeeding to optimize inpatient gains for patients with anorexia nervosa: A multicenter randomized clinical trial. JAMA Pediatr 175: 19–27

Glasofer DR, Muratore AF, Attia E et al. (2020) Predictors of illness course and health maintenance following inpatient treatment among patients with anorexia nervosa. J Eat Disord 8: 69.

Godart N, Berthoz S, Perdereau F et al. (2006) Comorbidity of anxiety with eating disorders and OCD. Am J Psych 163: 326.

Götz M, Mendel C. (2015) Der Gedanke, »zu dick zu sein«, und Germany's Next Topmodel. Eine repräsentative Studie mit 6- bis 19-Jährigen. Television 28/2015/1: 54–57

Gradl-Dietsch G, Herpertz-Dahlmann B, Degenhardt F et al. (2020) Feeding and eating disorders in ICD-11. Z Kinder Jugendpsychiatr Psychother 49: 443–452

Grilo CM, Udo T (2021) Examining the significance of age of onset in persons with lifetime anorexia nervosa: Comparing child, adolescent, and emerging adult onsets in nationally representative U.S. study. Int J Eat Disord 54: 1632–1640.

Guarda AS, Pinto AM, Coughlin JW et al. (2007) Perceived coercion and change in perceived need for admission in patients hospitalized for eating disorders. Am J Psychiatry 164: 108–114.

Gull W (1888) Anorexia nervosa. The Lancet 1888: S. 516.

Hata T, Miyata N, Takakura S et al. (2019) The gut microbiome derived from anorexia nervosa patients impairs weight gain and behavioral performance in female mice. Endocrinology 160: 2441–2452.

Hebebrand J, Henninghausen K, Nau S et al. (1997) Low body weight in male children and adolescents with schizoid personality disorder or Asperger's disorder. Acta Psychiatr Scand 96: 64–67.

Hedman A, Breithaupt L, Hübel C et al. (2019) Bidirectional relationship between eating disorders and autoimmune diseases. J Child Psychol Psychiatry 60: 803–812.

Herpertz S, de Zwaan M, Zipfel S (Hrsg.) Handbuch Essstörungen und Adipositas. 3. Aufl. Berlin, Heidelberg: Springer-Verlag, im Druck

Herpertz-Dahlmann B, Schwarte R, Krei M et al. (2014) Day-patient treatment after short inpatient care versus continued inpatient treatment in adolescents with anorexia nervosa (ANDI): a multicentre, randomised, open-label, non-inferiority trial. Lancet 383: 1222–1229.

Herpertz-Dahlmann B, Dempfle A. (2016) Treatment setting matters – an evaluation of prognostic factors for outcome in adolescent AN. Vortrag anlässlich 22nd meeting of the Eating Disorder Research Society, New York.

Herpertz-Dahlmann B, Dempfle A, Egberts KM et al. (2018) Outcome of childhood anorexia nervosa – The results of a five-to ten-year follow-up study. Int J Eat Disord 51: 295–304.

Herpertz-Dahlmann B, Dahmen B, (2019) Children in need – diagnostics, epidemiology, treatment and outcome of early onset anorexia nervosa. Nutrients 11: 1932.

Herpertz-Dahlmann B, Seitz J (2019) Zur Interaktion von Darm und Gehirn. RWTH Themen. Pressestelle@rwth-aachen.de

Herpertz-Dahlmann B (2019) Adolescent eating disorders – definition, symptomatology and comorbidity. In Hebebrand J, Herpertz-Dahlmann B (Eds) Eating disorders and obesity in children and adolescents. St. Louis: Elsevier. p. 39–46.

Herpertz-Dahlmann B (2021a). Intensive treatments in adolescent anorexia nervosa. Nutrients 13: 1265.

Herpertz-Dahlmann B, Borzikowsky C, Altdorf S et al. (2021b) »Therapists in action« – Home treatment in adolescent anorexia nervosa: A stepped care approach to shorten inpatient treatment. Eur Eat Disord Rev. 29: 427–442.

Herpertz-Dahlmann B, Bonin E, Dahmen B (2021c) Can you find the right support for children, adolescents and young adults with anorexia nervosa: Access to age-appropriate care systems in various healthcare systems. Eur Eat Disord Rev 29: 316–328.

Hirtz R, Zheng Y, Rajcsanyi LS et al. (2021) Genetic analyses of complex phenotypes through the example of anorexia nervosa and bodyweight regulation [Ebenen der genetischen Analyse komplexer Phänotypen am Beispiel der Anorexia nervosa und der Varianz des Körpergewichts]. Z Kinder Jugendpsychiatr Psychother. Online ahead of print. 10.1024/1422-4917/a000829

Holland J, Hall N, Yeates DGR et al. (2016) Trends in hospital admission rates for anorexia nervosa in Oxford (1968-2011) and England (1990-2011): database studies. J R Soc Med 109: 59–66.

Holtkamp K, Herpertz-Dahlmann B, Vloet T et al. (2005) Group psychoeducation for parents of adolescents with eating disorders: the Aachen program. Eat Disord 13: 381–390.

Hughes EK, Le Grange D, Court A et al. (2014) Implementation of family-based treatment for adolescents with anorexia nervosa. J Pediatr Health Care 28: 322–330.

Jacobi C, Fittig E, Bryson SW et al. (2011) Who is really at risk? Identifying risk factors for subthreshold and full syndrome eating disorders in a high-risk sample. Psychol Med 41: 1939–1949.

Jaite C, Bühren K, Dahmen B et al. (2019) Clinical characteristics of inpatients with childhood vs. adolescent anorexia nervosa. Nutrients 11: 2593.

Kaplan AS, Walsh BT, Olmsted M et al. (2009) The slippery slope: prediction of successful weight maintenance in anorexia nervosa. Psychol Med 39: 1037–1045.

Kask J, Ramklint M, Kolia N et al. (2017) Anorexia nervosa in males: excess mortality and psychiatric co-morbidity in 609 Swedish in-patients. Psychol Med 47: 1489–1499.

Keski-Rahkonen A, Silén Y (2019) Incidence and prevalence of eating disorders among children and adolescents. In Hebebrand J, Herpertz-Dahlmann B (eds.) Eating disorders and obesity in children and adolescents. St. Louis: Elsevier. pp. 53–62.

Keys A, Brozek J, Henschel A (1950) The biology of human starvation. Univ. Minneapolis Press. Minneapolis

Larsen JT, Munk-Olsen T, Bulik CM et al. (2017) Early childhood adversities and risk of eating disorders in women: A Danish register-based cohort study. Int J Eat Disord 50: 1404–1412.

Larsen JT, Bulik CM, Thornton LM et al. (2021) Prenatal and perinatal factors and risk of eating disorders. Psychol Med 51: 870–880.

Legenbauer T, Vocks S (2006) Manual der kognitiven Verhaltenstherapie bei Anorexie und Bulimie. Heidelberg: Springer.

Le Grange D, Lock J, Loeb K et al. (2010) Academy for Eating Disorders position paper: the role of the family in eating disorders. Int J Eat Disord 43: 1–5.

Le Grange D, Lock J, Accurso EC Agras et al. (2014) Relapse from remission at two- to four-year follow-up in two treatments for adolescent anorexia nervosa. J Am Acad Child Adolesc Psychiatry 53: 1162–1167.

Le Grange D, Eckhardt S, Dalle Grave R et al. (2020) Enhanced cognitive-behavior therapy and family-based treatment for adolescents with an eating disorder: a non-randomized effectiveness trial. Psychol Med 3: 1–11.

Ley RE Bäckhed, Turnbaugh P et al. (2005) Obesity alters gut microbial ecology. Proc Natl Acad Sci U S A 102: 11070–11075.

Lie SØ, Rø Ø, Bang L (2019) Is bullying and teasing associated with eating disorders? A systematic review and meta-analysis. Int J Eat Disord 52: 497–514.

Lock J, Le Grange D, Agras WS et al. (2010) Randomized clinical trial comparing family-based treatment with adolescent-focused individual therapy for adolescents with anorexia nervosa. Arch Gen Psych 67: 1025–1032.

Luo Y, Zeng B, Zeng L, Du et al. (2018) Gut microbiota regulates mouse behaviors through glucocorticoid receptor pathway genes in the hippocampus. Transl Psychiatry 8: 187.

Mack I, Cuntz U, Grämer C et al. (2016) Weight gain in anorexia nervosa does not ameliorate the faecal microbiota, branched chain fatty acid profiles, and gastrointestinal complaints. Scientific Reports 6: 26752.

Madden S, Miskovic-Wheatley J, Wallis A et al. (2015) A randomized controlled trial of inpatient treatment for anorexia nervosa in medically unstable adolescents. Psychol Med 45: 415–427.

Mandelli L, Arminio A, Atti AR et al. (2019) Suicide attempts in eating disorder subtypes: a meta-analysis of the literature employing DSM-IV, DSM-5, or ICD-10 diagnostic criteria. Psychol Med 49: 1237–1249.

Mantel Ä, Hirschberg AL, Stephansson O (2020) Association of maternal eating disorders with pregnancy and neonatal outcomes. JAMA Psychiatry 77: 285–293.

Martini MG, Barona-Martinez M, Micali N (2020) Eating disordered mothers and their children: a systematic review of the literature. Arch Womens Ment Health 23: 449–467.

Marzola E, Nasser JA, Hashim SA et al. (2013) Nutritional rehabilitation in anorexia nervosa: review of the literature and implications for treatment. BMC Psychiatry 13: 290.

Mattar L, Thiébaud M-R, Huas C et al. (2012) Depression, anxiety and obsessive–compulsive symptoms in relation to nutritional status and outcome in severe anorexia nervosa. Psych Res 200: 513–517.

Million M, Lagier J-C, Yahav D et al. (2013) Gut bacterial microbiota and obesity. Clin Microbiol Infect 19: 305–313.

Milos G, Antel J, Kaufmann L-K N et al. (2020) Short-term metreleptin treatment of patients with anorexia nervosa: rapid onset of beneficial cognitive, emotional, and behavioral effects. Transl Psychiatry 10: 303.

Misra M, Klibanski A (2016) Anorexia nervosa and its associated endocrinopathy in young people. Horm Res Paediatr 85: 147–157.

Misra M, Katzman D, Miller KK et al. (2011) Physiologic estrogen replacement increases bone density in adolescent girls with anorexia nervosa. J Bone Miner Res 26: 2430–2438.

Möhle L, Mattei D, Heimesaat MM et al. (2016) Ly6Chi monocytes provide a link between antibiotic-induced changes in gut microbiota and adult hippocampal neurogenesis. Cell Reports 15: 1945–1956.

Munn-Chernoff MA, Johnson EC, Chou Y-L et al. (2021) Shared genetic risk between eating disorder- and substance-use-related phenotypes: Evidence from genome-wide association studies. Addict Biol 26: e12880.

Nagata JM, Ganson KT, Murray SB (2020) Eating disorders in adolescent boys and young men: an update. Curr Opin Pediatr 32: 476–481.

Nagl M, Jacobi C, Paul M et al. (2016) Prevalence, incidence, and natural course of anorexia and bulimia nervosa among adolescents and young adults. Eur Child Adolesc Psychiatry 25: 903–918.

NICE (2017) National Institute for Health and Care Excellence. Eating Disorders: Recognition and Treatment. http://www.nice.org.uk Zugriff am 5.7.2021.

Nicholls DE, Yi I (2012) Early intervention in eating disorders: a parent group approach. Early Interv Psychiatry 6: 357–367.

Nicholls DE, Lynn R, Viner RM (2011) Childhood eating disorders: British national surveillance study. Br J Psychiatry 198: 295–301.

Paslakis G, Richardson C, Nöhre M et al. (2020) Prevalence and psychopathology of vegetarians and vegans – Results from a representative survey in Germany. Sci Rep 10: 6840 10(1): 6840.

Pinhas L, Morris A, Crosby RD et al. (2011) Incidence and age-specific presentation of restrictive eating disorders in children: a Canadian Paediatric Surveillance Program study. Arch Pediatr Adolesc Med 165: 895–899.

Quadflieg N, Strobel C, Naab S et al. (2019) Mortality in males treated for an eating disorder – A large prospective study. Int J Eat Disord 52: 1365–1369.

Reas DL, Rø Ø (2018) Time trends in healthcare-detected incidence of anorexia nervosa and bulimia nervosa in the Norwegian National Patient Register (2010-2016). Int J Eat Disord 51: 1144–1152.

Ridaura V, Belkaid Y (2015) Gut microbiota: the link to your second brain. Cell 161: 193–194.

Ridaura VK, Faith JJ, Rey FE et al. (2013) Gut microbiota from twins discordant for obesity modulate metabolism in mice. Science 341 (6150): 1241214.

Robinson L, Micali N, Misra M (2017) Eating disorders and bone metabolism in women. Curr Opin Pediatr 29: 488–496.

Russell GF, Szmukler GI, Dare C et al. (1987) An evaluation of family therapy in anorexia nervosa and bulimia nervosa. Arch Gen Psychiatry 44: 1047–1056.

Salbach-Andrae H, Jacobi C, Jaite C (2010) Anorexia und Bulimia nervosa im Jugendalter. Weinheim: Beltz

Saure E, Laasonen M, Lepistö-Paisley T et al. (2020) Characteristics of autism spectrum disorders are associated with longer duration of anorexia nervosa: A systematic review and meta-analysis. Int J Eat Disord 53: 1056–1079.

Sawyer SM, Whitelaw M, Le Grange D et al. (2016) Physical and psychological morbidity in adolescents with atypical anorexia nervosa. Pediatrics 37: e20154080.

Schaffrath Rosario A, Kurt B-M, Stolzenberg H et al. (2010) Body mass index percentiles for children and adolescents in Germany based on a nationally representative sample (KiGGS 2003–2006). Eur J Clin Nutr 64: 341–349.

Schmidt U, Bone G, Hems S et al. (2002) Structured therapeutic writing tasks as an adjunct to treatment in in eating disorders. Eur Eat Disord Rev 10: 299–315.

Schulz N, Belheouane M, Dahmen B et al. (2021) Gut microbiota alteration in adolescent anorexia nervosa does not normalize with short-term weight restoration. Int J Eat Disord 54: 969–980.

Schur EA, Sanders M, Steiner H (2000) Body dissatisfaction and dieting in young children. Int J Eat Disord 27: 74–82.

Schwarte R, Herpertz-Dahlmann B (2012) Anorexia nervosa im Kindes- und Jugendalter, in Meinlschmidt G, Schneider S, Margraf G: Lehrbuch der Verhaltenstherapie, Band 4: Materialien für die Psychotherapie. Heidelberg: Springer S. 746–759.

Schwarte R, Timmesfeld N, Dempfle A et al. (2017) Expressed emotions and depressive symptoms in caregivers of adolescents with first-onset anorexia nervosa – a long-term investigation over 2,5 Years: expressed emotions and depressive symptoms in caregivers. Eur Eat Disord Rev 25: 44–51.

Seitz J, Konrad K, Herpertz-Dahlmann B (2018) Extend, pathomechanism and clinical consequences of brain volume changes in anorexia nervosa. Curr Neuropharmacol 16: 1164–1173.

Seitz J, Trinh S, Herpertz-Dahlmann B (2019) The microbiome and eating disorders. Psychiatr Clin North Am. 42: 93–103.

Simic M, Stewart CS, Eisler I et al. (2018) Intensive treatment program (ITP): A case series service evaluation of the effectiveness of day patient treatment for adolescents with a restrictive eating disorder. Int J Eat Disord 51: 1261–1269.

Smith AR, Zuromski KL, Dodd DR (2017) Eating disorders and suicidality: what we know, what we don't know, and suggestions for future research. Curr Opin Psychol 22: 63–67.

Smith MI, Yatsunenko T, Manary MJ et al. (2013) Gut microbiomes of malawian twin pairs discordant for kwashiorkor. Science 339: 548–554.

Smithuis L, Kool-Goudzwaard N, de Man-van Ginkel JM et al. (2018) Self-injurious behaviour in patients with anorexia nervosa: a quantitative study. J Eat Disord 6: 26.

Statistisches Bundesamt Deutschland (2021) Anzahl der in deutschen Krankenhäusern diagnostizierten Fälle von Anorexie und Bulimie in den Jahren 2000 bis 2019. https://bit.ly/2XnuALJ Zugriff 2/9/21

Steinhausen H-C (2002) The outcome of anorexia nervosa in the 20th century. Am J Psychiatry 159: 1284–1293.

Stice E, Gau JM, Rohde P et al. (2017) Risk factors that predict future onset of each DSM-5 eating disorder: Predictive specificity in high-risk adolescent females. J Abnorm Psychol 126: 38–51.

Stice E, Johns A, Wilkinson S (2019) Eating disorder prevention programs. In Hebebrand J, Herpertz-Dahlmann B (eds.) Eating Disorders and Obesity in Children and Adolescents. St. Louis: Elsevier. pp. 171–177.

Strobel C, Quadflieg N, Naab S et al. (2019) Long-term outcomes in treated males with anorexia nervosa and bulimia nervosa – A prospective, gender-matched study. Int J Eat Disord 52: 1353–1364.

Sundgot-Borgen C, Sundgot-Borgen J, Bratland-Sanda S et al. (2021) Body appreciation and body appearance pressure in Norwegian university students comparing exercise science students and other students. BMC Public Health 21: 532.

Swanson SA, Crow SJ, Le Grange D et al. (2011) Prevalence and correlates of eating disorders in adolescents. Results from the national comorbidity survey replication adolescent supplement. Arch Gen Psychiatry 68: 714–723.

Swenne I (2005) Weight requirements for catch-up growth in girls with eating disorders and onset of weight loss before menarche. Int J Eat Disord 38: 340–345.

Tchanturia K, Adamson J, Leppanen J et al. (2019) Characteristics of autism spectrum disorder in anorexia nervosa: A naturalistic study in an inpatient treatment programme. Autism 23: 123–130.

Thompson KA, Miller AJ, Baker JH (2019) Influence of hormones on the development of eating disorders. In Hebebrand J, Herpertz-Dahlmann B (eds.) Eating Disorders and Obesity in Children and Adolescents. St. Louis: Elsevier. pp. 73 – 78.

Treasure J, Stein D, Maguire S (2015) Has the time come for a staging model to map the course of eating disorders from high risk to severe enduring illness? An examination of the evidence. Early Interv Psychiatry 9: 173–84.

Turnbaugh PJ, Ley RE, Mahowald MA et al. (2006) An obesity-associated gut microbiome with increased capacity for energy harvest. Nature 444: 1027–1031.

Walker T, Watson HJ, Leach DJ et al. (2014) Comparative study of children and adolescents referred for eating disorder treatment at a specialist tertiary setting. Int J Eat Disord 47: 47–53.

Wallin U, Råstam M (2016) Childhood anorexia nervosa compared with low weight food intake disorder without weight and shape-related psychopathology: A retrospective study of 102 patients. Eur Eat Disord Rev 24: 329–333.

Watson HJ, Yilmaz Z, Thornton LM et al. (2019) Genome-wide association study identifies eight risk loci and implicates metabo-psychiatric origins for anorexia nervosa. Nat Genet 51: 1207–1214.

Weissman RS (2019) The role of sociocultural factors in the etiology of eating disorders. Psychiatr. Clin North Am 42: 121–144.

Weitkamp K, Strauss B, Berger U (2010) [Empirical validation of a model for the etiology of eating disorders in adolescent girls: which role play the results of body comparisons?] [Empirische Validierung eines Modells zur Ätiologie gestörten Essverhaltens bei jugendlichen Mädchen:

Welche Rolle spielen die Ergebnisse von Körpervergleichen?]. Psychother Psychosom Med Psychol 60: 44–51.

Wentz E, Gillberg IC, Anckarsäter H et al. (2009) Reproduction and offspring status 18 years after teenage-onset anorexia nervosa – A controlled community-based study. Int J Eat Disord 42: 483–491.

Yilmaz Z, Gottfredson NC, Zerwas SC et al. (2019) Developmental premorbid body mass index trajectories of adolescents with eating disorders in a longitudinal population cohort. J Am Ac Child Adolesc Psychiatry 58: 191–199.

Zhang R, Larsen JT, Kuja-Halkola R et al. (2020) Familial co-aggregation of schizophrenia and eating disorders in Sweden and Denmark. Mol Psychiatry 26: 5389–5397.

Ziobrowski H, Brewerton TD, Duncan AE (2018) Associations between ADHD and eating disorders in relation to comorbid psychiatric disorders in a nationally representative sample. Psychiatry Res 260: 53–59.

2 Bulimia Nervosa

Tanja Legenbauer, Katharina Bühren und Hanna Preuss-van Viersen

Fallbeschreibung

Zum ambulanten Erstgespräch erscheint eine leicht übergewichtige 16;11-jährige Patientin in Begleitung ihrer Mutter. Laura berichtet differenziert und reflektiert von ihrem stark restriktivem Essverhalten und exzessivem Sport, um Figur und Gewicht zu kontrollieren sowie von Ess-Brech-Attacken (bis zu zweimal täglich). Laura empfinde sich schon länger als »viel zu dick« und könne ihren Körper so nicht akzeptieren. Bereits seit einem Jahr versuche sie, auf eine »gesunde und fettarme« Ernährung zu achten und habe tagsüber nur Obst und Salat gegessen. Darüber hinaus habe sie über ein tägliches intensives »Workout« (mind. 60 Min. Joggen) versucht, ihr Gewicht zu reduzieren. Zunächst habe sie auch 9 kg abgenommen, was sie sehr motiviert habe, ihre Diät fortzuführen. Abends sei sie allerdings ausgehungert gewesen, habe dann versucht, nur so viel zu essen, dass sie keinen Hunger mehr verspüre, was ihr zunehmend seltener gelang. Seit ca. einem halben Jahr seien dann Essanfälle mit Kontrollverlust hinzugekommen. Sobald sie eine selbst festgelegte, imaginäre Grenze an Nahrungsmenge überschreite, könne sie sich nicht mehr kontrollieren. Während ihrer Essanfälle »verschlinge« sie regelrecht »verbotene Nahrungsmittel«. Die Aufnahmegrenze sei immer dann erreicht, wenn sie sich nicht mehr habe bewegen könne. Durch mehrmaliges Erbrechen versuche sie dann, sich Entlastung zu verschaffen. Darüber komme es in Situationen mit vorherrschend negativer Gefühlslage (z. B. Versagensängste, wie auch Verzweiflung oder Wut nach Ablehnung etc.) sowie in Situationen, in denen sie eine ausgeprägte »innere Leere« empfinde, ebenfalls zu einem Kontrollverlust. In solchen Auslösesituationen »stopfe« Laura alle Lebensmittel in sich hinein, die sie finden könne, um sich durch anschließendes Erbrechen wieder zu beruhigen. Zuletzt sei es auch zu einer starken Gewichtszunahme auf aktuell 69 kg bei 168 cm gekommen. Vergleiche mit der Figur und dem Gewicht von Schulfreundinnen erlebe sie als sehr belastend, da sie »immer schlechter abschneide« und sich als »die Dickste« erlebe. Begonnen habe alles letzten Sommer, als ihre drei Freundinnen ebenfalls eine Diät begonnen hätten. Darüber hinaus berichtet Laura von selbstverletzendem Verhalten (Ritzen der Unterarme, zweimal in der Vorgeschichte), welches nach Situationen aufgetreten sei, in denen sie intensive Wut oder Traurigkeit empfunden habe (z. B. nach Streit mit den Eltern). Insgesamt sei sie sehr perfektionistisch und habe hohe Leistungsansprüche insbesondere in der Schule. Generell sei sie allerdings ein sozialer und aktiver Mensch, nur zuhause und in den Abendstunden grübele sie viel darüber nach, wie Andere sie beurteilen könnten. Von den Ess-Brech-Attacken habe sie bisher nur ihren Eltern berichtet.

2.1 Kurze Anmerkungen zur Geschichte

Während Berichte zur Adipositas bis in die Antike zurückgehen und Berichte zur Anorexia Nervosa (AN) mindestens aus dem 18. Jahrhundert vorliegen, ist die Geschichte der Bulimia Nervosa (BN) deutlich jünger. Zwar gibt es einige Berichte aus der Antike zu Überessen und Erbrechen, jedoch scheinen diese wenig mit der heutigen Erkrankung zu tun zu haben. Zunächst wurde vermutet, dass die BN eine Unterform der AN ist. Erst mehrere Fallbeschreibungen in den 1960iger und 70iger Jahren führten dazu, dass Russell (1979) ein Syndrom, welches er »Bulimia Nervosa« nannte, von der Magersucht abgrenzte. 1980 wurde die BN als eigenständige Erkrankung in die dritte Überarbeitung des DSM aufgenommen (Russell 1979).

2.2 Definition und Klassifikation

Der Begriff »Bulimie« stammt aus dem Griechischen und bedeutet so viel wie »Ochsenhunger«. Damit beschreibt der Begriff die Kardinalsymptomatik der Essstörung: regelmäßige Essanfälle, bei denen die Betroffenen die Kontrolle über Art und Menge der Nahrungsmittel verlieren. Aus Angst vor einer Gewichtszunahme werden aktive Gegenmaßnahmen durchgeführt wie selbstinduziertes Erbrechen, die Einnahme von Laxanzien oder exzessiver Sport. Im deutschsprachigen Raum werden die international gültigen Diagnosekriterien der World Health Organisation (WHO), die International Classification of Diseases (ICD) aktuell in ihrer 10. Fassung, zur Diagnosestellung genutzt. Im Jahr 2022 werden diese durch die revidierte 11. Fassung abgelöst. Die für die BN modifizierten Kriterien sind bereits online einsehbar und in diesem Kapitel in ▶ Tab. 2.1 im Vergleich zum Diagnostic and Statistical Manual of Mental Disorders der American Psychiatric Association (APA) in seiner 5. Fassung (American Psychiatric Association 2013) dargestellt. Für die Vergabe der Diagnose BN nach ICD-10 und -11 müssen drei Kernkriterien erfüllt sein. Diese beziehen sich 1. auf häufig wiederkehrende Episoden von Essanfällen mit 2. wiederholten unangemessenen kompensatorischen Verhaltensweisen zur Verhinderung einer Gewichtszunahme und 3. einer Selbstwertabhängigkeit von Figur und Gewicht und einer übermäßigen Beschäftigung mit diesen Themen. Gegenüber der 10. Fassung der ICD wird im ICD-11 ein Häufigkeitskriterium vorgegeben: Essanfälle sollten einmal pro Woche oder häufiger über einen Zeitraum von *mindestens einem Monat* auftreten. Zudem sollte kein Untergewicht bestehen oder gleichzeitig die Diagnose einer AN vorliegen.

Die Kriterien der ICD-11 orientieren sich an den im Jahr 2013 aktualisierten Diagnosekriterien des DSM. Im Vergleich zur ICD-11 ist im DSM-5 das Kriterium für einen Essanfall genauer beschrieben (Dauer und Menge), und das Kriterium »Kontrollverlust« wird definiert. Des Weiteren gibt es Abweichungen bei der Häufigkeit: Im DSM-5 wird für die Vergabe der Diagnose ein Vorliegen der Symptomatik (Essanfall und kompensatorische Maßnahmen) im Durchschnitt einmal pro Woche für einen *Zeitraum von 3 Monaten* gefordert. Hinsichtlich der Störung im Körperbild wird ebenfalls von einem übermäßigen Einfluss des Selbstwerts auf Figur und Gewicht ausgegangen, jedoch die übermäßige Beschäftigung mit diesen Themen nicht erwähnt. Ein Ausschlusskriterium ist im

DSM-5 das Vorliegen der AN, Untergewicht allein ist nicht ausreichend. Zudem kann anhand der Häufigkeit des Vorliegens gegenregulatorischer Maßnahmen im DSM-5 der Schweregrad der Erkrankung bestimmt werden; und zwar gilt als leichte Form das Durchführen von Gegenmaßnahmen im Durchschnitt dreimal wöchentlich; als mittelgradige Ausprägung tägliche Gegenmaßnahmen und als schwerwiegende Störung 8 bis 13 Gegenmaßnahmen pro Woche. Als extrem ausgeprägte Störung wird die Durchführung von Gegenmaßnahmen zweimal pro Tag gewertet. Subtypen werden entgegen Vorgängerversionen nicht mehr beschrieben. Außerdem ist es im DSM-5 möglich, die Störung als teilremittiert oder vollremittiert zu kodieren. Insgesamt haben sich damit ICD-11 und DSM-5 angenähert. Eine vergleichende Übersicht der diagnostischen Kriterien zur BN ist in ▶ Tab. 2.1 dargestellt.

2.3 Symptomatik

Essanfälle mit gegenregulatorischen Maßnahmen sind das Kernmerkmal der BN dar. Dabei werden die Essanfälle zumeist als unkontrollierbar erlebt, das heißt, die Betroffenen können nicht aufhören zu essen, obwohl sie dies eigentlich wollen. Das Essen wird oft erst dann beendet, wenn ein sehr unangenehmes Völlegefühl vorherrscht oder das Verlangen nach bestimmten Nahrungsmitteln nachlässt bzw. diese aufgegessen sind.

Essanfälle dauern in der Regel 15 bis 60 Minuten, selten länger. Die maximale Grenze sollte laut DSM-5 bei 2 Stunden liegen. Die Essanfälle finden aus Scham oft heimlich statt, da große Mengen an hochkalorischen Lebensmitteln (im Durchschnitt zwischen 3000 und 4000 kcal) verschlungen werden. Im folgenden Kasten ist exemplarisch ein Essanfall, wie er für Laura typisch ist, dargestellt:

- 3 Teller Nudeln mit Zucker und Apfelmus
- 4 Brötchen mit Nutella und Butter,
- 1 Joghurt (500 Gramm, 3,5 % Fett, Vanillegeschmack)
- 1 Puddingplunderstückchen vom Bäcker
- 1 Amerikaner
- 500 ml Eiscreme (gesalzenes Karamelleis)

Im Anschluss führen die Betroffenen Gegenmaßnahmen durch, um eine mögliche Gewichtszunahme zu verhindern. Oftmals wird hierzu Erbrechen mit den Fingern oder mit Gegenständen selbst herbeigeführt und/oder exzessiv Sport getrieben, um die Kalorienaufnahme wettzumachen. Allerdings wird trotz des Erbrechens ein beträchtlicher Teil der aufgenommenen Nahrung im Gastrointestinaltrakt resorbiert. Stellenweise versuchen die Betroffenen, den Rest des Tages nichts mehr zu essen und zu fasten. Ca. 25 % der Betroffenen nehmen Abführmittel ein, um sich »zu reinigen«. Auch ein Missbrauch von Entwässerungstabletten und Appetitzüglern wird beschrieben. Die meisten wenden mehrere Strategien an, um der befürchteten Gewichtszunahme entgegenzuwirken und/oder sich zu reinigen.

Tab. 2.1: Vergleich der diagnostischen Kriterien für BN basierend auf den vorläufigen ICD-11- und DSM-5-Kriterien

DSM-5-Kriterien (307.51)*	ICD-11-Kriterien (6B81)
Wiederholte Episoden von Essanfällen. Ein Essanfall ist durch die folgenden beiden Merkmale gekennzeichnet: • Verzehr einer Nahrungsmenge in einem bestimmten Zeitraum (z. B. innerhalb eines Zeitraums von 2 Stunden), wobei diese Nahrungsmenge erheblich größer ist als die Menge, die die meisten Menschen in einem vergleichbaren Zeitraum unter vergleichbaren Bedingungen essen würden. • Das Gefühl, während der Episode die Kontrolle über das Essverhalten zu verlieren (z. B. das Gefühl, nicht mit dem Essen aufhören zu können oder keine Kontrolle über Art und Menge der Nahrung zu haben).	• Essanfall gekennzeichnet durch Kontrollverlusterleben während des Essens • Betroffene isst mehr oder anders als üblich • Schwierigkeiten, mit Essen aufzuhören oder Nahrungszufuhr einzuschränken
Wiederholte Anwendung von unangemessenen kompensatorischen Maßnahmen, um einer Gewichtszunahme entgegenzusteuern, wie z. B. selbstinduziertes Erbrechen, Missbrauch von Laxanzien, Diuretika oder anderen Medikamenten, Fasten oder übermäßige körperliche Bewegung.	wiederholtes unangemessenes Kompensationsverhalten zur Verhinderung von Gewichtszunahme (z. B. selbstinduziertes Erbrechen, Missbrauch von Abführmitteln, anstrengende Bewegung).
Die Essanfälle und die unangemessenen kompensatorischen Maßnahmen treten im Durchschnitt mindestens einmal pro Woche über einen Zeitraum von 3 Monaten auf.	häufige, wiederkehrende Essanfälle (mindestens 1 x/Woche über mind. 1 Monat)
Figur und Körpergewicht haben einen übermäßigen Einfluss auf die Selbstbewertung.	Selbstwahrnehmung beeinflusst durch übermäßige Beschäftigung mit Körperform/Gewicht
Die Störung tritt nicht ausschließlich im Verlauf von Episoden einer Anorexia Nervosa auf.	kein signifikantes Untergewicht, diagnostische Kriterien der AN nicht erfüllt
• *teilremittiert:* Nachdem zuvor alle Kriterien einer Bulimia Nervosa erfüllt waren, werden noch manche, aber nicht alle Kriterien seit einem längeren Zeitraum erfüllt. • *vollremittiert:* Nachdem zuvor alle Kriterien einer Bulimia Nervosa erfüllt waren, wird keines der Kriterien mehr seit einem längeren Zeitraum erfüllt.	
DSM-5-Kriterien verkürzt und modifiziert übernommen aus Diagnostic and Statistical Manual of Mental Disorders, Fifth Edition, ©2013 American Psychiatric Association, dt. Version ©2018 Hogrefe Verlag. Vollständige Kriterien einsehbar ebendort.	World Health Organisation 2021

Außerhalb der Essanfälle essen die meisten Patientinnen restriktiv, das heißt, sie verbieten sich Speisen mit hohem Zucker- oder Fettgehalt. Oft entwickelt sich aus dem Wunsch abzunehmen und einer anfänglichen Diät Heißhunger, und es kommt zu ersten Essanfällen. Mit der Zeit werden diese anfangs vor allem mangelernährungs-bedingten (also durch ein ständiges Diäthalten induzierten) Essanfälle von eher Emotions-getriggerten Essanfällen abgelöst: Die Essanfälle erhalten mit der Zeit eine immer stärkere spannungsregulierende Funktion. Viele Studien belegen Defizite in der Emotionsregulation bei gleichzeitig stärkerer Neigung zu impulsivem Handeln bei Patientinnen mit BN (Lavender et al. 2015). Dadurch gewinnen Essanfälle an Bedeutung im Sinne einer dysfunktionalen Strategie im Umgang mit negativen Gefühlen.

Obwohl nicht als diagnostisches Merkmal explizit beschrieben, imponiert auch bei Patientinnen mit BN eine hohe Körperunzufriedenheit. Die Patientinnen empfinden sich als zu dick und versuchen, durch strikte Diäten, Vermeidung von hochkalorischen Speisen und intensivem Sport ihr Gewicht zu kontrollieren bzw. an Gewicht abzunehmen. Allerdings steht anders als bei der AN die Gewichtsabnahme nicht im Vordergrund. Eine Gewichtszunahme ist dennoch bedrohlich, orientieren sich die Patientinnen doch auch am gesellschaftlich propagierten Schön- und Schlankheitsideal. Entsprechend eng ist die Verknüpfung von Selbstwert und Figur bzw. Körpergewicht. Diese Facette der Störung findet sich auch in den diagnostischen Kriterien. Neben der Kernsymptomatik bezogen auf Körperbildstörung und Essverhalten finden sich zudem häufig Symptome, welche die Schwierigkeit der Emotionsregulation reflektieren. So tritt nicht selten selbstverletzendes Verhalten zur Spannungsregulation auf, wie dies im Fallbeispiel von Laura geschildert wird. Auch Substanzmissbrauch, stellenweise zur Reduktion von Hungergefühlen, ist gehäuft beobachtbar.

Anders als bei der AN liegt das Körpergewicht bei BN-Betroffenen meist im (unteren) Normalbereich, oder es ist im Bereich des Übergewichts angesiedelt. Aufgrund des häufigen Krankheitsbeginns in der späten Adoleszenz oder des frühen Erwachsenenalters unterscheidet sich das klinische Bild der jugendlichen BN demnach nicht sehr von dem klinischen Bild der BN bei Erwachsenen.

2.3.1 Besondere Formen

Neben der klassischen BN können gemäß des DSM-5 noch weitere, atypische Formen diagnostiziert werden. Treten beispielsweise die Essanfälle mit geringerer Häufigkeit auf oder ist die Störung nur von einer begrenzten Dauer, so können diese unter »andere näher bezeichnete Fütter- und Essstörungen« diagnostiziert werden. Im ICD-10 wird dies als atypische BN erfasst. Bei der Purging-Störung tritt gemäß DSM-5 das »reinigende« Verhalten wie selbstinduziertes Erbrechen, Missbrauch von Laxanzien und ähnliches nicht im Zusammenspiel mit Essanfällen auf. Im Gegenteil berichten die Patientinnen von Purging-Verhalten nach normalen Mahlzeiten oder Snacks.

2.4 Komorbidität

Wie bei allen Essstörungsdiagnosen finden sich auch bei der BN im Kindes- und Jugendalter häufig komorbide psychische Störungen. Bei 88 % der adoleszenten BN-Patientinnen wurde mindestens eine zusätzliche Achse-I-Störung gefunden (Swanson et al. 2011). Depressive Störungen (bis zu 60 %, v. a. Major Depression) treten besonders häufig zusätzlich auf und sind mit einem deutlich erhöhten Risiko von Suizidgedanken und -versuchen verbunden (Fennig und Hadas 2010). Auch selbstverletzende Verhaltensweisen werden nicht selten beobachtet (Kiekens und Claes 2020). Daneben sind Angststörungen (bis zu 70 %, insb. spezifische und soziale Phobie) die häufigsten Komorbiditäten und korrelieren positiv mit der Essstörungspsychopathologie (Kerr-Gaffney et al. 2018). Das Risiko einer einfachen Aktivitäts- und Aufmerksamkeitsstörung (ADHS) ist bei BN ebenfalls erhöht (bis zu 20 %, Nickel et al. 2019); ursächlich könnten z. B. für beide Störungsbilder relevante Dysfunktionen im dopaminergen Neurotransmitter- und Belohnungssystem sein. Eine Meta-Analyse zeigte ein zweifach erhöhtes Risiko für ADHS bei essgestörten Patientinnen und ein dreifach erhöhtes Risiko für ADHS-Patientinnen, eine komorbide Essstörung, und hier vor allem eine BN, zu entwickeln (Nazar et al. 2016). Möglicherweise sind eine erhöhte Impulsivität und emotionale Dysregulation, die sowohl bei der BN als auch bei ADHS vorhanden sind, auch ein Einstiegsfenster für den vermehrten Alkohol- und Drogenmissbrauch (ca. 20 %) bei der BN (Lozano-Madrid et al. 2020, Kendler et al. 2021). Einige Studien weisen zudem auch schon bei jugendlichen Patientinnen mit BN auf eine erhöhte Häufigkeit von Persönlichkeitsstörungen, vor allem der Borderline-Persönlichkeitsstörung hin (Magallón-Neri et al. 2014). Bei einem komorbiden Typ-1-Diabetes sollte unbedingt auf einen möglichen missbräuchlichen Umgang mit Insulin (»Insulin-Purging«, »Diabulie«) als aktive Gegenmaßnahme geachtet werden (siehe ▶ Kap. 6 in diesem Buch). Aufgrund der Häufigkeit und des ungünstigen Einflusses auf den Therapieverlauf sind eine systematische Erfassung und Berücksichtigung komorbider Störungen in der Behandlung unabdingbar, ggf. sollte auch eine medikamentöse Behandlung komorbider Symptomatik erwogen werden.

2.5 Epidemiologie

Die BN gilt als zweithäufigste Essstörung nach der Binge-Eating-Störung (BES). Sie betrifft vor allem weibliche Personen im jungen Erwachsenenalter, Männer sind bis zu zehnmal seltener betroffen. Eine dänische Studie von 2015 (Zerwas et al. 2015) berichtet eine Inzidenzrate der BN für junge Frauen von 66,3 pro 100.000 Einwohner, wobei die Inzidenzraten in den letzten Jahren rückläufig zu sein scheinen (Wood et al. 2019). Die Lebenszeitprävalenzen werden mit 1 bis 4 % angegeben (Keski-Rahkonen und Mustelin 2016). Übergewichtige Jugendliche scheinen ein besonders hohes Risiko zu haben, eine bulimische Erkrankung zu entwickeln (Flament et al. 2015).

2.6 Entstehung und Aufrechterhaltung

Ähnlich wie bei der AN sind auch bei bulimischen Erkrankungen biologische, soziokulturelle, individuelle und familiäre Faktoren an der Entstehung und Aufrechterhaltung beteiligt (▶ Abb. 2.1).

Zu den auslösenden Faktoren bei der BN zählen z. B. kritische Lebensereignisse, körperliche Erkrankungen und leistungsbezogene Ängste. Ein restriktives Essverhalten, dysfunktionale Informationsverarbeitungsprozesse bzgl. Nahrungsreizen und körperbezogenen Stimuli, Angst vor Kontrollverlust und Gewichtszunahme sowie ein verstärktes Erleben eines negativen Affektes, Schwierigkeiten in der Emotionsregulation und dysfunktionale Bewältigungsstrategien bei Problemen und Konflikten gelten als aufrechterhaltende Bedingungen. Möglicherweise entwickelt sich durch das Fortbestehen von Essanfällen über Konditionierungsprozesse ein sich selbst verstärkender »Teufelskreis«« (Tuschen-Caffier und Florin 2012).

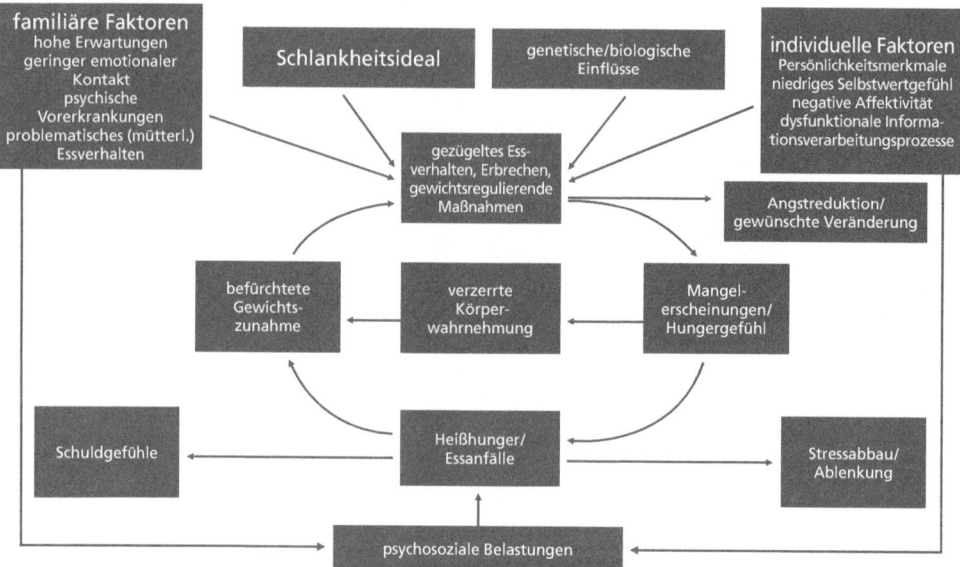

Abb. 2.1: Ätiologisches Modell zur Entstehung und Aufrechterhaltung der BN (Quelle: Legenbauer und Bühren 2021), Abdruck mit Erlaubnis des Springer Nature Customer Service Centre GmbH, Springer. Aus: Psychiatrie und Psychotherapie des Kindes- und Jugendalters von Fegert J, Resch F, Plener PL et al. (Hrsg.), 2021

2.6.1 Genetische und neurobiologische Aspekte

Über den Einfluss genetischer Faktoren auf die bulimische Symptomatik ist bisher noch wenig bekannt. In Familienstudien konnte gezeigt werden, dass bei der BN eine Erblichkeit von 0,55 und 0,62 besteht (Yilmaz et al. 2015). Es zeigte sich eine genetische Korrelation sowohl zwischen BN und AN (0,46 bis 0,79) als auch zwischen BN und Alkoholmissbrauch (0,33 bis 0,61) (Bulik et al. 2019). Zudem gibt es (teilweise widersprüchliche) Hinweise, dass Gene, die für verschiedene Neurotransmitter-Systeme von Bedeutung sind, sowie »fat-mass obesity associated genes« mit einer höheren Wahrscheinlichkeit mit bulimischen Verhaltensweisen assoziiert sind. Bisher fehlen zu diesen Befunden allerdings Replikationsstudien. In der Kindheit bestehende bzw. elterliche Adipositas wurde als Risikofaktor für die Entwicklung einer BN identifiziert (Hilbert et al. 2014). Auch eine durch Nahrungsrestriktion begünstigte Aktivierung von Hirnregionen, die mit Aufmerksamkeit, Belohnung und Motivation in Zusammenhang stehen, könnte eine Rolle in der Entwicklung der BN spielen (Stice et al. 2013).

2.6.2 Soziokulturelle Aspekte

Unzufriedenheit mit dem eigenen Körper ist auch für die BN ein wichtiger ätiologischer Faktor. Sie wird durch aufwärtsgerichtete soziale Vergleiche, die Internalisierung eines extremen Schlankheitsideals und dem empfundenen Druck, diesem Schlankheitsideal zu entsprechen, begünstigt (Stice 2016). Eine vermehrte körperliche Unzufriedenheit erhöht das Risiko von restriktivem Essverhalten und dadurch verstärkt auftretenden Essanfällen (Weissman 2019).

Essstörungen und auch bulimische Störungen kommen vor allem in westlichen Industrienationen vor. Zunehmend gibt es aber Hinweise, dass Essstörungen im Zusammenhang mit Industrialisierung und Urbanisierung auch in sich entwickelnden Ländern zunehmen (Erskine et al. 2016).

2.6.3 Individuelle Aspekte

Die Rolle von Persönlichkeitsmerkmalen für die Entstehung der BN ist insgesamt noch unzureichend geklärt. Perfektionismus und Impulsivität sowie ein niedriges Selbstwertgefühl, welches stark von Figur und Gewicht abhängig ist, werden mit einem erhöhten Risiko für bulimisches Essverhalten in Verbindung gebracht (Stice 2016). Auch Mobbing zeigte sich in einer rezenten Meta-Analyse als Risikofaktor für eine BN (Lie et al. 2019). Ein weiterer, empirisch gut belegter Auslöser und aufrechterhaltender Faktor ist eine starke negative Affektivität und dysfunktionale Emotionsregulation. So erleben bulimische Frauen vor Essanfällen eine negativere Stimmung als vor regulären Mahlzeiten (Munsch et al. 2012). Als mögliche Auslöser dieser negativen Affektivität konnten interpersonelle und alltägliche Stresssituationen sowie eine negative Bewertung von Stresssituationen identifiziert werden. Außerdem scheinen dysfunktionale kognitive Prozesse bulimische Verhaltensweisen zu begünstigen. Zu nennen sind hier z. B. eine störungsspezifische Verarbeitung von nahrungsbezogenen Reizen (schnellere Reaktion auf hochkalorische Nahrungsstimuli, vermehrte Speichelproduktion bei Ansicht und Geruch von Nahrungsmitteln; Meule et al. 2018; Legenbauer et al. 2004) sowie eine selektive Aufmerksamkeitslenkung bei der Betrachtung des eigenen Körpers auf negativ bewertete Körperteile (Tuschen-Caffier et al. 2015).

2.6.4 Familiäre Faktoren

Die Entstehung einer bulimischen Symptomatik kann durch spezifische, negative Erfahrungen im familiären Kontext begünstigt werden. Eine hohe elterliche Erwartung ein geringer, emotionaler Kontakt und zerrüttete Familienverhältnisse. aber auch eine psychiatrische Erkrankung, insbesondere depressive oder substanzbezogene Störungen der Eltern, scheinen mit der Entwicklung bulimischer Verhaltensmuster assoziiert zu sein (Weissman 2019). Wenn die Mutter eine kritische Einstellung gegenüber dem eigenen Körper oder dysfunktionale Blickmuster beim Betrachten des eigenen Körpers aufweist (Bauer et al. 2017) oder selbst ein problematisches

Essverhalten zeigt, besteht ein hohes Risiko, dass die Tochter diese Denkmuster und Verhaltensweisen übernimmt (Vázquez-Velázquez et al. 2017).

2.6.5 Verlauf

In einer großen Studie konnten 70 % von 1351 stationär behandelten Patientinnen mit BN (Beachte aber: mittleres Alter ca. 26 Jahre) 11 Jahre, eine Untergruppe 21 Jahre nach Behandlungsende nachuntersucht werden. 38 % der Patientinnen waren in Remission in der nach 11 Jahren, 42 % in der nach 21 Jahren nachuntersuchten Gruppe. Bei 14 % der Gesamtgruppe bestand noch das Vollbild der BN, bei immerhin 35 % eine unspezifische Essstörung. Je höher das Alter bei Behandlungsbeginn, desto schlechter war die Prognose (Quadflieg und Fichter 2019). Bei dieser Katamnese-Untersuchung ist zu berücksichtigen, dass es sich um die Patientinnen einer auf Essstörungen spezialisierten Klinik mit wahrscheinlich hohem Krankheitsschweregrad handelte.

Die Mortalität der BN ist gegenüber der Normalbevölkerung mit einer standardisierten Mortalitätsratio von 1,49 deutlich erhöht (Fichter und Quadflieg 2016). Auch eine erhöhte Suizidrate unter Patientinnen mit BN wird beschrieben (Preti et al. 2011).

2.7 Diagnostik

Sowohl Allgemeinmediziner als auch ärztliche Kollegen im Bereich Zahnmedizin, Frauenheilkunde und Geburtshilfe oder Kinder- und Jugendmedizin sollten bei entsprechenden Hinweisen an die Möglichkeit einer Essstörung denken. Zur Prüfung des Verdachts sollten im persönlichen Gespräch Screening-Fragen gestellt werden. Beispiele für mögliche Fragen sind im folgenden Kasten aufgeführt.

> **Beispiele für Screening-Fragen zur Exploration des Essverhaltens bei Verdacht auf eine bulimische Symptomatik im Kindes- und Jugendalter**
>
> - »Hast Du ein Problem mit dem Essen?«
> - »Machst Du Dir Sorgen wegen Deines Gewichts, Deiner Figur oder Deiner Ernährung?«
> - »Beeinflusst Dein Gewicht Dein Selbstwertgefühl? Isst Du heimlich?«
> - »Machst Du Dir Sorgen, weil Du manchmal mit dem Essen nicht aufhören kannst?«
> - »Übergibst Du Dich, wenn Du dich unangenehm voll fühlst?«

Zur orientierenden Einschätzung des aktuellen körperlichen Zustands sollten Körpergröße und Körpergewicht in Unterbekleidung und ohne Schuhe mit geeichtem Instrumentarium bestimmt und die Auswertung und Bewertung der Messwerte anhand von alters- und geschlechtsbezogenen Perzentilkurven vorgenommen werden (Berechnung der Perzentilwerte auf der Basis von KiGGS oder nach Krohmeyer-Hausschild, https://www.pedz.de/de/bmi.html. Außerdem sollten Blutdruck und Puls gemessen werden.

2.7.1 Erfassung der Kernsymptomatik

Falls der Verdacht auf eine Essstörung nach den Voruntersuchungen fortbesteht, sollte ein ausführlicher psychopathologischer Befund erhoben werden und so überprüft werden, ob anhand der Diagnosekriterien im DSM oder ICD eine Essstörung besteht. Idealerweise sollte die Diagnostik durch validierte essstörungsspezifische (semi-)strukturierte Interviews und Fragebögen ergänzt werden Ein Beispiel für einen psychopathologischen Befund findet sich im Folgenden für Laura.

Psychopathologischer Befund am Fallbeispiel Laura (zu Behandlungsbeginn)

Bewusstseinsklare, allseits orientierte Pat., welche sich im Erstgespräch offen und zugewandt zeigt. Der Affekt ist adäquat. Berichte zum Krankheitsverhalten sind sehr differenziert und flüssig. Konzentration und Aufmerksamkeit sind adäquat, keine Hinweise auf mnestische Störungen, Störungen der Wahrnehmung oder Ich-Störungen. Keine Anzeichen für latente oder akute Suizidalität. Kein Anhalt für Ängste oder Zwänge. Deutliche dysfunktionale Kognitionen in Bezug auf Figur und Gewicht.

2.7.2 Medizinische Diagnostik

Die erweiterte medizinische Diagnostik dient vor allem der Einschätzung einer vitalen Gefährdung und körperlicher Komplikationen als Folge des Erbrechens. Am Fallbeispiel von Laura ist ein Befund zur körperlich-neurologischen Untersuchung zu Behandlungsbeginn dargestellt:

16;11-jährige Patientin in gutem Allgemein- und leicht adipösen Ernährungszustand, Körperlänge 168 cm, Körpergewicht 69 kg, BMI 24,4 kg/m² (BMI-Perzentil 88,5), RR 115/82 mmHG, Puls 72/min, oberflächliche Ritzwunden am rechten Unterarm, leichte Schwielenbildung am rechten Handrücken, dezente Speicheldrüsenschwellung, kein Hinweis auf Karies. Orientierende pädiatrisch-neurologische Untersuchung ohne pathologischen Befund.

Bulimische Patientinnen weisen häufig Zahnschäden sowie Vergrößerungen der Ohrspeicheldrüsen und Zungengrundspeicheldrüsen als Folge des regelmäßigen Erbrechens auf. Zudem können intensives Erbrechen und chronischer Laxanzienmissbrauch zu bisweilen lebensbedrohlichen Veränderungen der Elektrolytkonzentrationen führen. Besonders hoch ist die Gefahr einer Hypokaliämie, die, insbesondere in Verbindung mit EKG-Veränderungen, eine medizinische Notfallsituation sein kann. Im folgenden Kasten sind die empfohlenen körperlichen Untersuchungen getrennt nach Bereichen aufgezeigt.

Körperliche Untersuchungen bei Verdacht auf eine bulimische Symptomatik im Kindes- und Jugendalter

- *Inspektion:* Speicheldrüsenschwellung, ausgeprägte Karies, Schwielen am Handrücken durch wiederholtes Auslösen des Würgereflexes (»Russell's Sign«).
- *Herz-Kreislauf-System:* Bradykardie, Hypotonie, Herzrhythmusstörungen
- *Magen-Darm-Trakt:* Ösophagitis, durch Laxanzien-Abusus induzierte Komplikationen
- *Laborparameter:* Elektrolytstörungen (Cave: Hypokaliämie), Transaminasen, Amylase, Kreatinin und Harnstoff erhöht
- *Endokrinologie* (bei niedrigem Gewicht oder akutem Gewichtsverlust): Schilddrüsenhormone: fT_3 erniedrigt, TSH (niedrig)normal, Geschlechtshormone: FSH, LH, Östradiol erniedrigt

2.7.3 Psychologische Diagnostik

Als Goldstandard gelten dabei die Durchführung eines essstörungsspezifischen klinisch-strukturierten Interviews sowie die Erfassung der Kernsymptomatik, der Körperbildstörung und komorbider psychopathologischer Symptome in Form von Fragebögen. Eine ausführliche Beschreibung der Verfahren findet sich bei Meule und Hilbert (▶ Kap. 7) in diesem Buch.

2.8 Differenzialdiagnose

Heißhungerattacken können bei verschiedenen psychischen und neurologischen Erkrankungen auftreten. Differenzialdiagnostisch abzugrenzen ist die BN insbesondere von anderen Essstörungen. Bei der AN vom Binge-Eating/Purging-Typus liegt im Gegensatz zur BN entweder ein klinisch relevantes Untergewicht oder deutliche Gewichtsabnahme vor, bei der Binge-Eating-Störung ergreifen die Patientinnen nach den Essattacken nicht regelmäßig gegenregulierende Maßnahmen. Das wichtigste Unterscheidungsmerkmal zwischen BN und einer depressiven Störung ist ebenfalls der Verzicht auf kompensatorische Maßnahmen zur Gewichtsregulation im Anschluss an eine übermäßige Kalorienzufuhr. Im Rahmen der Borderline-Persönlichkeitsstörung kann es im Rahmen der Emotionsregulation durchaus zu Heißhungerattacken und anschließendem Erbrechen kommen, hier fehlen allerdings ausgeprägte Körperbildprobleme oder eine Überbewertung von Figur und Gewicht in Bezug auf den Selbstwert. Auch bei Patient/-innen mit Kleine-Levine-Syndrom kann es zu Heißhungerattacken kommen, sie zeigen aber weder gegenregulierende Maßnahmen noch eine essstörungstypische Psychopathologie.

2.9 Behandlung

Laut Empfehlung der S3-Leitlinien für die Diagnostik und Behandlung von Essstörungen (Herpertz et al. 2020) *soll* Kindern und Jugendlichen mit BN als Behandlungsverfahren der ersten Wahl eine Psychotherapie angeboten werden. In der den aktualisierten Leitlinien zugrundeliegenden Metaanalyse von Svaldi und Kollegen (2019) zeigte sich die Kognitive Verhaltenstherapie (KVT) am effektivsten in der Reduktion der Kernsymptomatik. Diese Überlegenheit zeigte sich auch für ihre Weiterentwicklungen, wie die Dialektisch-Behaviorale Therapie (DBT) (Hill et al. 2011; Safer et al. 2001), welche speziell für die Behandlung von Essstörungen adaptiert wurde (DBT-BN nach Wisniewski und Kelly 2003). Daher *sollte* die KVT auch für das Kindes- und Jugendalter als Psychotherapieverfahren der ersten Wahl herangezogen werden. Die Behandlungskomponenten sollten hierbei entwicklungsbezogen adaptiert werden, allerdings beruht diese Empfehlung lediglich auf der Expertenmeinung der Konsensuskonferenz (*KKP*); eine empirische Überprüfung steht größtenteils noch aus. Als Alternative *kann* speziell für Kinder und

Jugendliche auch eine familienbasierte Therapie angeboten werden, wenn sich KVT als nicht wirksam zeigt oder nicht gewünscht wird (Le Grange et al. 2007; Le Grange et al. 2015). Die Interpersonelle Therapie (IPT) *sollte* und die tiefenpsychologisch fundierte Therapie *kann* als weitere Behandlungsalternative in Betracht gezogen werden (Agras et al. 2000; Stefini et al. 2017; Poulsen et al. 2014). Allerdings muss darauf hingewiesen werden, dass nur die KVT und die Tiefenpsychologische Therapie neben der Systemischen Therapie zu den Richtlinienverfahren gehören.

Eine pharmakologische Behandlung der BN ist in Deutschland nur für das Erwachsenenalter und nur in Verbindung mit psychotherapeutischen Interventionen zugelassen. Als Medikament der Wahl sollte Fluoxetin, ein Antidepressivum aus der Klasse der Selektiven Serotonin-Wiederaufnahmehemmer (SSRI), eingesetzt werden mit einer Enddosis von bis zu 60 mg je nach Schwere der Symptomatik und Verträglichkeit. Die zusätzliche Gabe von Fluoxetin sollte insbesondere für Patientinnen erwogen werden, bei denen KVT allein nicht zu einer deutlichen Symptomreduktion führt. Für das Jugendalter handelt es sich auf Grund des Off-Label-Use um einen »individuellen Heilungsversuch«, der eine sorgfältige Indikationsstellung, ausführliche Aufklärung der Sorgeberechtigten und der adoleszenten Patientinnen sowie eine engmaschige Begleitung durch eine/n Kinder- und Jugendpsychiater/-in erfordert.

Einheitlicher Konsens besteht auch über die Notwendigkeit eines/-r in der Essstörungsbehandlung versierten Therapeut/-in sowie über das vordringliche Behandlungssetting. Kinder und Jugendliche mit BN *sollten* möglichst ambulant behandelt werden, insbesondere bei guter Integration in die Gleichaltrigengruppe. Liegen jedoch Faktoren vor, welche den Gesundungsprozess in einem ambulanten Setting nachhaltig behindern, kann auch ein engmaschiges Behandlungsmanagement erforderlich sein. In folgenden Kasten sind Beweggründe für eine (teil-)stationäre Behandlung dargelegt.

Indikationskriterien für eine (teil-)stationäre Behandlung

- *hoher Schweregrad der bulimischen Symptomatik*, wie z. B. erheblich entgleistes Essverhalten und Elektrolytverschiebung
- *ausgeprägte psychopathologische Komorbiditäten*, wie z. B. schwere, versorgungspflichtige Selbstverletzungen und Substanzgebrauchsstörungen
- *ausgeprägte körperliche Komorbiditäten*, wie z. B. ein unzureichend eingestellter Diabetes mellitus
- *problematische familiäre Situation*, wie z. B. unzureichende soziale Unterstützung, elterliche Essstörungen
- *nicht ausreichende oder ungünstige Veränderung im ambulanten Setting*

Bei unzureichender Motivation für eine Behandlung sollte insbesondere bei minderjährigen Patientinnen und ihren Eltern in den probatorischen Sitzungen oder vorbereitenden Gesprächen für einen stationären Aufenthalt ein Hauptfokus auf den Aufbau von Krankheitseinsicht und Veränderungsmotivation gelegt werden.

Als primäre Behandlungsziele zur *Reduktion der störungsspezifischen Symptomatik* werden der Abbau der Essanfälle und der gegensteuernden Verhaltensweisen sowie die Verbesserung der Körperakzeptanz vor dem Hintergrund der ausgeprägten Körperbildstörung angesehen (▶ Tab. 2.3). Daneben steht die *Reduktion relevanter psychischer Hintergrundproblematiken* im Behandlungsfokus, welche einen instabilen Selbstwert, ausgeprägte perfektionistische Einstellungen sowie Emotionsregulationsdefizite und eine hohe Impulsivität einschließen können. Darüber hinaus sollte eine Behandlung komorbider psychischer Störungen sowie eine adäquate Rückfallprophylaxe in der letzten Therapiephase erfolgen. Erste empirische Evidenzen zu familientherapeutischen Interventionen (vgl. ▶ Kap. 3.11 zur Wirksamkeit) stützen die Einbeziehung der Familie und des sozialen Umfeldes in das multimodale Behandlungskonzept. Eine detaillierte Beschreibung der kognitiv-verhaltenstherapeutischen Interventionen ist bekannten Manualen zu BN zu entnehmen (wie Salbach-Andrae et al. 2010; Legenbauer und Vocks 2014). Im Folgenden werden die Kernelemente der Behandlung und ihre Besonderheiten in der Umsetzung für das Kindes- und Jugendalter dargestellt.

2.9.1 Kernelemente kognitiv-verhaltenstherapeutischer Interventionen

Jugendliche mit BN kommen häufig eigenmotiviert in die Behandlung, wenn auch meist mit einer gewissen zeitlichen Verzögerung zum Erkrankungsbeginn. Trotz einer zu Beginn höheren Motivationsstufe (z. B. Absichtsbildung/Kontemplation oder Vorbereitung nach Prochaska und DiClemente 1992) ist die Veränderungsmotivation hinsichtlich der Reduktion der gegensteuernden Verhaltensweisen und einer möglicherweise notwendigen Gewichtszunahme für eine Gesundung dennoch meist ambivalent. Zum Aufbau einer tragfähigen therapeutischen Beziehung in der *ersten Therapiephase* ist daher ein verstärkter Einsatz von Strategien der motivierenden Gesprächsführung zu empfehlen. Klassischerweise werden Widerstandstendenzen wohlwollend thematisiert sowie offene Fragen und Skalierungsfragen gestellt. Im Rahmen von Skalierungsfragen erfragt man wiederholt die Motivation zur Veränderung des Ess- und Bewegungsverhaltens auf einer Skala von 0 bis 10 und reflektiert mögliche Schritte zur Verbesserung der Motivation. Von Beginn an sollte jedoch eine Begrenzung und Handlungsnotwendigkeit im Falle einer somatischen Destabilisierung transparent angekündigt werden (Treasure und Schmidt 2010). Dieser Gesprächsansatz bietet die Möglichkeit, dem entwicklungsbedingt gesunden Autonomiebedürfnis von Jugendlichen mit BN bei zeitgleicher Überforderung durch zu viel Selbstkontrolle Rechnung zu tragen. Jüngere Patientinnen mit bulimischer Symptomatik erleben sich hingegen oftmals auch entlastet durch eine stärkere externe Verantwortungsübernahme im Rahmen der Behandlung, weswegen das Ausmaß der therapeutischen und elterlichen Unterstützung je nach Einzelfall und altersabhängig entschieden werden sollte. Darüber hinaus ist es empfehlenswert, insbesondere zu Therapiebeginn, neben dem Einsatz von störungsspezifischen Commitmentstrategien, wie die emotionale Ausarbeitung der Vor- und Nachteile der BN als Freundin bzw. Feindin (»Briefe an die BN«, ▶ Kap. 1.9.4), Validierungsstrategien zur Beziehungsstärkung zu verwenden. Psychoedukative Inhalte, wie bspw. zu den psychischen und körperlichen Folgen der bulimischen Symptomatik, sollten angesichts des entwicklungsbedingten impulsiven Denkstils im Jugendalter wiederkehrend thematisiert werden. Therapievereinbarungen unter Einbeziehung individuell relevanter Therapieziele und Belohnungen bei Erreichung sollten spätestens zu Ende der ersten Therapiephase mit den adoleszenten Patientinnen schriftlich festgehalten werden. Bei bulimischer Symptomatik ist es meist sinnvoll, ein am prämorbiden Gewicht orientierten Korridor als Zielgewichtsbereich festzulegen, wobei als unterste Grenze die 25. BMI-Perzentile bzw. BMI 18,5 kg/m² festlegt werden sollten. Gewichtsschwankungen auch in Richtung einer Gewichtszunahme sind zu Behandlungsbeginn ein häufiges Phänomen und deuten meist noch auf ein Vorhandensein von Essanfällen und restriktiven Essverhaltensmustern hin.

Mit Laura aus dem eingangs beschriebenen Fallbeispiel wurde eine ambulante Langzeittherapie vereinbart, welche 52 Einzelsitzungen zu 50 Minuten sowie die Teilnahme an einer ambulanten Körperbildgruppe, 8 Doppelstunden zu jeweils 100 Minuten, umfasste. Mit den erhobenen Informationen aus den probatorischen Sitzungen und den Briefen an die BN wurde die Funktionalität der Ess-Brech-Attacken sowie ein multifaktorielles Genesemodell der Essstörung erarbeitet. Laura erkannte, dass angesichts prägender Lernerfahrungen (Vergleiche zu ihren Schwestern und in der Peergroup) ihr Selbstwertgefühl durch gute Leistungen (Schule, Musizieren etc.) sowie den hohen Stellenwert von Körper, Figur und Aussehen kurzfristig stabilisiert wurde. Mit Hilfe des Teufelskreismodells der BN konnte sie zudem verstehen, dass Diätversuche durch Mangelernährung Essanfälle auslösen, die aus Angst vor einer Gewichtszunahme Erbrechen zur Gegenregulation nach sich ziehen. Zusätzlich konnte erarbeitet werden, dass Ess-Brech-Attacken insbesondere in Situationen mit vorherrschend negativer Gefühlslage eine Möglichkeit bieten, intensive negative Emotionen (z. B. bei vermeintlichen schulischen Misserfolgen und Erfahrungen von Ablehnung) zu kontrollieren und zu kompensieren.

In der *zweiten Therapiephase* ist die Stärkung der Selbstbeobachtung und Durchbrechung etablierter Abläufe durch den Einsatz von idealerweise täglich geführten Essprotokollen ein Kernelement kognitiv-verhaltenstherapeutischer Interventionen zur Reduktion von Essanfällen und gegensteuernder Verhaltensweisen. Jugendliche bevorzugen meist elektronische Formate der Protokollierung, wie z. B. App-basierte Essprotokolle. Zu den typischen auslösenden Bedingungen von Essanfällen zählen restriktives Essverhalten, im weiteren Krankheitsverlauf dann zunehmend auch nicht tolerierbare negative Emotionen und aversive Anspannung sowie automatisierte Abläufe, wie bspw. regelmäßiger unkontrollierter Süßigkeitenkonsum während der Hausaufgaben am Schreibtisch. Demnach ist zu Behandlungsbeginn eine vordringliche Etablierung ausgewogener und regelmäßiger Mahlzeiten von ausreichender Größe (bspw. 3 bis 5 Mahlzeiten einschließlich einer warmen Mahlzeit mit Nachtisch) unter Integration von vormals »verbotenen«, meist hochkalorischen Nahrungsmitteln zu empfehlen. Mahlzeitenpläne sowie therapeutische Mahlzeitenbegleitungen können ebenfalls bei der Normalisierung des Essverhaltens eingesetzt werden. Hilfreich ist auch die Unterstützung durch eine mit dem Krankheitsbild vertraute Ernährungsberaterin. Ziel ist es, durch die strukturierte und ausreichende Ernährung den Teufelskreis der BN zu durchbrechen und das Risiko von Essanfällen durch eine Mangelernährung zu reduzieren. Bei Kindern und jüngeren Jugendlichen kann eine altersadäquate Unterstützung bei den Mahlzeiten durch die Eltern sinnvoll sein. Dies kann von einer strikten Mahlzeitenvorgabe bis hin zu Rückmeldungen zur Mahlzeitengröße oder schlingendem Essverhalten reichen. Das Ausmaß des elterlichen Mahlzeitenmonitorings sollte transparent mit den Patientinnen und ihrer Familie unter Berücksichtigung der Schwere der Kernsymptomatik besprochen werden.

Basierend auf dem »Teufelskreismodell der Aufrechterhaltung« wurde bei Laura zunächst eine regelmäßige Mahlzeitenstruktur anvisiert, um Hunger- und Sättigungsgefühl zu etablieren. Zunächst fiel es der Patientin schwer, die Essprotokolle auszufüllen, da sie aufgrund von starker Scham und Selbstabwertung nicht über Mengenangaben während eines Essanfalls sowie über damit im Zusammenhang stehende Kognitionen und Emotionen nachdenken wollte. Daraufhin wurden ihre Ansprüche an sich selbst auf »sofortige Heilung« identifiziert und auf Angemessenheit überprüft, so dass es ihr zunehmend gelang, das Vermeidungsverhalten aufzugeben und ihr Essverhalten neutraler zu beobachten. Laura empfand zunächst jegliche Unterstützung durch ihre Eltern bei der Gesundung als »kränkend«. Da sich ihr Essverhalten gut stabilisieren ließ (auf zunächst 2 bis 3 Ess-Brech-Attacken pro Woche) bei unauffälligen Laborbefunden, wurde ihr Abgrenzungsbedürfnis respektiert. Im Behandlungsverlauf wurde die zugrundeliegende Grundannahme jedoch thematisiert (»Nur wenn ich stark bin, mag ich mich.«) und die Patientin darin begleitet, einen gesunden Mittelweg hinsichtlich der Selbstöffnung ihrer verletzlichen Anteile vor dem Hintergrund zeitgleich bestehender Bedürfnisse nach Fürsorge und Autonomie für sich zu finden. So etablierte die Familie im Verlauf ein sonntägliches Familiengespräch für eine generelle Wochenreflektion, welches auch das Essverhalten einschloss, und gemeinsame angemessene sportliche Betätigungen.

Essanfallssituationen sollten zudem vertiefend im Rahmen von Verhaltensanalysen oder Verhaltensketten besprochen werden. Letztere bieten sich besonders bei jüngeren Patientinnen zur vereinfachten Darstellung der Zusammenhänge an. Diese zielen insbesondere darauf ab, die Funktion des Essanfalls und gegensteuernder Verhaltensweisen hinsichtlich negativer emotionaler Zustände aufgrund individueller oder familiärer Problematiken zu analysieren und daran anknüpfend adäquate Lösungsstrategien zu entwickeln. Bei den meisten Patientinnen ist es daher empfehlenswert, kurz- und langfristige individuell wirksame Emotionsregulationsfertigkeiten aufzubauen. Hierbei bietet es sich an, zunächst den natürlichen Verlauf von Verlangen zu essen (»Craving«) zu erläutern, der häufig als äußerst aversiv und drängend und nahezu unkontrollierbar erlebt wird. Als kurzfristige »Notfall-Fertigkeiten« zur Verbesserung der Toleranz gegenüber dem Verlangen zu essen und zur Unterbrechung von automatisierten Abläufen, wie Erbrechen im Anschluss, bieten sich handlungs-, gedanken-, sinnes- und körperbezogene »Skills« aus der DBT-A (Auer und Bohus 2017) an. Auch bei dieser ersten Emotionsregulation können Eltern einbezogen werden, bspw. indem die Patientin ein ablenkendes Gespräch mit ihnen sucht, wenn sie das Verlangen nach Essanfällen spürt. Ebenso kann eine gemeinsame familiäre Aktivität, wie ein Brettspiel oder ein geruhsamer Spaziergang sowie das Abschließen der Toilettentür nach einer normalen Mahlzeit oder nach einem Essanfall vereinbart werden, um gegenregulierende Verhaltensweisen zu verhindern. Wichtig ist, den Patientinnen zu vermitteln, dass selbst im Falle eines (subjektiven) Überessens oder Essanfalls die Anwendung von Emotionsregulationsfertigkeiten geübt werden sollten, um den automatisierten Ess-Brech-Ablauf langfristig zu unterbinden. Der Ausstieg aus dem »Teufelskreis« vor Anwendung gegenregulierender Verhaltensweisen erzeugt oftmals massive Ängste vor einer Gewichtszunahme. Zugrundeliegende dysfunktionale Kognitionen in Bezug auf Figur, Gewicht, Ernährung sowie das Selbst sollten daher im Rahmen einer kognitiven Arbeit (wie bspw. im Rahmen der Körperbild- und Selbstwertarbeit) identifiziert und tiefgehend modifiziert werden. Ebenso ist die Vermittlung von Konflikt- und Problemlösungsfertigkeiten sowie sozialen Kompetenzen zu empfehlen, um zugrundeliegende emotionale Problematiken zu bewältigen.

Wird das Ess- und Bewegungsverhalten durch ausgeprägte Defizite in der Emotionsregulation aufrechterhalten oder verstärkt, sollte über die gezielte Anwendung von DBT-BN nachgedacht werden (Salbach-Andrae et al. 2009). Darüber hinaus können insbesondere Patientinnen mit erheblichen psychischen Komorbiditäten von DBT-BN profitieren (Wisniewski und Kelly 2003). Essanfälle und anschließende gegensteuernde Verhaltensweisen werden als selbstverletzendes Verhalten angesehen und gemäß der Zielhierarchie stets als Problem mit der höchsten Priorität in der Einzeltherapie bearbeitet. Neben dem klassischen Fertigkeitentraining werden ein zusätzliches essstörungsspezifisches und Selbstwertmodul sowie Körpertherapie im Gruppensetting durchgeführt (Salbach-Andrae et al. 2007). In begleitenden Familiengesprächen werden invalidierende familiäre Interaktionen nach dem DBT-Konzept aufgegriffen und bearbeitet. Weitere langfristige Emotionsregulationsstrategien unter Anwendung von erlebnisorientierten Stühle-Dialogen mit der BN und Imaginationsübungen sind dem schematherapeutischen Ansatz zu entnehmen (Archonti et al. 2016). Im »Dialog mit der Essstörung« wird die BN »auf einen Stuhl« externalisiert und ihre Funktion der Bewältigung mit der Patientin gemeinsam reflektiert. Im weiteren Behandlungsverlauf ermöglichen »Stuhldialoge«, die der Essstörung zugrundeliegenden inneren Anteile »auseinanderzusetzen« (wie z. B. der« innere Kritiker« ▶ Kap. 1.9.4) und getrennt zu bearbeiten (Archonti und de Zwaan 2016).

Im Rahmen von Verhaltensanalysen identifizierte Laura Risikosituationen mit den damit einhergehenden Kognitionen und Emotionen. Folgende kurz- und langfristige Fertigkeiten zur Verhinderung von Essanfällen und Erbrechen wurden mit ihr erarbeitet (▶ Tab. 2.2). Überzogene Leistungsansprüche konnten im sokratischen Dialog identifiziert und einer Veränderung zugänglich gemacht werden. Mit Hilfe kognitiver Strategien (z. B. Realitätsprüfung, kognitive Umstrukturierung, Spaltentechnik) konnten zum Teil realistische Zielsetzungen aufgebaut und eine stärkere Akzeptanz von Misserfolgen angeleitet werden. Es wurde ersichtlich, dass vor allem die Modifikation der perfektionistischen Grundannahme »Nur wenn ich die Beste bin, bekomme ich Anerkennung«, welche dem niedrigen Selbstwerterleben zugrunde lag, nur in ersten Ansätzen verändert werden konnte. Hierbei bedurfte es einer weiterführenden Selbstwertarbeit (▶ Tab. 2.3), im Rahmen derer die Patientin einen »wohlwollenden« Begleiter auswählte, der es ihr erleichterte, sich selbst mitfühlender und lobender zu betrachten.

Tab. 2.2: Beispiele für Emotionsregulationsfertigkeiten zur Verhinderung von Ess-Brech-Attacken

kurzfristige Fertigkeiten	langfristige Fertigkeiten
präventiv	
direkt nach der geplanten Haupt- oder Zwischenmahlzeit ablenken oder etwas Schönes unternehmen, um nicht weiter zu essen.	• emotionale Verwundbarkeit verringern (d. h. keine Mahlzeiten auslassen und genug trinken, regelmäßige Pausen beim Lernen einplanen, auf ausreichenden Schlaf achten) • kurze nach innen gerichtete Achtsamkeitsübung nach jedem Blick ins Smartphone zur Verbesserung der Gefühlswahrnehmung • Bedürfnisse ernst nehmen und in Beziehungen ansprechen
in der konkreten Situation	
bei Verlangen zu essen: Skills-Kette bestehend aus 1. »Kutschersitz«, 2. laute Musik hören und 3. eine Freundin anrufen	• innehalten und überlegen, was gerade passiert ist • Überprüfen der situationsbezogenen Angemessenheit der Gefühle (oder »Bin ich gefangen in einem alten Gefühlsmuster«?) • Veränderung von Gefühlen durch entgegengesetztes Handeln • Selbstinstruktionen zur Abschwächung von abwertenden Anteilen und Versorgung von verletzlichen Anteilen

Tab. 2.2: Beispiele für Emotionsregulationsfertigkeiten zur Verhinderung von Ess-Brech-Attacken – Fortsetzung

kurzfristige Fertigkeiten	langfristige Fertigkeiten
bei Drang zu Erbrechen: Skills-Kette bestehend aus 1. Wecker zum Aufschub des Erbrechens stellen und in der Zwischenzeit kurz vor die Wohnungstür gehen, 2. Sudokus machen und 3. zur Familie setzen und sich ablenken lassen	

Ein weiteres Kernelement kognitiv-verhaltenstherapeutischer Interventionen bei BN ist die Exposition gegenüber präferierten Binge-Nahrungsmitteln mit Reaktionsverhinderung (Cue-Exposure-Technik) (Magson et al. 2021). Die Nahrungsexposition sollte wiederholt gemeinsam mit dem/der Therapeut/-in unter Herstellung der typischen Stimmungs- und Umgebungsbedingungen für einen Essanfall durchgeführt werden, bspw. indem die Patientinnen eine belastende Situation imaginieren (Legenbauer und Vocks 2014). Während der Nahrungsexposition sollte das Verlangen, zu Essen regelmäßig im Rahmen eines Verlaufsratings bewertet werden. Die Selbstanwendung sollte gerade bei jugendlichen Patientinnen schrittweise erfolgen und behutsam vorbesprochen werden, bspw. unter Einbezug der Eltern beim Kauf des jeweiligen Binge-Nahrungsmittels für die ersten eigenständigen Expositionen zuhause.

> In drei therapeutenbegleiteten Nahrungsexpositionen wurde Laura mit den am stärksten Verlangen auslösenden Nahrungsmitteln konfrontiert (Nutella-Brötchen, Puddingplunderstückchen und Amerikaner). Sie wurde hierbei angeleitet auf das Sehen, Riechen und Schmecken zu fokussieren sowie ihr Verlangen, zu essen wahrzunehmen und zuzulassen, ohne darauf zu reagieren. Im Rahmen der Exposition erlebte Laura auch Traurigkeit, da sie sich an familiäre Momente ihrer Kindheit erinnerte, in der sie Süßigkeiten erhielt und sich dabei sehr geborgen fühlte. In einer Nachbesprechung wurde sie sich ihrer inneren Ambivalenz als Adoleszente bewusst, und ihr gelang es zunehmend häufiger, ihre Verletzlichkeit ihren Eltern und im Verlauf auch ihren Freundinnen und Freunden zu zeigen. Darüber hinaus übte sie Nahrungsexpositionen in belastenden Situationen im Alltag, welche innerhalb kurzer Zeit zu einer deutlichen Reduktion des Verlangens nach Süßigkeiten führten. Zudem wurden Genussübungen im weiteren Behandlungsverlauf durchgeführt.

Als *drittes Behandlungsziel* zur Reduktion der Kernsymptomatik sollte die Verbesserung der Körperakzeptanz avisiert werden. Körperbezogene Interventionen aus bekannten Gruppenmanualen des Erwachsenenbereichs (z. B. von Vocks, Bauer und Legenbauer 2018) bieten sich auch für die Anwendung im Kindes- und Jugendalter an. Bei jugendlichen Patientinnen mit BN ist ein verstärkter Fokus auf die kritische Reflexion des gegenwärtigen Schönheitsideals mit Fokus auf Fitness und Muskelstreben sowie soziale Vergleichsprozesse in sozialen Netzwerken als aufrechterhaltende Komponente zu legen. Ziel dieser Interventionen ist es, Wünsche nach medialer Rückmeldung zu Figur und Gewicht auf zugrundeliegende Bedürfnisse zu hinterfragen und alternative Bedürfnisbefriedigungen im Rahmen des individuellen Wertesystems zu etablieren. Erlebensbezogene Interventionen wie Körperexpositionen (im Spiegel und/oder Video) mit 1. Fokussierung auf negativ bewertete bzw. vermiedene Körperteile und 2. Identifikation positiver Körperteile bilden die Hauptintervention der Körperbildarbeit. Darüber hinaus haben sich Verhaltensexperimente zum Abbau körperbezogenen Vermeidungs- und Kontrollverhaltens (wie z. B. eine enge Jeans den ganzen Schultag tragen) als hilfreich erwiesen.

Mit Laura wurde ihre individuelle Entwicklung des negativen Körperbildes herausgearbeitet und damit zusammenhängende dysfunktionale Kognitionen und Grundannahmen abgeleitet und im Rahmen von Rollenspielen (z. B. »Engelchen/Teufelchen-Übung«) disputiert (siehe folgender Kasten). Des Weiteren konnte die Patientin über Abtast- und Zeichenübungen korrektive Erfahrungen bezüglich ihres Körperumfangs machen und körperbezogenes Vermeidungsverhalten abbauen. Über Spiegelkonfrontationen in Kleingruppen (2 bis 3 Patientinnen) konnten negative Bewertungen über den Körper evident und einer Korrektur zugänglich gemacht werden. Da Laura zu konkurrierendem Verhalten gerade in Bezug auf den Körper neigte, konnte sie besonders durch die Auseinandersetzung in der Gruppe und das Feedback der Mitpatientinnen zu positiven Aspekten ihres Aussehens profitieren.

> **Beispiel für eine Disputation von körperbezogenen Grundannahmen**
>
> Situation: Laura läuft mit Freundinnen den Schulflur entlang, zwei Mitschüler lachen.
>
> - tief verwurzelte Überzeugung: »Nur wenn ich dünn bin, werde ich gemocht.«
> - automatischer negativer Gedanke: »Sie haben über meine Gewichtszunahme gelacht. Ich bin einfach viel fetter als alle anderen. So werde ich nie einen festen Freund bekommen.«
> - Gefühle und Verhaltensimpulse: »Traurigkeit, Wut gegen mich selbst. Ich ziehe mich innerlich zurück, werde einsilbig und verabschiede mich schnell nach der Schule. Das Abendessen und Frühstück am kommenden Tag würde ich am liebsten ausfallen lassen«.
>
> Was spricht dafür?
>
> - »So viele Influencer bekommen für ihren Körper Anerkennung, also muss Schlankheit wichtig sein.«
> - »Für meine schlanken Freundinnen interessieren sich ständig Jungs.«
> - »Die Welt ist oberflächlich, und der erste äußerliche Eindruck ist entscheidend.«
>
> Was spricht dagegen?
>
> - »Nur, weil ich mich dick FÜHLE, BIN ich NICHT dick.«
> - »Wenn ich regelmäßig esse, geht es mir gut und dann strahle ich auch Zufriedenheit aus, das ist attraktiv.«
> - »Meine Freunde sind bei mir geblieben trotz meiner Gewichtsschwankungen.«
> - »Der Wert eines Menschen hängt nicht vom Aussehen ab. Die Persönlichkeit und der Umgang mit anderen Menschen sind weitaus wichtiger.«

Zusätzliche kognitiv-verhaltenstherapeutische Interventionen zur Reduktion relevanter psychischer Hintergrundproblematiken sind der ▶ Tab. 2.3 zu entnehmen.

In der *dritten Therapiephase* erfolgt klassischerweise die Rezidivprophylaxe, welche die erreichten und noch offenen Ziele reflektiert und eine Zusammenfassung der erarbeiteten Fertigkeiten im Behandlungsverlauf einschließt. Es empfiehlt sich, die Sitzungsfrequenz auf einen 2- bis 6-wöchigen Rhythmus zu reduzieren. Die Streckung der letzten Therapiesitzungen erleichtert den jugendlichen Patientinnen die Ablösung aus der therapeutischen Beziehung und ermöglicht eine Begleitung bei Risikosituationen und potenziellen Rückschritten in Übergängen zu neuen Entwicklungsphasen (z. B. Auszug aus dem Elternhaus, Beginn der Ausbildung und des Studiums).

Das Ende der Therapie wurde frühzeitig (ab T45) mit Laura thematisiert. Zwischenzeitlich erneut auftretendes, stressbedingtes Überessen (3 Portionen Mittagessen) wurde zum Anlass genommen, erneut Mahlzeiten zu protokollieren. Mithilfe eines konkreten Mahlzeitenplans für einen Tag und erneuter Etablierung von regelmäßigen Achtsamkeitsübungen gelang es ihr, ihr Essverhalten innerhalb kurzer Zeit wieder zu normalisieren. Die Patientin wurde darauf sensibilisiert, dass überhöhte Leistungsansprüche und Streben nach Perfektionismus ein Rückfallrisiko bergen, so dass mögliche Rückfälle (z. B. durch Belastung in der Vorbereitungszeit der Abiturprüfung) und belastende Lebensereignisse vorweggenommen und Lösungsstrategien (Notfallkoffer) erarbeitet werden konnten.

Tab. 2.3: Darstellung der kognitiv-verhaltenstherapeutischen Behandlungskomponenten bei BN und entwicklungsbezogene Besonderheiten

Behandlungsziele	Kernelemente kognitiv-verhaltenstherapeutischer Interventionen	Besonderheiten in der Umsetzung für das Kindes- und Jugendalter
Therapiephase 1		
Aufbau von Krankheitseinsicht und Veränderungsmotivation		
Aufbau einer tragfähigen therapeutischen Beziehung	• ressourcenorientierte Beziehungsgestaltung • Anwendung von Validierungsstrategien	verstärkter Einsatz von Strategien der motivierenden Gesprächsführung unter Achtung des Autonomiebedürfnisses
Aufbau von Krankheitsverständnis	• Vermittlung psychoedukativer Inhalte über Symptomatik und Folgeschäden der BN sowie Regulation des Körpergewichts • Erarbeitung des aufrechterhaltenden »Teufelskreises« von restriktivem Essverhalten, Essanfällen und Erbrechen	Wiederholung und Verschriftlichung von psychoedukativen Inhalten
Bereitschaft zum ziel- und werteorientierten Handeln	• Anwendung störungsspezifischer Commitmentstrategien (wie Briefe an die BN, Waage, Bilanzbogen) • Besprechung des Zielgewichtsbereichs (Gewichtskorridor), falls möglich unter Berücksichtigung des prämorbiden Gewichts • Abschluss eines schriftlichen Therapievertrags	Gestaltung von Therapievereinbarungen unter altersadäquater Einbeziehung der Eltern und Schwere der Kernsymptomatik

Tab. 2.3: Darstellung der kognitiv-verhaltenstherapeutischen Behandlungskomponenten bei BN und entwicklungsbezogene Besonderheiten – Fortsetzung

Behandlungsziele	Kernelemente kognitiv-verhaltenstherapeutischer Interventionen	Besonderheiten in der Umsetzung für das Kindes- und Jugendalter
Therapiephase 2		
Reduktion der bulimischen Kernsymptomatik		
Abbau der Essanfälle	• Einsatz von Selbstbeobachtungsprotokollen (Essprotokollen) • Vermittlung von Wissen über ein gesundes Ernährungs- und Essverhalten • Etablierung eines regelmäßigen und ausgewogenen Ernährungsverhaltens unter Integration von »verbotenen« Nahrungsmitteln • Exposition gegenüber Binge-Nahrungsmitteln	Verwendung von elektronischen App-basierten Essprotokollen (wie *Recovery Record, Jourvie*) Vorplanung der Nahrungsexpositionen zuhause mit Unterstützung der Eltern beim Kauf der Nahrungsmittel
Abbau der gegensteuernden Verhaltensweisen	• Identifikation von Auslösebedingungen für Essanfälle sowie gegensteuernden Verhaltensweisen über Verhaltensanalysen • Etablierung kurzfristig wirksamer Fertigkeiten zur Verhinderung von Essanfällen und gegensteuernden Verhaltensweisen • Bearbeitung individueller und familiärer Auslösebedingungen (siehe auch Interventionen zur Reduktion relevanter psychischer Hintergrundproblematiken)	Vereinfachung zugrundeliegender Zusammenhänge unter Anwendung von Verhaltensketten für Kinder und jüngere Jugendliche Einbezug von Fertigkeiten des Skillstrainings für Jugendliche (DBT-A)
Verbesserung der Körperakzeptanz	• Reflektion gegenwärtiger Schönheitsideale • Erarbeitung einer individuellen »Körperbild-Geschichte« • Verständnis für die Zusammenhänge der verschiedenen Ebenen des Körperbildes • Körperexpositionen (Vorübungen und Spiegel- bzw. Videoexpositionen) • Verhaltensexperimente zum Abbau körperbezogenen Vermeidungs- und Kontrollverhaltens • Einplanung positiver körperbezogener Aktivitäten	Reflektion des Einflusses von Medien und sozialen Vergleichsprozessen auf aktuellen Social Media Plattformen hinsichtlich zugrundeliegender Bedürfnisse und des individuellen Wertesystems

Tab. 2.3: Darstellung der kognitiv-verhaltenstherapeutischen Behandlungskomponenten bei BN und entwicklungsbezogene Besonderheiten – Fortsetzung

Behandlungsziele	Kernelemente kognitiv-verhaltenstherapeutischer Interventionen	Besonderheiten in der Umsetzung für das Kindes- und Jugendalter
Therapiephase 2		
Reduktion relevanter psychischer Hintergrundproblematiken		
Aufbau eines auf mehreren Säulen basierenden Selbstwertes	• Identifikation und Modifikation dysfunktionaler automatischer Kognitionen sowie Grundannahmen • Arbeit mit inneren Anteilen (z. B. Etablierung eines »wohlwollenden Begleiters« nach Potreck-Rose und Jacob 2019) • Stärkung individueller Ressourcen • Training sozialer Kompetenzen und Ausweitung des sozialen Netzes • Vermittlung von Achtsamkeits- und Entspannungsübungen	Thematisierung typischer entwicklungsbezogener Fehlbewertungen zu Figur und Gewicht unter Verwendung altersadäquater Begrifflichkeiten (z. B. Schwarz-Weiß-Malerei, Katastrophendenken, Punkte sammeln, vgl. Jaite et al. 2021) Einsatz von erlebensnahen Übungen, wie Engelchen/Teufelchen-Übung, Talkshow Übung (vgl. Legenbauer und Vocks 2014)
Identifikation und Modifikation perfektionistischer Ansprüche	• Reflektion von kurz- und langfristigen Vor- und Nachteilen überhöhter Leistungsansprüche und Perfektionismus (Vierfelderschema)	Verschriftlichung der Ergebnisse und Wiederholung in erfahrungsbasierten »Stuhldialogen«
Aufbau von funktionaler Emotionsregulation und Impulskontrolle	• Anwendung kurzfristig und langfristig wirksamer Emotionsregulationsfertigkeiten • Vermittlung von Konflikt- und Problemlösungsfertigkeiten und sozialen Kompetenzen	Anwendung von erlebnisorientierten »Stühle-Dialogen« mit der BN (vgl. Archonti et al. 2016)
Therapiephase 3		
Stabilisierung und Transfer		
Rezidivprophylaxe	• Reflektion erreichter und offener Ziele • Umgang mit Risikosituationen und potenziellen Rückschritten	Begleitung der Übergänge von Entwicklungsphasen im Rahmen der Rezidivprophylaxe

2.10 Eltern-/Angehörigenarbeit

Bei Jugendlichen ist eine enge Zusammenarbeit mit den Eltern bzw. Bezugspersonen unabdingbar, wobei sich das Ausmaß nach dem Alter und der Schwere der Erkrankung richten sollte. Zu Beginn der Behandlung sollte eine ausführliche Psychoedukation, ggf. auch als strukturiert durchgeführte Schulung im Rahmen eines Gruppenangebots, durchgeführt werden. Durch ausführliche Information der Eltern über die Ursachen und Symptome der Erkrankung sowie die Art der Behandlung soll Missverständnissen im Behandlungsverlauf entgegengewirkt und die Kompetenz der betroffenen Eltern im Umgang mit der Essstörung verbessert werden. Im weiteren Verlauf sollten regelmäßige Elterngespräche stattfinden. Diese erweisen sich als sehr hilfreich, um die individuellen Schwierigkeiten der betroffenen Familie im Umgang mit der Erkrankung zu verstehen und gemeinsam konstruktive Lösungen zu erarbeiten. Grundsätzlich ist es förderlich, wenn die Bezugspersonen scheinbar unter willkürlicher Kontrolle stehende bulimische Verhaltensweisen als Symptomatik einer schwerwiegenden Erkrankung akzeptieren und so mit dem nötigen Verständnis reagieren können. Häufig erleichtert auch die Externalisierung der Erkrankung den Umgang mit dem betroffenen Kind.

2.11 Wirksamkeit und prognostische Faktoren

Als primäre Zielkriterien in Wirksamkeitsstudien zur BN werden die relativen Häufigkeiten der Abwesenheit von Essanfällen und gegensteuernden Verhaltensweisen (Abstinenzraten) und/oder die Abwesenheit diagnostischer Kriterien (Remissionsraten) anvisiert. Darüber hinaus werden weitere sekundäre Zielkriterien, wie eine Reduktion der allgemeinen Essstörungspathologie und der affektiven Symptomatik, zur Beurteilung des Therapieerfolges herangezogen. Für Kinder und Jugendliche mit BN und ihrer atypischen Form liegen bislang nur wenige Therapiestudien vor. Die auf die Behandlung der BN spezifisch ausgerichtete KVT hat sich in einer Vielzahl an randomisiert-kontrollierten Studien vorrangig an Erwachsenen, stellenweise mit Einbezug von Jugendlichen und den sogenannten »emerging adults« als effektivste Therapieform erwiesen (z. B. Fairburn et al. 1991; Stefini et al. 2017). Sowohl im Vergleich zu Wartekontrollgruppen als auch im Prä-Post- und Prä-Follow-up-Vergleich erwies sich KVT als wirksam mit mittleren bis hohen Effektstärken hinsichtlich nahezu aller genannten Zielkriterien (siehe Metaanalyse von Svaldi et al. 2019). Hierbei waren die Behandlungskomponenten für jugendliche Patientinnen mit BN analog zu denen der erwachsenen gestaltet. Vergleichbare Ergebnisse erbrachte eine aktuelle Netzwerk-Metaanalyse, welche den Vorteil der im Einzelsetting durchgeführten KVT im Vergleich zum Gruppensetting aufzeigte (Slade et al. 2018). Le Grange und Kollegen (2007; 2015) prüften zudem die Wirksamkeit familientherapeutischer Ansätze bei BN. So zeigte sich die familienbasierte Therapie verglichen mit einer supportiven Therapie als überlegen; auch im direkten Vergleich zu einer altersadaptierten KVT erreichte die familienbasierte Therapie zu Behandlungsende und zum 6-Monats-Follow-up bedeutsam höhere Abstinenzraten, allerdings ergaben sich keine Unterschiede mehr zwischen familienbasierter und KVT im Langzeitverlauf. Aktuell wird daher von einer schnelleren Wirksamkeit familientherapeutischer Ansätze hinsichtlich der Kernsymptomatik ausgegangen und angenommen, dass dies über das direktive Mahlzeitenmonitoring durch die ko-therapeutisch agierenden Eltern in der ersten Behandlungsphase erreicht wird (Le Grange et al. 2007; Le Grange et al. 2015). Ergebnisse pharmakologischer Studien fallen widersprüchlich aus, wobei für SSRIs die höchste Evidenz bei Erwachsenen mit BN nachgewiesen wurde (Svaldi et al. 2019). Auch für das Jugendalter ergaben sich bedeutsame Verbesserungen hinsichtlich der bulimischen Symptomatik nach einer achtwöchigen Behandlungsdauer mit dem SSRI Fluoxetin und stützenden Gesprächen (Kotler et al. 2003). Alle zehn eingeschlossenen Jugendlichen im Alter von 12 bis 18 Jahren tolerierten die Maximaldosis von 60 mg/d und wiesen keine bedeutsamen Nebenwirkungen auf.

Relevante Prädiktoren für den Therapieverlauf werden bislang nur in wenigen Studien bei Jugendlichen mit BN überprüft. Sekundäranalysen verschiedener Therapiestudien ergaben eine Abwesenheit gegensteuernder Verhaltensweisen sowie eine bedeutsame Reduktion des gezügelten Essverhaltens zu Behandlungsende als entscheidende Prädiktoren für eine Genesung von adoleszenten Patientinnen (Lock et al. 2013). Ähnlich wie im Erwachsenenbereich prädiziert unabhängig von der Therapieform eine im Behandlungsverlauf frühe Symptomreduktion ein besseres Ergebnis zu Behandlungsende als auch zur Katamnese (Matheson et al. 2020).

2.12 Störungsspezifische Prävention und Wirksamkeit

Im deutschsprachigen Raum werden verschiedene unspezifische Primärpräventionsprogramme für Essstörungen angeboten, die zum Teil auch eine Reduktion von Risikofaktoren für eine bulimische Symptomatik anvisieren. Hierzu zählt bspw. *Maistep*, das Mainzer Schultraining zur Essstörungsprävention, welches ein Fertigkeitentraining von 5 x 2 Unterrichtseinheiten für die 7. und 8. Klassenstufe beinhaltet und von geschulten Lehrkräften durchgeführt werden kann. In den Modulen 3 und 4 wird eine Auseinandersetzung mit dem eigenen Körper sowie eine bessere Emotionsregulation bearbeitet. Gerade Jugendliche, die zu Körperunzufriedenheit neigen sowie eine negative Emotionalität und geringe Introspektionsfähigkeit aufweisen – relevante Risikofaktoren der BN – könnten hiervon profitieren. Bei 1.654 Schüler/-innen im Alter von 12 bis 15 Jahren zeigten sich zu Interventionsende und im 12-Monats-Follow-up bedeutsame Verbesserungen in der interozeptiven Wahrnehmung und in der Körperakzeptanz (Buerger et al. 2019). Angesichts der geringen Subgruppengröße waren keine Sekundärauswertungen für die klinische Stichprobe mit BN möglich. Ein störungsspezifischer Ansatz findet sich im schulbasierten Präventionsprogramm *Torera*, das Folgeprogramm von *PriMa* (»Primärprävention Magersucht«), welches explizit für die Themenbereiche BN, Essanfälle und Übergewicht konzipiert wurde. Beide Programme umfassen 9 x 2 Unterrichtseinheiten für die 6. bzw. 7. Klassenstufe, welche ebenfalls von geschulten Lehrkräften durchgeführt werden können (Berger et al. 2014). *Torera* (spanisch für »Stierkämpferin«) soll Jugendliche vor der Entwicklung einer essanfallsbezogenen Symptomatik schützen, indem Fertigkeiten zur Bewältigung von herausfordernden Peerkontakten und Gewichtsschwankungen sowie zur Stärkung eines positiven Körperbildes vermittelt werden. Eine Kombination beider Programme führte insbesondere bei Mädchen und der Subgruppe mit erhöhtem Eingangsrisiko, an einer Essstörung zu erkranken, zu einer Reduktion der Essstörungspathologie und erhöhter Körperzufriedenheit bei Interventionsende mit kleinen bis moderaten Effektstärken (Berger et al. 2014).

2.13 Versorgungsaspekte

Die Versorgung von Patientinnen mit einer BN findet vor allem im ambulanten Bereich statt. Dabei ist zu beachten, dass die Indikationsstellung in der Mehrzahl der Fälle über Haus- oder Kinderärzt/-innen erfolgt, die für das Thema sensibilisiert werden müssen. Für die Behandlung der BN im Kindes- und Jugendalter sind vor allem zwei Dinge relevant: 1. Frühe Behandlung, um eine Chronifizierung zu vermeiden und 2. überhaupt in Behandlung zu kommen. Letzteres ist vor allem aufgrund der großen Scham der Betroffenen schwierig. Eine kürzlich erschienene Meta-Analyse (Austin et al. 2021) zeigte beispielsweise, dass bulimische Patientinnen im Mittel 53 Monate warten, bevor sie sich in Behandlung begeben. Eine längere unbehandelte Krankheitszeit weist nur die BES mit 67,4 Monaten auf. Zwar gelten diese Zahlen für die Gesamtzahl der an BN Erkrankten, so dass unklar ist, inwieweit sich hier Kinder und Jugendliche von Erwachsenen unterscheiden. Es ist jedoch davon auszugehen, dass durch die Heimlichkeit der Erkrankung und das durchschnittliche Erkrankungsalter in der mittleren bis späten Adoleszenz diese Zahlen eine Annäherung an den realen Zeitraum sind. Entsprechend vergeht eine nicht unerhebliche Zeit, bis die Patientinnen in Behandlung kommen.

Um die Behandlungserfolge zu verbessern, ist es notwendig, nicht nur auf eine inhaltliche Optimierung und Erweiterung der Therapieangebote abzuzielen, sondern vor allem auch auf eine Verkürzung der Zeit bis zur Behandlung. Eine Strategie dabei ist vor allem die Reduktion der Zeit der Identifikation der Erkrankung bspw. durch die niedergelassenen Kinder- oder Hausärzt/-innen bis zur Behandlung in einer auf Essstörungen spezialisierten Einrichtung (Schmidt et al. 2016). In Großbritannien wurde dazu das Projekt *First Episode Rapid Early Intervention for Eating Disorders* (FREED) ins Leben gerufen. Das Angebot gilt für 16- bis 25-Jährige, welche nicht länger als 3 Jahre an Symptomen einer Essstörung leiden (Allen et al. 2020). FREED soll helfen, die Wartezeit zu reduzieren und eine essstörungsspezifische leitliniengemäße Behandlung zu bieten, welche auf die persönlichen Bedürfnisse der Patientin zugeschnitten ist. Neben der Reduktion der Wartezeit sollte insbesondere die Phase der Transition – also der Zeitraum zwischen 18. bis 25 Lebensjahr mit seinen spezifischen Herausforderungen wie dem Auszug von zu Hause, Studien- oder Berufseinstieg, etc. – bei FREED Beachtung finden. Erste Ergebnisse zeigen den Erfolg des Projektes: Nicht nur die Länge der Zeit bis zu einer Behandlung, sondern auch klinische Behandlungsergebnisse verbessern sich (McClelland et al. 2018; Fukutomi et al. 2020).

Die Problematik der Transition ist insbesondere hinsichtlich der längeren Erkrankungsdauer bei Patientinnen mit BN nicht zu vernachlässigen. So kann der Wechsel von einem eher pädagogisch ausgerichteten kinder- und jugendpsychiatrischen Setting in ein eher erwachsenenspezifisches Behandlungsangebot mit deutlich höheren Ansprüchen an Selbst- und Alltagsorganisation diese Patientinnen überfordern (Garland et al. 2019). Ein unbegleiteter Auszug von zu Hause und/oder Volljährigkeit, können zusätzlich problematisch sein, weil ggf. Ansprechpartner/-innen bzw. Betreuer/-innen beim Jugendamt wechseln oder gänzlich entfallen können. Sind die Eltern bisher mit in die Therapie einbezogen worden, so können Patientinnen entscheiden, dass sie dies nicht mehr wünschen. Problematisch kann auch sein, wenn Eltern sich – auch im Rahmen geänderter Rechtslage – zurückziehen, denn damit fällt eine strukturgebende und unterstützende Funktion der engen Bezugspersonen weg. In Deutschland wurde daher eine Arbeitsgruppe »Transition Essstörungen« gegründet, welche wichtige Punkte zur Verbesserung der Behandlung von Jugendlichen im Übergang zum Erwachsenenalter erarbeitete (siehe dazu auch Voderholzer et al. 2020).

Unabhängig davon scheint es verschiedene Barrieren zu geben, die dazu führen, dass sich Kinder und Jugendliche oder junge Erwachsene mit einer BN überhaupt in Behandlung begeben: Dazu zählen Angst vor Stigmatisierung, Weigerung, den Schweregrad der Erkrankung anzuerkennen und Angst vor Veränderung sowie die Schwierigkeit, überhaupt einen Behandlungsplatz zu finden. Im Gegensatz dazu führen komorbide psychische Probleme oder körperliche Beschwerden eher dazu, dass Hilfe aufgesucht wird (Ali et al. 2017). Eine Möglichkeit, niederschwellige Angebote zu unterbreiten, sind beispielsweise Onlineangebote für Betroffene (Lipson et al. 2017). Systematische Reviews und Metaanalysen zeigen eine Wirksamkeit dieser vor allem hinsichtlich der Verbesserung essstörungsspezifischer Symptome und Reduktion von essstörungsspezifischen Risikofaktoren und subklinischer Symptome; auch die Anzahl der Erkrankungen sank infolge der Teilnahme an diesen Programmen (z. B. Beintner et al. 2014, Wade und Wilksch 2018). Zudem wurde in Großbritannien ein internetgestütztes Programm zur Steigerung der Motivation (*MotivATE*) entwickelt, welches die Wahrscheinlichkeit erhöhen soll, dass Patientinnen auch eine Behandlung aufnehmen (Denison-Day et al. 2019).

2.14 Ausblick

BN ist die zweithäufigste Essstörung im Kindes- und Jugendbereich mit hoher Chronifizierungsgefahr ins Erwachsenenalter. Kognitiv-behaviorale Verfahren gelten auch im Kindes- und Jugendalter als Behandlung der Wahl mit guten bis sehr guten Behandlungserfolgen. Problematisch ist vor allem die lange Zeit, bis die Patientinnen in Behandlung kommen. Zwar ist durch gute Aufklärungsarbeit eine schnellere Indikationsstellung über die Haus- und Kinderärzt/-innen zu vermuten, jedoch sind immer noch Barrieren vorhanden, die die Betroffenen davon abhalten, eine Behandlung aufzusuchen.

Moderne internetgestützte Therapien, welche im Sinne eines stepped-care-Behandlungsdesigns der eigentlichen Therapie vorgeschaltet sind und damit Wartezeiten überbrücken, werden aktuell getestet, um Barrieren zu senken und schnellere Zugänge zu erlauben (z. B. *everyBody Plus*, Vollert et al. 2019). In den letzten Jahren wurden die entwickelten Programme auch im Sinne einer onlinegestützten Selbsthilfe, entweder mit oder ohne therapeutische Anleitung, adaptiert. In Deutschland beispielsweise findet das Programm *everyBody* Anwendung, welches vor allem für Patientinnen mit BN und jüngere Patientinnen gute Effekte aufweist, aber wie viele Onlineangebote auch mit hohen Dropout-Raten (> 50 %) kämpft (bspw. Ter Huurne et al. 2017). Um diese niederschwellige Behandlungsform gewinnbringend in einem Stepped-care-Ansatz verwenden zu können, sind daher weitere Forschungsarbeiten notwendig, welche helfen, die Abbruchgründe besser zu verstehen und die Programme auf die individuellen Ansprüche stärker zuzuschneiden. Auch im Sinne eines Stepped-care-Ansatzes wurden onlinegestützte Nachsorgeprogramme etabliert – allerdings ist auch hier die Datenlage zur Wirksamkeit sehr uneinheitlich. Einer der Gründe könnte in der fehlenden Individualisierung der Programme liegen. Weitere Studien sollten daher die Möglichkeit der individualisierten Nachsorge weiterverfolgen (Überblick s. Sander et al. 2020).

Darüber hinaus wurde in den letzten Jahren auch die Möglichkeit der Integration von onlinegestützten Anwendungen in die herkömmliche Face-to-Face-Behandlung untersucht (»blended interventions«) – beispielsweise, um die Compliance zu erhöhen, den Transfer in den Alltag zu unterstützen oder gezielt Hilfestellungen bei problematischen Situationen im Alltag geben zu können. Ein Beispiel dafür sind Smartphone-basierte Symptommonitorings (Hildebrandt et al. 2020). Zu berücksichtigen ist hierbei, dass der Arbeitsaufwand für Therapeut/-innen höher sein kann als in herkömmlichen Therapien; zudem gibt es Hinweise darauf, dass Patientinnen das ständige Monitoring durchaus als hinderlich erleben (bpsw. Lindgreen et al. 2018). Auch die Anwendung von Virtual-reality-basierten Interventionen zur Verbesserung des Körperbildes und Craving-Erlebens bei Nahrungsmittelexposition sind hier zu nennen. Die ersten Befunde sind vielversprechend und zeigen, wenn VR-Exposition zusätzlich zu herkömmlichen Therapieverfahren angewendet werden, Erfolge (Clus et al. 2018).

Zu beachten sind bei all diesen Studien zwei Fakten: 1. Es ist nicht leicht, junge Menschen zur Teilnahme an onlinegestützten Programmen zu bewegen, und die Aussagekraft der bisherigen Studien kann daher durch die ggf. starke Vorauswahl der Teilnehmerinnen über gezielte Studienrekrutierung eingeschränkt sein (Fitzsimmons-Craft et al. 2019). 2. Allen hier beschriebenen Ansätzen ist gemein, dass Studien bislang vorranging an Erwachsenenstichproben durchgeführt wurden und daher die Übertragbarkeit auf die Population der Kinder und Jugendlichen fraglich ist. Weitere Forschungsarbeiten sollten daher auch diese Altersgruppe mit ihren spezifischen Bedürfnissen einschließen und die Anwendbarkeit neuer Medien in der Behandlung von Kindern und Jugendlichen mit BN überprüfen.

Literatur

Agras WS, Walsh BT, Fairburn CG et al. (2000) A multicenter comparison of cognitive-behavioral therapy and interpersonal psychotherapy for bulimia nervosa. Arch Gen Psychiatry 57: 459–466.

Ali K, Farrer L, Fassnacht DB et al. (2017) Perceived barriers and facilitators towards help-seeking for eating disorders. A Systematic Review. Int J Eat Disord 50: 9–21.

Allen KL, Mountford V, Brown A et al. (2020) First Episode Rapid Early intervention for Eating Disorders (FREED). From research to routine clinical practice. Early Interv Psychiatry 14: 625–630.

American Psychiatric Association (2013) Diagnostic and Statistical Manual of Mental Disorders (DSM-5, 5th Ed) Washington DC: American Psychiatric Publishing, Inc.

Archonti C, de Zwaan M (2016) Schematherapie bei Essstörungen – Ein integrativer Ansatz zur Verbesserung des Therapieoutcomes. Psychother Psychosom Med Psychol 66: 275–279

Archonti C, Roediger E, de Zwaan M (2016) Schematherapie bei Essstörungen. 1. Aufl. Weinheim: Beltz.

Auer AK, Bohus M (2017) Interaktives Skillstraining für Jugendliche mit Problemen der Gefühlsregulation (DBT-A). Das Therapeutenmanual. Stuttgart: Schattauer.

Austin A, Flynn M, Richards K (2021) Duration of untreated eating disorder and relationship to outcomes. A systematic review of the literature. Eur Eat Disord Rev 29: 329–345.

Bauer A, Schneider S, Waldorf M et al. (2017) Selective visual attention towards oneself and associated state body satisfaction. An eye-tracking study in adolescents with different types of eating disorders. J Abnorm Child Psychol: 45: 1647–1661.

Beesdo-Baum K, Zaudig M, Wittchen H-U (2019) Strukturiertes Klinisches Interview für DSM-5®-

Störungen. Klinische Version: Deutsche Bearbeitung des Structured Clinical Interview for DSM-5® Disorders. Clinician Version von First MB, Williams JBW, Karg RS, Spitzer RL. Göttingen: Hogrefe.

Beintner I, Jacobi C (2019) Internet-based aftercare for women with BN following inpatient treatment. The Role of Adherence. Internet Interv 15: 67–75.

Berger U, Schaefer J-M, Wick K (2014) Effectiveness of reducing the risk of eating-related problems using the German school-based intervention program, »Torera«, for preadolescent boys and girls. Prev Sci 15: 557–569.

Buerger A, Ernst V, Wolter V et al. (2019) Treating eating disorders in the real world – MaiStep. A skill-based universal prevention for schools. Prev Med 123: 324–332.

Bulik CM, Blake L, Austin J (2019) Genetics of eating disorders. What the clinician needs to know. Psychiatr Clin North Am 42: 59–73.

Campbell K, Peebles R (2014) Eating disorders in children and adolescents. State of the art review. Pediatr 134: 582–592.

Clus D, Larsen ME, Lemey C et al. (2018) The use of virtual reality in patients with eating disorders. Systematic Review. J Med Internet Res 20: e157.

Delmo C, Weiffenbach O, Gabriel M et al. (2000) Kiddie-Sads-Present and Lifetime Version (K-SADS-P) (DSM-III-R-, DSM-IV-, ICD-10-Algorithmus) Screening Interview. Frankfurt am Main.

Denison-Day J, Muir S, Newell C et al. (2019) A web-based intervention (MotivATE) to increase attendance at an eating disorder service assessment appointment. Zelen randomized controlled trial. J Med Internet Res 21: e11874.

Erskine HE, Whiteford HA, Pike KM (2016) The global burden of eating disorders. Curr Opin Psychiatry 29: 346–353.

Fairburn CG, Jones R, Peveler RC et al. (1991) Three psychological treatments for bulimia nervosa: A comparative trial. Arch Gen Psychiatry 48.5: 463–469.

Fennig S, Arie H (2010) Suicidal behavior and depression in adolescents with eating disorders. Nord J Psychiatry 64.1: 32–39.

Fitzsimmons-Craft EE, Firebaugh M-L, Graham AK et al. (2019) State-wide university implementation of an online platform for eating disorders screening and intervention. Psychol Serv 16: 239–249.

Flament MF, Henderson K, Buchholz A et al. (2015) Weight status and DSM-5 diagnoses of eating disorders in adolescents from the community. J Am Acad Child Adolesc Psychiatry 54: 403–411.e2.

Fukutomi A, Austin A, McClelland J et al. (2020) First episode rapid early intervention for eating disorders. A two-year follow-up. Early Interv Psychiatry 14: 137–141.

Garland BH, Caldwell KL, Acosta AB et al. (2019) Clinical considerations for emerging adults with eating disorders and transition to adult-based care. Evid Based Pract Child Adolesc Ment Health 4: 187–201.

Herpertz S, Fichter M, Herpertz-Dahlmann B et al. (2020) S3-Leitlinie Diagnostik und Behandlung der Essstörungen.(https://www.awmf.org/uploads/tx_szleitlinien/051-026l_S3_Essstoerung-Diagnostik-Therapie_2020-03.pdf, Zugriff am 22.02.2021).

Herpertz-Dahlmann B (2009) Adolescent eating disorders. Definitions, symptomatology, epidemiology and comorbidity. Child Adolesc Psychiatr Clin N Am 18: 31–47.

Hilbert A, Pike KM, Goldschmidt AB et al. (2014) Risk factors across the eating disorders. Psychiatry Res 220: 500–506.

Hildebrandt T, Michaeldes A, Mayhew M et al. (2020) Randomized controlled trial comparing health coach-delivered smartphone-guided self-help with standard care for adults with binge eating. JAMA Psychiatry 177: 134–142.

Hill DM, Craighead LW, Safer DL (2011) Appetite-focused dialectical behavior therapy for the treatment of binge eating with purging: A preliminary trial. Int J Eat Disord 44.3:249–261.

Jacobi C, Hayward C, de Zwaan M et al. (2004) Coming to terms with risk factors for eating disorders. Application of risk terminology and suggestions for a general taxonomy. Psychol Bull 130: 19–65.

Kerr-Gaffney J, Harrison A, Tchanturia K (2018) Social anxiety in the eating disorders: a systematic review and meta-analysis. Psychol Med 48.15: 2477–2491.

Keski-Rahkonen A, Mustelin L (2016) Epidemiology of eating disorders in Europe: prevalence, incidence, comorbidity, course, consequences, and risk factors. Current Opin Psychiatry 29.6: 340–345.

Kiekens G, Claes L (2020) Non-suicidal self-injury and eating disordered behaviors: an update on what we do and do not know. Curr Psychiatry Rep 22.12: 1–11.

Kotler LA, Devlin MJ, Davies M et al. (2003) An open trial of fluoxetine for adolescents with BN. J Child Adolesc Psychopharmacol 13: 329–335.

Lavender JM, Wonderlich SA, Engel SG et al. (2015) Dimensions of emotion dysregulation in AN and BN. A conceptual review of the empirical literature. Clin Psychol Rev 40: 111–122.

Le Grange D, Crosby RD, Rathouz PJ et al. (2007) A randomized controlled comparison of family-based treatment and supportive psychotherapy for adolescent BN. Arch Gen Psychiatry 64: 1049–1056.

Le Grange D, Lock J, Agras WS et al. (2015) Randomized clinical trial of family-based treatment and cognitive-behavioral therapy for adolescent BN. J Am Acad Child Adolesc Psychiatry 54: 886–894.

Legenbauer T, Vocks S (2014) Manual der kognitiven Verhaltenstherapie bei AN und BN. 2. Auflage. Heidelberg: Springer.

Legenbauer T, Vögele C, Rüddel H (2004) Anticipatory effects of food exposure in women diagnosed with BN. Appetite 42: 33–40.

Legenbauer T, Bühren K (2021) Essstörungen. In: Fegert J, Resch F, Plener PL et al. (Hrsg.) Psychiatrie und Psychotherapie des Kindes- und Jugendalters. Heidelberg: Springer. Kap. 77.

Lie SØ, Rø Ø (2019) Is bullying and teasing associated with eating disorders? A systematic review and meta-analysis. Int J Eat Disord 52.5: 497–514.

Lindgreen P, Clausen L, Lomborg K (2018) Clinicians' perspective on an app for patient self-monitoring in eating disorder treatment. Int J Eat Disord 51: 314–321.

Lipson SK, Jones MJ, Taylor CB et al. (2017) Understanding and promoting treatment-seeking for eating disorders and body image concerns on college campuses through online screening, prevention and intervention. Eat Behav 25: 68–73.

Lock J, Agras WS, Le Grange D et al. (2013) Do end of treatment assessments predict outcome at follow-up in eating disorders? Int J Eat Disord 46: 771–778.

Lozano-Madrid M, Clark Bryan D, Granero R et al. (2020) Impulsivity, emotional dysregulation and executive function deficits could be associated with alcohol and drug abuse in eating disorders. J Clin Med 9.6: 1936.

Magallón-Neri E, González E, Canalda G et al. (2014) Erratum: Prevalence and severity of categorical and dimensional personality disorders in adolescents with eating disorders. Eur Eat Disord Rev 22: 306.

Magson NR, Handford CM, Norberg MM (2021) The empirical status of cue exposure and response prevention treatment for binge eating: A Systematic Review. Behav Ther 52.2: 442–454.

Matheson BE, Gorell S, Bohon C et al. (2020) Investigating early response to treatment in a multi-site study for adolescent BN. Front Psychiatry 11: 92.

McClelland J, Hodsoll J, Brown A et al. (2018) A pilot evaluation of a novel First episode and Rapid Early intervention service for Eating Disorders (FREED). Eur Eat Disord Rev 26: 129–140.

Meule A, Küppers C, Harms L et al. (2018) Food cue-induced craving in individuals with BN and binge-eating disorder. PloS one. 13: e0204151.

Munsch S, Meyer AH, Quartier V, Wilhelm FH (2012). Binge eating in binge eating disorder: a breakdown of emotion regulatory process? Psychiatry Res 195: 118–124.

Nazar BP, Bernardes C, Peachey G et al. (2016) The risk of eating disorders comorbid with attention deficit/hyperactivity disorder: A systematic review and meta-analysis. Int J Eat Disord 49.12: 1045–1057.

Nickel K, Maier S, Endres D et al. (2019) Systematic review: overlap between eating, autism spectrum, and attention-deficit/hyperactivity disorder. Front Psychiatry 10: 708.

Poulsen S, Lunn S, Daniel SI et al. (2014). A randomized controlled trial of psychoanalytic psychotherapy or cognitive-behavioral therapy for bulimia nervosa. Am J Psychiatry 171.1: 109–116.

Preti A, Rocchi MBL, Sisti D et al. (2011) A comprehensive meta-analysis of the risk of suicide in eating disorders. Acta Psychiatr Scand. 124: 6–17.

Prochaska JO, DiClemente CC (1992). Stages of change in the modification of problem behaviors. Prog Behav Modif 28: 183–218

Quadflieg A, Fichter M (2019) Long-term outcome of inpatients with Bulimia nervosa – results from the Christina Barz Study. Int J Eat Disord 52: 834–845

Russel GFM (1997) History of BN. In: Garner DM, Garfinkel PE (Hrsg.) Handbook of treatment of eating disorders. 2nd ed. New York, London: The Guilford Press. S. 11–24.

Salbach H, Klinkowski N, Pfeiffer E et al. (2007). Dialektisch-Behaviorale Therapie für jugendliche Patientinnen mit Anorexia und Bulimia nervosa (DBT-AN/BN) – eine Pilotstudie. Praxis der Kinderpsychol Kinderpsychiatr 56.2: 91–108.

Salbach-Andrae H, Bohnekamp I, Bierbaum T et al. (2009) Dialektisch Behaviorale Therapie (DBT) und Kognitiv Behaviorale Therapie (CBT) für Jugendliche mit Anorexia und Bulimia Nervosa im Vergleich: Eine randomisierte Studie mit Wartekontrollgruppe. Kindheit und Entwicklung 18.3: 180–190.

Salbach-Andrae H, Jacobi C, Jaite C (2010) Anorexia und BN im Jugendalter. Kognitiv-verhaltenstherapeutisches Behandlungsmanual. 1. Aufl. Weinheim, Basel: Beltz.

Schmidt U, Brown A, McClelland J et al. (2016) Will a comprehensive, person-centered, team-based early intervention approach to first episode illness improve outcomes in eating disorders? Int J Eat Disord 49: 374–377.

Safer DL, Telch CF, Agras WS (2001) Dialectical behavior therapy for Bulimia nervosa. Am J Psychiatry 158.4: 632–634.

Sander J, Bilić S, Bauer S (2020). eHealth interventions for eating disorders. Adapting evidence-based eating disorder treatments for novel populations and settings: A practical guide. London: Routledge. Chapter 18. Pp. 376 ff.

Slade E, Keeney E, Mavranezouli I et al. (2018) Treatments for BN. A network meta-analysis. Psychol Med 48: 2629–2636.

Stefini A, Salzer S, Reich G et al. (2017) Cognitive-behavioral and psychodynamic therapy in female adolescents with bulimia nervosa: a randomized controlled trial. J Am Acad Child Adolesc Psychiatry 56.4: 329–335.

Stice E (2016) Interactive and mediational etiologic models of eating disorder onset. Evidence from prospective studies. Annu Rev Clin Psychol 12: 359–381.

Stice E, Burger K, Yokum S (2013) Caloric deprivation increases responsivity of attention and reward brain regions to intake, anticipated intake, and images of palatable foods. Neuroimage 67: 322–330.

Svaldi J, Schmitz F, Baur J et al. (2019) Efficacy of psychotherapies and pharmacotherapies for BN. Psychological medicine 49: 898–910.

Svaldi J, Tuschen-Caffier B (2018) Bulimia nervosa. Fortschritte der Psychotherapie Band 71. Göttingen: Hogrefe.

Swanson SA, Crow SJ, Le Grange D et al. (2011) Prevalence and correlates of eating disorders in adolescents. Results from the national comorbidity survey replication adolescent supplement. Arch Gen Psychiatry 68: 714–723.

Ter Huurne ED, Postel MG, de Haan HA et al. (2017) Treatment dropout in web-based cognitive behavioral therapy for patients with eating disorders. Psychiatry Res 247: 182–193.

Treasure J, Schmidt U (2010) Motivierende Gesprächsführung bei der Behandlung von Essstörungen. In: Arkowitz H (Hrsg.) Motivierende Gesprächsführung bei der Behandlung psychischer Störungen. Weinheim, Basel: Beltz. S. 205–235.

Tuschen-Caffier B, Bender C, Caffier D et al. (2015) Selective visual attention during mirror exposure in anorexia and BN. PloS one. 10: e0145886.

Tuschen-Caffier B, Florin I (2012) Teufelskreis BN. Ein Manual zur psychologischen Therapie. 2. Aufl. Göttingen: Hogrefe.

Vázquez-Velázquez V, Kaufer-Horwitz M, Méndez JP et al. (2017) Eating behavior and psychological profile. associations between daughters with distinct eating disorders and their mothers. BMC Women's Health 17: 74.

Vocks S, Bauer A, Legenbauer T (2018) Körperbildtherapie bei Anorexia und BN. Ein kognitiv-verhaltenstherapeutisches Behandlungsprogramm. 3. Aufl. Göttingen: Hogrefe.

Voderholzer U, de Zwaan M, Löwe B et al. (2020) Transition von Adoleszenten mit Essstörungen in das Erwachsenenalter: Das Positionspapier der Task-Force Transitionspsychiatrie der DGKJP und DGPPN. Z Kinder Jugendpsychiatr Psychother 48: 443–447.

Vollert B, Beintner I, Musiat P et al. (2019) Using internet-based self-help to bridge waiting time for face-to-face outpatient treatment for BN, Binge Eating Disorder and related disorders. Study Protocol of a Randomized Controlled Trial. Internet Interv 16: 26–34.

Wade TD, Wilksch SM (2018) Internet eating disorder prevention. Curr Opin Psychiatry 31: 456–461.

Weissman RS (2019) The role of sociocultural factors in the etiology of eating disorders. Psychiatr Clin North Am 42: 121–144.

Wisniewski L, Kelly E (2003) The application of dialectical behavior therapy to the treatment of eating disorders. Cogn Behav Pract 10.2: 131–138.

Wood S, Marchant A, Allsopp M et al. (2019) Epidemiology of eating disorders in primary care in children and young people. a clinical practice research datalink study in England. BMJ Open 9: e026691.

Yilmaz Z, Hardaway JA, Bulik CM (2015) Genetics and epigenetics of eating disorders. Adv Genomics Genet 5: 131.

Zerwas S, Tidselbak Larsen J et al. (2015) The incidence of eating disorders in a Danish register study. Associations with suicide risk and mortality. J Psychiatr Res 65: 16–22.

3 Binge-Eating-Störung

Anja Hilbert

Fallbeschreibung

Die 13-jährige Anna berichtet im Erstgespräch, seit etwa 1,5 Jahren unter Essanfällen zu leiden, die sie nicht stoppen könne. Dann esse sie vor allem Süßigkeiten, aber auch Chips, Käse, Wurst, Brot, Cornflakes und Joghurt – was eben da sei. Sie habe schon immer heimlich Süßigkeiten genascht. Als Kind sei sie zwar stämmig, jedoch sportlich gewesen und sei viel geschwommen. Ab dem Alter von 10 Jahren wollte sie an Schwimmwettkämpfen teilnehmen und habe versucht, weniger zu essen. Als sie 11 Jahre alt war, habe der Vater nach jahrelangem Streit die Familie verlassen, und Anna sei »in ein tiefes Loch gefallen«. Seit dieser Zeit seien die Essanfälle immer regelmäßiger aufgetreten. Obwohl sie versucht habe abzunehmen, habe sie weiter zugenommen und schließlich mit dem Leistungsschwimmen aufgehört. Jetzt gehe es ihr immer noch nicht gut. Die Mutter habe kaum Zeit für sie und müsse arbeiten. Anna schlafe schlecht, könne sich in der neuen Schule, einem Gymnasium, kaum konzentrieren, und ihre Leistungen seien schlechter geworden. Weil sie fast täglich abwertende Blicke und Hänseleien zur Figur von Gleichaltrigen kassiere, habe sie immer weniger Lust, sich mit Freundinnen zu treffen. Und so bleibe sie nachmittags häufig allein zuhause, browse im Internet oder spiele Computer und nehme sich aus dem Kühlschrank, worauf immer sie Appetit habe.

Die Mutter berichtet, Annas Leistungseinbußen, Übergewicht und Rückzug mit Sorge wahrgenommen zu haben. Seitdem ihr Mann die Familie verlassen habe, sei alles anders geworden. Sie müsse mehr arbeiten und könne sich nicht ausreichend um Anna kümmern. Auch fühle sie sich selbst oft belastet und überfordert. Auffällig sei, dass Anna während der Mahlzeiten nicht zu viel esse, aber das häufige Fehlen von Nahrungsmitteln habe sie stutzig gemacht. Anna hingegen habe selbst nur ein gelegentliches Naschen von Süßigkeiten zugegeben. Zufällig habe sie in der Zeitung von Essanfällen bei Jugendlichen und der Kognitiven Verhaltenstherapie gelesen und Anna überredet, am Erstgespräch teilzunehmen.

3.1 Kurze Anmerkungen zur Geschichte

Die Symptomatik der *Binge-Eating-Störung* (BES), nämlich Essanfälle bei Adipositas, wurde bereits 1959 beschrieben (Stunkard 1959). Mehr als drei Jahrzehnte später wurde die BES jedoch erst klassifizierbar, und zwar zunächst als Forschungsdiagnose in der vierten Auflage des Diagnostischen und Statistischen Manuals Psychischer Störungen (DSM-IV; American Psychiatric Association [APA] 2000). Auf der Grundlage umfangreicher Forschungsarbeiten zu Validität und klinischem Nutzen dieser Diagnose wurde die BES in der 5. Auflage des DSM erstmals als eigenständige diagnostische Entität innerhalb der Kategorie der Fütter- und Essstörungen definiert (DSM-5; APA 2013). Auch in der 11. Ausgabe der Internationalen Klassifikation psychischer Störungen der Weltgesundheitsorganisation wird sie als eigenständige Essstörung enthalten sein (ICD-11; Reed et al. 2019), während sie in der Vorgängerversion ICD-10 bislang als *Sonstige Essstörung* gilt (World Health Organization [WHO] 1993).

3.2 Definition und Klassifikation

Das zentrale Merkmal der BES sind wiederkehrende Essanfälle. Für eine Diagnose der BES fokussiert das DSM-5 (APA 2013) innerhalb der Fütter- und Essstörungen auf *objektive Essanfälle*, bei denen Betroffene Nahrungsmengen zu sich nehmen, die eindeutig größer sind als das, was andere Menschen unter vergleichbaren Umständen in einem bestimmten Zeitraum essen (A.1.), und dabei das Gefühl eines Kontrollverlusts über ihr Essverhalten erleben (A.2.). Die Diagnose einer BES kann nach DSM-5 gestellt werden, wenn Essanfälle mindestens einmal pro Woche über einen Zeitraum von mindestens 3 Monaten auftraten (D.). Anders als bei der Bulimia Nervosa setzen Betroffene mit BES keine regelmäßigen unangemessenen Maßnahmen zur Kompensation einer Gewichtszunahme, wie beispielsweise selbstinduziertes Erbrechen, Fasten, Missbrauch von Laxantien oder exzessives Sporttreiben ein (E.). Außerdem kennzeichnend für Essanfälle bei der BES sind Auffälligkeiten im Essverhalten wie schnelles Essen oder negative Gefühle nach dem Essen (B.). Darüber hinaus führt die BES zu einem deutlichen Leiden der Betroffenen (C.). Nach DSM-5 (APA 2013) kann bei der Diagnosestellung der BES (307.51) der aktuelle Schweregrad anhand der Häufigkeit der Essanfälle pro Woche spezifiziert werden (leicht: 1–3, mittel: 4–7, schwer: 8–13, extrem: ≥ 14 Essanfälle pro Woche). Zusätzlich kann, nachdem alle Kriterien für die BES erfüllt waren, der Remissionsstatus angegeben werden, und zwar die partielle Remission (< 1 Essanfall pro Woche über einen längeren Zeitraum) oder die vollständige Remission (Erfüllung keines der diagnostischen Kriterien über einen längeren Zeitraum). Neben der Diagnose einer BES im Vollbild ermöglicht das DSM-5 innerhalb der Anderen näher bezeichneten Fütter- oder Essstörungen die Diagnose einer BES von geringer Häufigkeit und/oder begrenzter Dauer (307.59): Diese kann dann diagnostiziert werden, wenn objektive Essanfälle seltener als einmal pro Woche und/oder weniger als 3 Monate lang auftraten, während alle anderen DSM-5-Kriterien für die BES erfüllt sein müssen.

In der ICD-10 sind für die Diagnose einer BES als eine Sonstige Essstörung (F50.8) keine spezifischen Kriterien angegeben (WHO 1993). Abweichend vom DSM-5 ist für die ICD-11, die voraussichtlich 2022 in Kraft treten wird, vorgesehen, die Diagnose der BES nicht nur auf Basis von *objektiven Essanfällen* zu stellen, sondern auch *subjektive Essanfälle* einzubeziehen, letztere in den Diagnosekriterien als »anderes Essverhalten als gewöhnlich« bezeichnet (Reed et al. 2019). Dies bedeutet, diagnostisch auf das subjektive Gefühl eines Kontrollverlusts beim Essen zu fokussieren, unabhängig davon, ob die verzehrte Nahrungsmenge objektiv oder subjektiv groß ist (sog. *Loss of Control Eating, Essen mit Kontrollverlust*). Das Kontrollverlusterleben charakterisiert die ICD-11 inhaltlich beispielsweise mit dem Gefühl, nicht mit dem Essen aufhören zu können. Diese Konzentration der ICD-11 auf das subjektive Gefühl eines Kontrollverlusts beim Essen ist auf Belege zur höheren psychopathologischen Relevanz des Kontrollverlusts im Vergleich zur verzehrten Nahrungsmenge zurückzuführen (Shomaker et al. 2010). Zusätzlich wird für die Diagnosestellung nach ICD-11 – ähnlich zum DSM-5 – festgehalten, dass die Essanfälle Leiden verursachen, mit negativen Emotionen einhergehen können, und dass sie nicht regelmäßig von unangemessenen kompensatorischen Maßnahmen zur Vermeidung einer Gewichtszunahme gefolgt werden. Anders als das DSM-5 gibt die ICD-11 jedoch keine zeitlichen Schwellenwerte vor, weil empirische Belege dafür weitgehend fehlen. ► Tab. 3.1 zeigt die DSM-5 und ICD-11-Kriterien im Vergleich.

Tab. 3.1: Diagnose der Binge-Eating-Störung nach dem Diagnostischen und Statistischen Manual Psychischer Störungen, fünfte Auflage (DSM-5; APA 2013) und nach der Internationalen Klassifikation psychischer Störungen, elfte Auflage (ICD-11; Reed et al. 2019)

DSM-5: 307.51	ICD-11: 6B82
A. wiederkehrende Essanfälle • erheblich größere Nahrungsmenge als das, was die meisten Menschen unter vergleichbaren Umständen in einem bestimmten Zeitraum essen würden • Gefühl eines Kontrollverlusts über das Essverhalten	wiederkehrende Essanfälle in einem bestimmten Zeitraum • erheblich größere Nahrungsmenge oder anderes Essen als gewöhnlich • Gefühl eines Kontrollverlusts über das Essverhalten • Gefühl, nicht mit dem Essen aufhören zu können oder die Art oder die Menge der Nahrung zu begrenzen
B. mindestens drei der folgenden Merkmale: schnelles Essen, essen bis zu einem unangenehmen Völlegefühl, essen ohne Hunger, allein essen, negative Gefühle nach dem Essen	negative Gefühle wie Schuld oder Ekel bei Essanfällen
C. deutliches Leiden	deutliches Leiden
D. mindestens ein Essanfall pro Woche über 3 Monate	zum Beispiel mindestens ein Essanfall pro Woche über mehrere Monate
E. kein wiederkehrendes kompensatorisches Verhalten, nicht ausschließlich im Verlauf von Bulimia Nervosa oder Anorexia Nervosa	anders als bei Bulimia Nervosa kein regelmäßiges kompensatorisches Verhalten
DSM-5-Kriterien verkürzt und modifiziert übernommen aus Diagnostic and Statistical Manual of Mental Disorders, Fifth Edition, ©2013 American Psychiatric Association, dt. Version ©2018 Hogrefe Verlag. Vollständige Kriterien einsehbar ebendort	nach Reed et al. 2019

Für die Diagnostik der BES bei Kindern und Jugendlichen sind die in der ICD-11 vorgesehenen Änderungen von entscheidender Bedeutung. Entwicklungsbedingt ist es bei Kindern und Jugendlichen schwierig, eine objektiv große Nahrungsmenge zu identifizieren. Was für ein 9-jähriges Mädchen eine objektiv große Nahrungsmenge darstellt, wird sich in der Regel von der bei einem 15-jährigen Mädchen unterscheiden. Außerdem verfügen Kinder und Jugendliche im Vergleich zu Erwachsenen häufig nicht über einen ungehinderten Zugang zu großen Nahrungsmengen. Darüber hinaus wurde festgestellt, dass nicht nur das Essanfallskriterium, sondern auch die anderen Kriterien des DSM bei Kindern und Jugendlichen häufig nicht oder mit einer geringeren Ausprägung erfüllt sind (Hilbert und Czaja 2009), was zu verschiedenen Änderungsvorschlägen für altersadaptierte DSM-Kriterien geführt hat (z. B. Tanofsky-Kraff et al. 2008). Insgesamt ist zu erwarten, dass die Flexibilität der ICD-11-Definition es erleichtern wird, die Symptomatik der BES im Kindes- und Jugendalter altersgerecht diagnostisch zu fassen, wobei zu erforschen bleibt, ob und in welchem Maße eine Überdiagnostik resultiert.

3.3 Symptomatik

Das Essen mit Kontrollverlust tritt im Kindes- und Jugendalter vor dem Hintergrund unregelmäßiger und unausgewogener Essgewohnheiten auf, verbunden mit einer allgemeinen Tendenz zum Überessen. In Laborstudien nahmen 8- bis 13-jährige Kinder mit Essen mit Kontrollverlust während Testmahlzeiten mehr Nahrung zu sich als Kontrollproband/-innen mit äquivalentem Gewicht und berichteten dies auch für das Essen mit Kontrollverlust im Lebensalltag, erfasst mit *Ecological Momentary Assessment* (Hilbert et al. 2009, 2010). Die Ernährung bei Kindern und Jugendlichen mit Essen mit Kontrollverlust war im Vergleich zu Kontrollproband/-innen typischerweise durch einen erhöhten Kohlehydratanteil und eine Präferenz für süße und salzige Snacks gekennzeichnet (Tanofsky-Kraff, McDuffie et al. 2009).

3.4 Komorbidität

Häufige komorbide psychische Störungen bei Jugendlichen mit einer BES umfassen Affektive Störungen, Angststörungen, die Aufmerksamkeitsdefizit-/Hyperaktivitätsstörung sowie Substanzkonsumstörungen bis hin zur Suizidalität (Tanofsky-Kraff et al. 2020). Sowohl im Kindes- and auch im Jugendalter geht die BES mit einer erhöhten allgemeinen Psychopathologie (z. B. internalisierende Verhaltensstörungen, erhöhte Impulsivität, geringer Selbstwert) und Beeinträchtigungen in Lebensqualität und psychosozialer Anpassung einher. Letzteres wird verstärkt von gewichtsbezogener Stigmatisierung (z. B. Hänseleien), der sich gerade Kinder und Jugendliche mit erhöhtem Körpergewicht vielfach ausgesetzt sehen. Denn die BES und das Essen mit Kontrollverlust sind deutlich mit Übergewicht (Body-Mass-Index [kg/m^2], BMI > 90. Perzentil) und Adipositas assoziiert (BMI > 97. Perzentil der Referenzdaten der Arbeitsgemeinschaft Adipositas im Kindes und Jugendalter 2015): So wurde eine Adipositas bei 60,0 % der Jugendlichen mit einer Lifetime-Diagnose der BES gefunden, während unter Jugendlichen mit Adipositas 16,5 % die Diagnose »BES« erhielten (Smink et al. 2014). Sowohl die BES als auch das Essen mit Kontrollverlust gehen ab dem Jugendalter mit Adipositas-bedingten Komorbiditäten wie Diabetes mellitus Typ 2 oder Herz-Kreislauf-

Erkrankungen einher. Jedoch wurde bereits bei Kindern sowie Jugendlichen mit Essen mit Kontrollverlust ein erhöhtes kardiometabolisches Risiko in Form von Symptomen eines metabolischen Syndroms gefunden (z. B. erhöhte Werte des systolischen Blutdrucks, des Low Density-Lipoprotein-Cholesterins, des Nüchterninsulins und der Insulinresistenz; Byrne et al. 2018), und Entzündungsmarker waren erhöht (z. B. hochsensitives C-reaktives Protein; Shank et al. 2017).

3.5 Epidemiologie

Die BES tritt bei Jugendlichen mit einer Lebenszeitprävalenz von 1,5 % auf (Smink et al. 2014). Etwa drei Mal so viele Mädchen wie Jungen sind betroffen, der Störungsbeginn liegt zumeist in der frühen Adoleszenz. Bei Kindern wird eine BES anhand der DSM-Kriterien hingegen nur selten diagnostiziert. Das Essen mit Kontrollverlust ist jedoch deutlich prävalenter und wird ab einem Alter von 8 Jahren und mit zunehmendem Lebensalter häufiger dokumentiert. So wurde in einer schulbasierten deutschen Stichprobe von 12- bis 20-jährigen Jugendlichen das Essen mit Kontrollverlust per Fragebogen bei 23,3 % gefunden; dabei erlebten 9,5 % dies wiederkehrend (Schlüter et al. 2016), und zwar Mädchen häufiger als Jungen. In einer Meta-Analyse wurde bei Kindern und Jugendlichen mit Übergewicht und Adipositas das Essen mit Kontrollverlust bei 31,2 % der Befragten identifiziert (He et al. 2017).

Während die BES im Jugendalter ähnlich persistent ist wie die Anorexia Nervosa und die Bulimia Nervosa (Smink et al. 2014), zeigt der Spontanverlauf des Essens mit Kontrollverlust eine moderate Stabilität mit Tendenz zur Remission in der mittleren Kindheit bis hin zur Adoleszenz (Hilbert et al. 2013). Besonders persistierendes Essen mit Kontrollverlust ab der mittleren Kindheit sowie Überessen prädizierten eine Erstmanifestation der BES und weiterer psychischer Störungen, darunter Angststörungen, Depression, Substanzkonsumstörungen, selbstverletzendes Verhalten sowie eine überproportionale Zunahme von Körpergewicht und -fett im Jugendalter (Herle et al. 2020; Tanofsky-Kraff, Yanovski et al. 2009; Tanofsky-Kraff et al. 2011). Das Risiko für eine überproportionale Körpergewichts- und -fettzunahme war bei Kindern und Jugendlichen mit einem erhöhten BMI besonders ausgeprägt.

3.6 Entstehung und Aufrechterhaltung

3.6.1 Entstehung

Der Entstehung der BES sowie des Essens mit Kontrollverlust liegt eine komplexe multifaktorielle Ätiologie zugrunde, bei der psychologische, soziokulturelle und biologische Einflüsse zusammenwirken. Fallkontrollstudien zeigten ähnliche, jedoch umfangreichere und stärker ausgeprägte retrospektive Risikokorrelate für die BES ab dem Jugendalter als für das Essen mit Kontrollverlust in der mittleren Kindheit. Dazu zählen Risikofaktoren allgemeiner (z. B. Vernachlässigung, körperlicher oder sexueller Missbrauch, familiäre Konflikte, elterliche Psychopathologie, Perfektionismus, prämorbider negativer Affekt, Verhaltensstörungen) und spezifischer Natur (z. B. Übergewicht in der Kindheit, Gewichtssorgen und Essstörungen in der Familie, Diäthalten bei Freund/-innen sowie in der Familie, kritische Kommentare an Figur und Gewicht; Hartmann et al. 2012; Hilbert et al. 2014). Kritische Lebensereignisse wie Schulwechsel oder elterliche Arbeitslosigkeit waren proximal auslösende Faktoren für die BES sowie des Essens mit Kontrollverlust.

Längsschnittstudien belegen das Essen mit Kontrollverlust in der mittleren Kindheit und Überessen als Risikofaktoren für die Entstehung einer BES im Jugendalter (Herle et al. 2020; Hilbert et al. 2013; Tanofsky-Kraff et al. 2011). Weitere, im Längsschnitt nachgewiesene Risikofaktoren für den Beginn einer BES bei jungen Frauen waren negativer Affekt, Beeinträchtigungen der psychischen Gesundheit, Unzufriedenheit mit Figur und Gewicht, Diäthalten sowie Überessen im Jugendalter (Stice et al. 2017). Ebenfalls sind die Internalisierung des gesellschaftlichen Schlankheitsideals und der subjektiv erlebte Druck, schlank zu sein, prospektiv belegte Risikofaktoren für die Entstehung einer BES bei Mädchen und jungen Frauen.

Während eine eigene oder familiäre Vorgeschichte von Adipositas das Risiko für eine BES und das Essen mit Kontrollverlust zu erhöhen scheint, ermittelten formalgenetische Studien eine vom Übergewicht unabhängige Heritabilität der BES von 41 bis 57 % (Himmerich et al. 2019). Das genetische Risiko für die Entstehung von Essanfällen in der Pubertät scheint differenziell von Geschlechtshormonen beeinflusst (Klump et al. 2017): So prädizierten bei Mädchen eine fehlende pränatale Testosteronexposition und stärkere organisationale Effekte des Östrogens in der Pubertät ein erhöhtes Risiko für Essanfälle. Hingegen schien die pränatale Testosteronexposition bei Jungen die Sensitivität für Östrogen in der Pubertät zu vermindern und somit gegen Essanfälle zu schützen, vermutlich vermittelt durch Gen-Transkriptionseffekte in neuralen Systemen, die bei Essanfällen dysreguliert sind (z. B. Dopamin).

Bislang liegen nur wenige molekulargenetische Studien zur BES und zum Essen mit Kontrollverlust vor (Himmerich et al. 2019). Dopamin-(z. B. DRD2-)Rezeptor-Gene wurden in Kandidatengen-Studien mit der Entstehung der BES und des Essens mit Kontrollverlust in Verbindung gebracht. Bei der BES wurden zudem Veränderungen in µ-Opioid-Rezeptor-Genen (z. B. OPRM1) gefunden, was zusammengenommen für eine ätiologische Relevanz einer erhöhten Belohnungssensitivität für Nahrung spricht. Hingegen wurde eine Beteiligung des Melanocortin-4-Rezeptor-Gens (MC4R) oder des Serotonin-Transporter-Gens (5HTT) nicht konsistent belegt. Jedoch könnte das Risiko für Essen mit Kontrollverlust durch das Adipositas-assoziierte FTO-Gen (*Fat Mass and Obesity-Associated Gene*) vermittelt werden. Genomweite Assoziationsstudien wurden für die BES und das Essen mit Kontrollverlust bislang nicht durchgeführt.

3.6.2 Aufrechterhaltung

Es wird angenommen, dass die BES und das Essen mit Kontrollverlust im Kindes- und Jugendalter multifaktoriell aufrechterhalten werden. Sowohl deskriptive Studien als auch laborexperimentelle Testmahlzeiten- und *Ecological Momentary Assessment*-Studien dokumentierten eine dysfunktionale Emotionsregulation in dem Sinne, dass stärkerer negativer oder weniger positiver Affekt und/oder interpersoneller Stress Essanfällen bei der BES oder dem Essen mit Kontrollverlust bei Kindern und Jugendlichen vorausgehen (Hilbert et al. 2010, 2011). Insbesondere ab dem Jugendalter geht das Essen mit Kontrollverlust mit einer negativen affektiven Instabilität einher, wie mit *Ecological Momentary Assessment* erfasst (Egbert et al. 2022).

Bezüglich ihrer Familie berichten Jugendliche mit BES über eine vermehrte elterliche Kritik, stärkere Überinvolviertheit und geringere Wärme als Kontrollprobanden (sog. »expressed Emotion«; Schmidt et al. 2016). Familiäre Mahlzeiten von Kindern mit Essen mit Kontrollverlust waren häufiger von weniger adaptiven Interaktionen sowie von vermehrter elterlicher Kritik an Figur und Gewicht geprägt als jene von Kontrollprobanden (Czaja et al. 2011). Auf soziale Zurückweisung zeigten jugendliche Mädchen mit Essen mit Kontrollverlust und Übergewicht in der funktionellen Magnetresonanztomographie (fMRT) eine abgeschwächte Aktivierung (»Blunting«) im ventromedialen präfrontalen Kortex (Jarcho et al. 2015). Eine erhöhte Aktivität in der *Fusiform Face Area* des Gyrus fusiformis im Temporallappen, der an der Gesichtserkennung beteiligt ist, prädizierte bei Mädchen mit Kontrollverlust beim Essen zudem eine erhöhte Energieaufnahme in einer darauffolgenden Testmahlzeit (Goldschmidt et al. 2018), was auf eine erhöhte Sensitivität in Bezug auf interpersonellen Stress hinweist.

Des Weiteren wird die Symptomatik der BES im Kindes- und Jugendalter auf neurokognitive Dysfunktionen zurückgeführt (Kittel et al. 2015). Dazu gehören Beeinträchtigungen in der inhibitorischen Kontrolle (Kittel et al. 2017) und Belohnungsverarbeitung, besonders bei störungsrelevanten Stimuli wie Nahrungsreizen. So zeigte sich bei Kindern mit Essen mit Kontrollverlust nach einer laborexperimentellen Mittagsmahlzeit, bei der sie sich satt gegessen hatten, ein erhöhtes Verlangen zu essen auf eine Präsentation von Nahrungsreizen hin. Dies spricht für eine erhöhte subjektive Reaktivität auf Nahrungsreize (»Cue Reactivity«) wie den Anblick und Geruch von Speisen. Insbesondere bei erhöhter Impulsivität, angezeigt durch eine komorbide Aufmerksamkeitsdefizit-/Hyperaktivitätsstörung, prädizierte das Verlangen zu essen nachfolgend einen erhöhten Snackkonsum in Abwesenheit von Hunger (Hilbert et al. 2018). In einer nahrungsbezogenen »Delay of Gratification Task« war die Belohnungssensitivität erhöht: Kinder mit Essen mit Kontrollverlust zeigten bei erhöhter Impulsivität eine Präferenz für eine kurzfristige kleinere im Vergleich zu einer langfristigen größeren Belohnung mit Essen (Munsch et al. 2019). Darüber hinaus wurden bei Jugendlichen mit BES im »Eye Tracking« Aufmerksamkeitsbiases nachgewiesen, die in einer schnelleren Identifikation von Nahrungsreizen und einer langsameren Loslösung davon im Vergleich zur Kontrollstimuli und -proband/-innen bestanden (Schmidt et al. 2016). Auf neuronaler Ebene zeigten Kinder mit Essen mit Kontrollverlust auf die Präsentation von Nahrungsreizen im fMRT differenzielle Aktivierungsmuster in Hirnregionen, die an der Steuerung von Aufmerksamkeitsprozessen, inhibitorischer Kontrolle und Emotionsregulation beteiligt sind, was auf einen größeren kognitiven Aufwand zur Regulation der Nahrungsaufnahme hinweist.

Einige Hinweise auf Störungen in der Hunger- und Sättigungsregulation liegen vor. In einer laborexperimentellen Testmahlzeit aßen Kinder mit Kontrollverlust beim Essen bis zur maximalen Sättigung zwar nicht mehr als Kontrollproband/-innen, berichteten jedoch über ein stärkeres Hungergefühl und Verlangen zu essen (sog. »Wanting«) und mochten das Essen lieber (sog. »Liking«; Kurz et al. 2017). Physiologisch war das Essen mit Kontrollverlust bei Kindern und Jugendlichen mit erhöhten Serum-Leptinkonzentrationen assoziiert (Miller et al. 2014), ein vom Fettgewebe produziertes Adipokin, das neurohumoral an der hypothalamischen Hunger- und Sättigungsregulation beteiligt ist und Hungergefühle und die Nahrungsaufnahme steigert. Darüber hinaus zeigte eine fMRT-Studie bei Kindern mit Essen mit Kontrollverlust auf die Präsentation von Nahrungsreizen höherer Portionsgröße und Energiedichte eine erhöhte Aktivierung im Cerebellum, das an Sättigungssignalen beteiligt ist (English et al. 2018).

Störungsmodell

Forschungsbefunde zur Aufrechterhaltung können in ein kognitiv-behaviorales Störungsmodell der BES (▶ Kap. 3.9.2) integriert werden (Hilbert et al. 2020). Demnach erfolgen Essanfälle häufig im Kontext von Versuchen, das Essen einzuschränken, um das Gewicht zu reduzieren, zumeist motiviert durch ein negatives Körper- und Selbstbild, was zu starkem Hunger und Verlangen nach Essen führen kann. Durch die Verfügbarkeit von energiedichter, schmackhafter Nahrung, eine erhöhte Sensitivität gegenüber Nahrungsreizen und deren belohnendem Charakter und/oder Störungen in der Hunger- und Sättigungsregulation oder -wahrnehmung kann sich das Risiko für einen Essanfall erhöhen. Zusätzlich kann negative Stimmung (z. B. durch interpersonellen Stress), die nicht funktional bewältigt werden kann, Essanfälle auslösen. Weil Essanfälle eine Gewichtszunahme bewirken können, folgen häufig Schuldgefühle, die das negative Körper- und Selbstbild verstärken – der Teufelskreis schließt sich. Zusätzlich können weitere Aufrechterhaltungsfaktoren relevant sein, beispielsweise Selbstwertprobleme, Perfektionismus, exekutive Dysfunktionen einschließlich einer Beeinträchtigung der Emotionsregulation, sowie ausgeprägte interpersonelle Probleme. Zudem bringt die Pubertät entwicklungsspezifische Aufrechterhaltungsfaktoren mit sich (z. B. Autonomiekonflikte, Schlankheitsdruck und Stigmatisierung von Übergewicht in der Peergroup).

3.7 Diagnostik

3.7.1 Früherkennung

Die Symptomatik der BES bleibt im Kindes- und Jugendalter häufig unerkannt. Kinder und Jugendliche, vor allem aber ihre Eltern, suchen zumeist wegen anderer Probleme die primärmedizinische Versorgung auf. Besonders bei starker Gewichtszunahme, Übergewicht und Adipositas, ausgeprägten Figur- und Gewichtssorgen oder unklaren gastrointestinalen Beschwerden sollten entsprechend der evidenzbasierten S3-Leitlinie *Diagnostik und Therapie der Essstörungen* (Arbeitsgemeinschaft der Wissenschaftlichen Medizinischen Fachgesellschaften [AWMF] 2020) Essverhalten und Gewichtsverlauf von Hausärzt/-innen oder Fachärzt/-innen für Kinder- und Jugendmedizin altersadaptiert erfragt werden, um bei Verdacht auf eine Essstörung wie die BES eine weitere Abklärung durch Fachärzt/-innen für Kinder- und Jugendpsychiatrie oder Psychologische Psychotherapeut/-innen für Kinder und Jugendliche (oder Erwachsene) einzuleiten.

3.7.2 Diagnostik

Die Diagnostik der BES umfasst im Wesentlichen eine

1. Exploration der Essstörungssymptomatik,
2. Erhebung der Aufrechterhaltungsfaktoren,
3. Erfassung der Essstörungs- und allgemeinen Psychopathologie,
4. Differenzialdiagnostik der BES und
5. eine Diagnostik psychischer und körperlicher Komorbidität.

Im Gespräch mit dem Kind oder Jugendlichen wird die Essanfallssymptomatik im Kontext des Essverhaltens, von kompensatorischen Verhaltensweisen, Diätversuchen, Körperbild und Gewichtsverlauf sowie weiteren psychischen Problemen erfragt. Der Beginn der Essanfälle und mögliche auslösende Bedingungen werden erhoben. Diese Informationen sowie eine Familien- und Sozialanamnese sollten im Gespräch mit den Eltern ergänzt werden. Eine Exploration im gemeinsamen Gespräch mit den Eltern empfiehlt sich bei jüngeren Kindern. Eine medizinische Diagnostik zur Identifikation von Komplikationen und Gesundheitsgefährdung, relevanter medizinischer Komorbiditäten und Ursachen eines Gewichtsanstiegs umfasst eine anthropometrische, internistische und Labordiagnostik (AWMF 2020).

Zur standardisierten Diagnostik und Erfassung der Essstörungspsychopathologie steht das strukturierte klinische Interview *Eating Disorder Examination* (EDE; Hilbert und Tuschen-Caffier 2016a) für Jugendliche ab 14 Jahre und die kindspezifische Adaptation, das *Eating Disorder Examination für Kinder* von 8 bis 14 Jahren (ChEDE; Hilbert 2016a), zur Verfügung. Mit analogen Altersbereichen liegen die daraus entwickelten Selbstbeurteilungsfragebögen *Eating Disorder Examination-Questionnaire* (EDE-Q; Hilbert und Tuschen-Caffier 2016b) und die Version für Kinder vor (ChEDE-Q; Hilbert 2016b). Außerdem eignen sich zur Erfassung weiterer Merkmale Adipositas-assoziierten Essverhaltens der *Dutch Eating Behavior Questionnaire* (DEBQ; Grunert 1989) und der *DEBQ* für Kinder (DEBQ-K; Franzen und Florin 1997). Für den Fremdbericht durch die Eltern können zum Beispiel der *Child Feeding Questionnaire* (CFQ; Hilbert 2021; Schmidt et al. 2017) sowie der EDE-Q für Kinder aus Sicht der Eltern (Hilbert et al. unveröffentlicht) genannt werden. Ergänzt werden sollten diese diagnostischen Angaben durch ein durch das Kind oder den Jugendlichen mit oder ohne elterliche Hilfe auszufüllendes Ernährungsprotokoll (z. B. das *Marburger Ernährungstagebuch*; Tuschen-Caffier und Florin 2012), das für jüngere Kinder ggf. in vereinfachter Form zum Ankreuzen von Nahrungsmengen oder durch Fotografieren der Mahlzeiten mit dem Handy vorgegeben werden kann. Zusätzlich zum Einsatz dieser störungsspezifischen Instrumente empfiehlt sich ein Einsatz störungsübergreifender Diagnosechecklisten, Interviews und/oder Fragebögen (vgl. ▸ Kap. 7).

3.8 Differenzialdiagnose

Differenzialdiagnostisch ist die BES von den Essstörungen Anorexia Nervosa und Bulimia Nervosa abzugrenzen, für die Essanfälle ebenfalls charakteristisch sein können (APA 2013). Jedoch tritt bei der BES ein unangemessenes Kompensationsverhalten nicht regelmäßig auf, und ein gezügeltes Essverhalten ist zumeist allenfalls moderat ausgeprägt. Außerdem ist die BES von weiteren psychischen Störungen zu unterscheiden, in deren Rahmen Essanfälle auftreten können, darunter die bipolaren oder depressiven Störungen, die Aufmerksamkeitsdefizit-/Hyperaktivitätsstörung oder die Borderline-Persönlichkeitsstörung. Während die Adipositas häufig komorbid zur BES auftritt, unterscheiden sich Kinder und Jugendliche mit Adipositas und BES versus jene mit Adipositas ohne BES durch die Essanfälle, eine ausgeprägte Psychopathologie und stärkere funktionelle Beeinträchtigungen. Auszuschließen ist ein übermäßiges Essen aufgrund von körperlichen Erkrankungen wie dem Kleine-Levine-Syndrom oder Substanzwirkungen.

3.9 Behandlung

3.9.1 Leitlinien

Weil für die Erstellung der evidenzbasierten S3-Leitlinie *Diagnostik und Therapie der Essstörungen* (AWMF 2020) keine Behandlungsstudien an Kindern und Jugendlichen mit BES verfügbar waren, gilt analog zu Erwachsenen mit BES die Empfehlung, eine Psychotherapie als Therapie der Wahl anzubieten, und zwar unter Einbezug der Eltern. Für Erwachsene mit BES verfügt die Kognitive Verhaltenstherapie (KVT) dabei über die umfassendsten Wirksamkeitsbelege, auch im Format der strukturierten manualisierten Selbsthilfe (z. B. Buch- oder Internet-basiert), während weitere Therapieformen (z. B. die Interpersonelle Psychotherapie [IPT]) in Deutschland nicht zu den Richtlinienpsychotherapien zählen oder nur über begrenzte Evidenz verfügen (z. B. die Tiefenpsychologisch fundierte Psychotherapie). Medikamente für die Behandlung der BES sind nicht zugelassen. Für Kinder und Jugendliche mit Adipositas (BMI > 97. Perzentil) ist eine konservative Gewichtsreduktionstherapie durch multimodale, aus einer Kombination von Interventionen für Ernährung, Bewegung und Verhalten bestehende Programme, indiziert (S2-Leitlinie *Diagnostik, Therapie und Prävention von Übergewicht und Adipositas im Kindes- und Jugendalter*; Arbeitsgemeinschaft Adipositas im Kindes- und Jugendalter 2015). Während bei Erwachsenen mit BES die konservative Gewichtsreduktionstherapie der Psychotherapie zumindest kurzfristig in Bezug auf eine Gewichtsreduktion überlegen war, war sie weniger wirksam in Bezug auf eine Behandlung der Essstörungssymptomatik, die somit besser durch Psychotherapie zu behandeln ist. Eine simultane Kombination von Psychotherapie beispielsweise mit konservativer Gewichtsreduktionstherapie zeigte keinen zusätzlichen Nutzen im Vergleich zur Monotherapie. Die Therapie der BES sollte grundsätzlich ambulant erfolgen und nur dann stationär, wenn ersteres nicht ausreicht.

3.9.2 Kognitive Verhaltenstherapie der BES

Das im Folgenden beschriebene Vorgehen der KVT wurde für Jugendliche mit BES im Alter von 12 bis 20 Jahren entwickelt und evaluiert (Hilbert et al. 2020). Die Grundlage bildete ein entsprechendes evidenzbasierte Manual für Erwachsene mit BES (Hilbert und Tuschen-Caffier 2010; de Zwaan et al. 2017). Die KVT umfasst 25 Einzelsitzungen mit dem Adoleszenten. Im Vergleich zu diesem Adoleszenten-fokussierten Vorgehen, bei dem die Eltern lediglich in die Diagnostik einbezogen werden und Informationen und Beratung erhalten, empfiehlt sich für die Behandlung von Kindern mit BES ein stärkerer therapeutischer Einbezug der Eltern.

Ziel der KVT für Jugendliche mit BES ist die Behandlung der Essanfälle durch eine Veränderung der individuellen Aufrechterhaltungsfaktoren. Grundlegend zielt die Therapie darauf ab,

- eine vertrauensvolle therapeutische Beziehung zu etablieren,
- die Veränderungsmotivation zu stärken,
- einen auf einem individuellen Störungsmodell fußenden Behandlungsplan abzuleiten,
- ein »gesundes«, vor Essanfällen schützendes Essverhalten aufzubauen,
- ein regelmäßiges Bewegungsverhalten zu fördern und das Gewicht zu stabilisieren,
- ein positives Körperbild aufzubauen,
- weitere aufrechterhaltende Probleme zu bearbeiten und
- Rückfällen vorzubeugen.

Die KVT der BES umfasst folgende Therapiephasen:

1. die Therapievorbereitung,
2. die modularisierte Behandlung zum Essverhalten, zum Körperbild und anderen Problembereichen und
3. das abschließende Selbst-Management zur Rückfallprophylaxe.

Therapievorbereitung

Der Erstkontakt mit dem/der Patient/-in dient – neben der Informationsgewinnung – dem Aufbau einer kollaborativen therapeutischen Beziehung, der Psychoedukation und der Klärung der Motivation. Viele Patient/-innen wünschen sich, abzunehmen und hegen unrealistische Erwartungen in Bezug auf einen Gewichtsverlust. Sie sollten aufgeklärt werden, dass die KVT der BES langfristig mindestens zu einer Stabilisierung des Gewichts, wenn nicht – bei vollständiger Abstinenz von Essanfällen – sogar zu einem geringfügigen Gewichtsverlust führt, was im Wachstum einer relativen Gewichtsreduktion gleichkommt. Wenn die Essanfälle behandelt werden können, fällt eine langfristige Gewichtsreduktion häufig leichter. Für eine Steigerung der Therapiemotivation ist zentral, antizipierte Befürchtungen zu klären (z. B. dass die Eltern Details über die Essanfälle erfahren) und den persönlichen Leidensdruck herauszuarbeiten, beispielsweise indem Beeinträchtigungen durch die Essanfälle besprochen werden (z. B. sozialer Rückzug, gewichtsbezogene Diskriminierung, Figursorgen, Kostspieligkeit der Essanfälle). Folgen von Nicht-Behandlung können thematisiert werden (z. B. Gewichtsanstieg, stärkere Beeinträchtigungen).

In der kognitiven Vorbereitung werden die diagnostischen Informationen dazu genutzt, um mit dem/der Patient/-in ein individuelles Störungsmodell im Sinne einer Verhaltensanalyse zu erarbeiten. Es empfiehlt sich, das Störungsmodell anschaulich darzustellen (z. B. als Teufelskreis, s. ▸ Kap. 3.6.2), um die individuellen Störungsprozesse und Aufrechterhaltungsfaktoren integriert zusammenzufassen und mit dem/der Patient/-in Ansatzpunkte für Interventionen und das therapeutische Vorgehen im Rahmen eines individuellen Therapieplans abzuleiten.

Fallbeschreibung: Anna, 13 Jahre

Die Diagnostik mittels ChEDE (Hilbert 2016a) und Kinder-DIPS (Schneider et al. 2017) hatte bei Anna eine BES mit einer Häufigkeit von drei objektiven und zwei subjektiven Essanfällen pro Woche (F50.8) und eine Mittelgradige depressive Episode (F32.1) sowie Übergewicht (96. BMI-Perzentil) festgestellt. Die medizinische Diagnostik zeigte keine kardiometabolischen Auffälligkeiten. In der Kurzform des Essstörungsfragebogens ChEDE-Q8 (Kliem et al. 2017) erzielte sie eine globale Essstörungspsychopathologie > 97. Perzentil der alters- und geschlechtsspezifischen Verteilung und eine »grenzwertige« allgemeine Psychopathologie im *Strengths and Difficulties Questionnaire* (Goodman 2005). Das *Marburger Ernährungsprotokoll* zeigte, dass die Essanfälle vor allem nachmittags allein zuhause und in negativer Stimmung auftraten, dass die Mahlzeitenstruktur unregelmäßig, die Nahrungszusammensetzung hingegen ausgewogen war, die Kalorienaufnahme außerhalb der Essanfälle den Energiebedarf jedoch nicht deckte, sodass Anna von den Mahlzeiten nicht satt wurde. Die Integration der diagnostischen Befunde in der kognitiven Vorbereitung und Darstellung in einem Teufelskreis (▸ Abb. 3.1) empfand Anna als entlastend und entschied sich zu einer Teilnahme an der KVT zum Durchbrechen des Teufelskreises.

I Krankheitsbilder

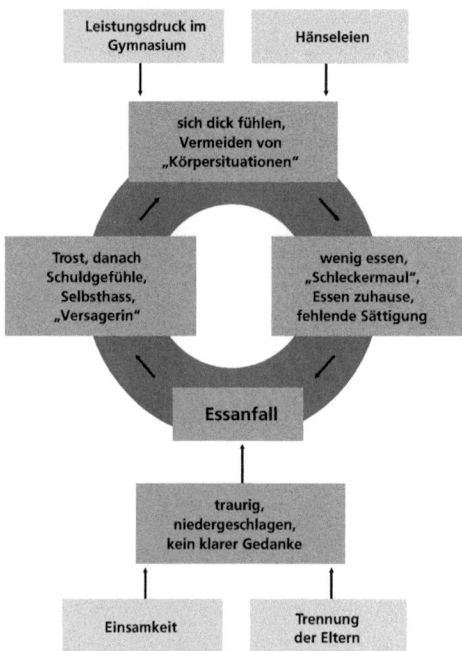

Abb. 3.1: Anna, 13 Jahre: Aufrechterhaltungsmodell der Binge-Eating-Störung

Modularisierte Behandlung

In der modularisierten Behandlung sind die Interventionen in drei Module zum Essverhalten (*Meine Ernährung*), Körperbild (*Mein Körper*) und Stress (*Meine Gefühle*) gegliedert. Zumeist empfiehlt sich in der Therapie ein initialer Behandlungsfokus auf das Essverhalten.

Meine Ernährung: Dieses Modul zielt auf die Etablierung eines »gesunden« Essverhaltens ab, das vor Essanfällen schützt. Neben Psychoedukation zu Ernährung, Diäthalten, Essanfällen, kompensatorischen Maßnahmen und Bewegung wird der/die Patient/-in angeleitet, im Rahmen des Ernährungsmanagements sein/ihr Essverhalten anhaltend zu protokollieren, um gezielt an Regelmäßigkeit, angemessener Nahrungsmenge, Ausgewogenheit, Hunger- und Sättigungswahrnehmung sowie Genusserleben zu arbeiten. Als spezielle Interventionen eignen sich strukturierte Esstage, ein Hunger- und Sättigungswahrnehmungstraining, Genussübungen sowie Nahrungskonfrontation in Form von Exposition mit Reaktionsverhinderung. Zusätzlich wird an der Stimulus- und Reaktionskontrolle gearbeitet, um Auslöser und Verstärker von Essanfällen zu modifizieren (z. B. beim Browsen nicht zu essen). Obwohl die KVT auf das Erlangen einer flexiblen Kontrolle über das Essen im Vergleich zu einer rigiden, strikt einschränkenden Kontrolle abzielt, sollten Nahrungsmittel, die Essanfälle auslösen (»Binge Food«), initial aus der Ernährung ausgeschlossen werden, um sie bei konsolidiertem Essverhalten wieder kontrolliert einzubeziehen (z. B. im Rahmen der Nahrungskonfrontation). Gerade bei Übergewicht oder Adipositas ist es wichtig, ab Behandlungsbeginn ein regelmäßiges Bewegungsverhalten aufzubauen oder zu stärken (z. B. unter Zuhilfenahme eines Bewegungsprotokolls und/oder Schrittzähler). Ein Wiegetraining zielt darauf ab, dass sich der/die Patient/-in einmal pro Woche wiegt und seinen/ihren Gewichtsverlauf protokolliert. Vermeidet es der/die Patient/-in, sich zu wiegen, kann dies konfrontativ behandelt werden. Bei diesen wie auch den Interventionen anderer Module ist es wichtig, motivationsförderlich zu arbeiten, indem – vor allem bei jüngeren Patient/-innen – Zielhierarchien (z. B. kleine versus große Ziele) und nicht-nahrungsbezogene Verstärker (z. B. im Rahmen eines Belohnungssystems) eingesetzt werden. Für letzteres eignen sich beispielsweise gemeinsame Aktivitäten mit den Eltern (z. B. Ausflug), die das familiäre Miteinander stärken.

Mein Körper: Ziel dieses Moduls ist es, ein negatives Körperbild abzubauen und mit einer Stärkung von Körperakzeptanz und Selbstwertgefühl ein positives Körperbild aufzubauen. Informationen zum Körperbild werden gegeben, die einzelnen Komponenten allgemein und individuell erarbeitet, eine Unterscheidung von Selbst- und Idealbild wird mittels Körpersilhouetten erfahrbar gemacht, und die Relativität des Schönheitideals wird anhand unterschiedlicher Idealbilder diskutiert (z. B. im internationalen Vergleich). Bei komorbidem Übergewicht oder Adipositas ist es wichtig, Informationen zu Entstehung und Folgen der Adipositas sowie zum gesellschaftlichen Adipositas-Stigma zu geben und Konsequenzen für das eigene Körper- und Selbstbild herauszuarbeiten (z. B. Selbststigmatisierung). Kognitive Umstrukturierung auf der Grundlage von Körperbildtagebüchern dient der Identifikation dysfunktionaler körperbezogener Kognitionen und deren Modifikation. Figurkonfrontation (Exposition z. B. per Spiegel, Video oder Waage) kann eingesetzt werden, um starke körperbezogene Ängste und Vermeidung zu reduzieren und positive körperbezogene Gedanken und Gefühle zu fördern. Dabei kann auch mit Körperausdruck und -haltung experimentiert werden. Zusätzlich bietet sich eine konfrontativ orientierte Arbeit am Körperbild durch Malen und Kneten von Körperpartien an.

Meine Gefühle: Dieses Modul, das zumeist in späteren Behandlungssitzungen zum Tragen kommt, fußt auf einer ausführlichen Verhaltensanalyse, bei der im Rahmen einer Zwischenbilanz die relevanten Antezedenzen und Konsequenzen von Essanfällen mit dem/der Patienten/-in zusammengestellt und jeweils Alternativen erarbeitet werden.

Die eingesetzten Interventionen sind zumeist störungsunspezifisch. Ausgerichtet am individuellen Bedarf des/der Patient/-in können Interventionen zum Stressmanagement, interpersonellen Problemlösen, sozialen Kompetenztraining, zur Emotionsregulation, Identitätsarbeit und zur Bearbeitung weiterer dysfunktionaler Gedanken und Gefühle Anwendung finden. Ein Einbezug von Interventionen beispielsweise zum Training exekutiver Funktionen für Selbstregulation und Handlungssteuerung ist je nach Bedarf möglich.

Rückfallprophylaxe

Die Rückfallprophylaxe (*Meine Zukunft*) dient der Stabilisierung des Therapieerfolgs und Vorbeugung von Rückfällen. Potenzielle Risikosituationen und -signale und Verhaltensmöglichkeiten werden identifiziert und in Form eines Notfallplans zusammengestellt. Mögliche Rückfälle werden antizipativ entpathologisiert. Wichtig ist zudem, mit dem/der Patient/-in das Erreichte zu würdigen, einen Plan für die zukünftige Arbeit an weiter bestehenden Problemen zu entwickeln, und die gemeinsame therapeutische Arbeit und Beziehung angemessen zu beenden.

Fallbeschreibung: Anna, 13 Jahre

In der modularisierten KVT erfolgte zunächst ein Ernährungsmanagement, das darauf abzielte, ein regelmäßiges Essverhalten im Rahmen von strukturierten Esstagen zu planen, mit der Mutter abzustimmen und, sofern möglich, im Rahmen von gemeinsamen Mahlzeiten umzusetzen. Weiter wurde an einer ausreichenden Nahrungsmenge während regulärer Mahlzeiten und an der Sättigungswahrnehmung gearbeitet, während Süßigkeiten und anderes Binge Food zunächst nicht mehr eingekauft wurden. Der Aufbau eines gesundheitsförderlichen Freizeit- und Bewegungsverhaltens mit Mitschülerinnen (z. B. Fahrradfahren) war ein weiterer Schwerpunkt, an dem Anna arbeitete und der dazu beitrug, ihre Stimmung zu stabilisieren und Schlaf und Konzentration zu verbessern. Mit Hilfe von sozialem Kompetenztraining übte Anna, sich gegenüber gewichtsbezogenen Hänseleien zu wehren. Nach einigen Wochen Ernährungsmanagement traten nur noch wenige, ausschließlich subjektive Essanfälle auf.

Psychoedukation zum Körperbild, zur Stigmatisierung und Figurkonfrontation mit kreativen Mitteln (z. B. Kneten von Körperteilen) sowie im Spiegel halfen Anna, ihr eigenes negatives Selbst- und Körperbild zu hinterfragen und positive sowie negative Aspekte an ihrem eigenen Aussehen zu akzeptieren. Ihr Körpergewicht blieb stabil, Risikosituationen für subjektive Essanfälle bestanden jedoch weiterhin bei negativer Stimmung und Verfügbarkeit von Süßigkeiten. In Nahrungskonfrontationen erhöhte sich ihre wahrgenommene Kontrolle über Süßigkeiten und anderes »Binge Food«, sodass diese nunmehr in die Mahlzeitenplanung wieder aufgenommen wurden. Die Trennung der Eltern wurde emotionsfokussiert durchgearbeitet, und die Emotionswahrnehmung und -regulation wurden gestärkt. Anna forderte bei ihrer Mutter ein, am Wochenende mehr Zeit miteinander zu verbringen. Diese Gelegenheiten nutzten Anna und ihre Mutter auch, die Trennung und den Kontaktabbruch des Vaters zu verarbeiten. Für Anna wurde es zunehmend selbstverständlicher, Freundschaften für eine gemeinsame Freizeitgestaltung aufzubauen. Regelmäßig nahm sie an einer neuen Akrobatik-Gruppe teil. Sie zeigte nun keine Essanfälle mehr, ihre Stimmung war ausgeglichen, und sie fühlte sich den schulischen Anforderungen gewachsen. Die KVT wurde mit einer Erarbeitung von Strategien zur Rückfallprophylaxe abgeschlossen.

3.10 Eltern- und Angehörigenarbeit

Im Gegensatz zur Anorexia Nervosa und Bulimia Nervosa, für die die S3-Leitlinie *Diagnostik und Therapie der Essstörungen* eine familienbasierte Therapie im Kindes- und Jugendalter empfiehlt (AWMF 2020), wurden solche Ansätze für die BES bislang nicht ausgearbeitet. Aufgrund von Studienergebnissen, die zeigen, dass familiäre Faktoren auch bei der Entstehung und Aufrechterhaltung der BES relevant sind (z. B. kritische Kommentare über Figur und Gewicht, familiäre Konflikte; Schmidt et al. 2015; Tetzlaff und Hilbert 2014), könnte eine therapeutische Arbeit an diesen wirksam sein. So können die Eltern beispielsweise das Gelernte im Alltag etablieren helfen (z. B. im Rahmen von Familienmahlzeiten), und familiäre Aufrechterhaltungsfaktoren könnten adressiert werden (z. B. familiäre Konfliktlösung). Über das für das Adoleszenten-fokussierte Vorgehen in der KVT beschriebene Vorgehen hinaus bieten sich bei Bedarf daher zusätzlich familientherapeutische Gespräche oder Elterngespräche an. Allgemein empfiehlt sich bei jüngeren Kindern generell ein Einbezug der Eltern (Munsch et al. 2009).

3.11 Wirksamkeit und prognostische Faktoren

Bislang liegen nur wenige Therapiestudien zur Behandlung der BES bei Kindern und Jugendlichen vor. In der zur konfirmatorischen Evaluation des beschriebenen Vorgehens durchgeführten randomisiert-kontrollierten Studie (RCT) an 73 Jugendlichen mit BES (12 bis 20 Jahre) erwies sich die ambulante KVT im Einzelsetting gegenüber Warteliste als wirksamer in Bezug auf die Reduktion von Essanfällen und Essstörungspsychopathologie (Hilbert et al. 2020). Insgesamt 51 % der mit KVT behandelten Jugendlichen waren vollständig abstinent von Essanfällen. Depressive Symptome, Selbstwert und Lebensqualität verbesserten sich, wobei dies nicht spezifisch für die KVT war. Der standardisierte BMI wurde stabilisiert. Die therapeutischen Effekte wurden bis 2 Jahre nach Ende der Behandlung nachgewiesen.

Ein weiterer RCT an 28 Jugendlichen mit BES (13 bis 17 Jahre) deutete keine größere Wirksamkeit der Dialektisch-Behavioralen Therapie im Vergleich zur konservativen Gewichtsreduktionstherapie an (Mazzeo et al. 2016), beide Behandlungsarme zeigten zum Behandlungsende eine reduzierte Essstörungspsychopathologie. Weitere RCTs untersuchten die Wirksamkeit von KVT bei Jugendlichen mit wiederkehrenden Essanfällen face-to-face oder Internet-basiert (DeBar et al. 2013; Jones et al. 2008) sowie von IPT (Tanofsky-Kraff et al. 2014) und dokumentierten Symptomverbesserungen gegenüber Wartelisten-Kontrollbedingungen, jedoch nicht im Vergleich zu anderen aktiven Therapien.

Obwohl eine Heterogenität in der Wirksamkeit festzustellen ist, wurden Therapieerfolgsprädiktoren bislang kaum untersucht. In einer Analyse von Baseline-Prädiktoren und Verlaufsmustern in der KVT bei Jugendlichen mit BES (Hilbert et al. 2020) wurden höhere Baselinewerte von Essstörungspsychopathologie, gezügeltem Essstil und ein negatives Körperbild im Sinne einer höheren Selbstwertrelevanz von Figur und Gewicht als Prädiktoren für eine stärker ausgeprägte Essstörungspsychopathologie bis zu 2 Jahre nach Therapieende identifiziert (Schmidt und Hilbert 2022). Jedoch profitierten Jugendliche mit einem stärker gezügelten Essstil, der bei der BES auf ein höheres Maß an Selbststeuerungsfähigkeit in Bezug auf das Essverhalten hinweisen kann, deutlicher von der KVT und zeigten eine deutlichere Verbesserung der Essstörungspsychopathologie über die Zeit hinweg als die weniger psychopathologisch belasteten Jugendlichen mit einem weniger gezügelten Essstil. Prädiktoren zur Vorhersage einer Abstinenz von Essanfällen wurden nicht identifiziert.

3.12 Versorgungsaspekte

Trotz der starken Verbreitung und klinischen Signifikanz der BES insbesondere im Jugendalter sowie erster Belege für eine evidenzbasierte Behandlung bleibt diese Essstörung im Gesundheitssystem vielfach unterdiagnostiziert und unterbehandelt (Forrest et al. 2017). Nicht nur von Angehörigen von Gesundheitsberufen wird sie häufig nicht identifiziert – was systemische Gründe haben kann (z. B. fehlendes Screening, mangelnde Ausbildung) – auch Betroffene und deren Angehörige wissen oftmals nicht um diese Störung, sodass eine Behandlung dafür zumeist nicht aufgesucht wird (Hilbert 2019). Verkompliziert wird diese Situation durch gesellschaftliche Stereotype, nach denen die BES als weniger beeinträchtigend gilt als die Anorexia Nervosa oder Bulimia Nervosa und vor allem auf mangelnde Selbstdisziplin zurückzuführen sei (Forrest et al. 2017). Dies kann stigmatisierend wirken und die Inanspruchnahme senken. Für die BES im Kindes- und Jugendalter besteht also eine deutliche Versorgungslücke. Hervorzuheben ist, dass bereits das Essen mit Kontrollverlust ab der mittleren Kindheit – insbesondere bei persistierender Symptomatik – klinisch relevant ist und für eine BES und assoziierte Störungen in der Adoleszenz prädisponiert. Hierfür bedarf es früher Intervention, für die bislang jedoch keinerlei Ansätze vorliegen. Auch in der Essstörungsprävention bleibt das Essen mit Kontrollverlust häufig unberücksichtigt (s. ▶ Kap. 10).

3.13 Ausblick

Nicht alle Kinder und Jugendlichen mit Essen mit Kontrollverlust entwickeln eine BES. Ob und wie das Essen mit Kontrollverlust altersgemäß klassifiziert werden kann, bedarf weiterer Forschung. Zukünftige Studien sollten den Verlauf dieses Essverhaltens und der BES möglichst unter Berücksichtigung komorbider und Folgestörungen bis ins Erwachsenenalter aufklären. Weiterer Erforschung bedürfen die multifaktorielle Entstehung und Aufrechterhaltung, um Ansatzpunkte für Intervention und Prävention gezielt ableiten zu können. Mechanismen-orientierte Therapieforschung ist geeignet, um die Wirksamkeit bestehender Behandlungsansätze weiter zu erhöhen oder neue Interventionen zu entwickeln. Die Dissemination und Implementierung evidenzbasierter Ansätze sollte gefördert werden.

Literatur

American Psychiatric Association (2013) Diagnostisches und Statistisches Manual für psychische Störungen (DSM-5). Arlington, VA: American Psychiatric Publishing.

American Psychiatric Association (2000) Diagnostisches und Statistisches Manual für psychische Störungen (DSM-IV). Washington, DC: American Psychiatric Publishing.

Arbeitsgemeinschaft Adipositas im Kindes- und Jugendalter (AGA) (2015) Konsensbasierte (S2) Leitlinie zur »Diagnostik, Therapie und Prävention von Übergewicht und Adipositas im Kindes- und Jugendalter«. (https://aga.adipositasgesellschaft.de/fileadmin/PDF/Leitlinien/AGA_S2_Leitlinie.pdf, Zugriff am 24.03.2021).

Arbeitsgemeinschaft der Wissenschaftlichen Medizinischen Fachgesellschaften (AWMF) (2020) Gemeinsame S3-Leitlinie »Diagnostik und Therapie der Essstörungen«. (https://www.awmf.org/uploads/tx_szleitlinien/051-026l_S3_Essstoerung-Diagnostik-Therapie_2020-03.pdf, Zugriff am 24.03.2021).

Byrne ME, Tanofsky-Kraff M, Kelly NR et al. (2019) Pediatric loss-of-control eating and anxiety in relation to components of metabolic syndrome. J Pediatr Psychol 44: 220–228.

Czaja J, Hartmann AS, Rief W et al. (2011) Mealtime family interactions in home environments of children with binge eating. Appetite 56: 587593.

DeBar LL, Wilson GT, Yarborough BJ et al. (2013) Cognitive behavioral treatment for recurrent binge eating in adolescent girls: A pilot trial. Cogn Behav Pract 20: 147–161.

de Zwaan M, Herpertz S, Zipfel S et al. (2017) Effect of Internet-based guided self-help vs individual face-to-face treatment on full or subsyndromal binge eating disorder in overweight or obese patients: The INTERBED randomized clinical trial. JAMA Psychiatry 74: 987–995.

Egbert AH, Smith KE, Ranzenhofer LM et al. (2022) The role of affective instability in loss of control eating in youth with overweight/obesity across development: Findings from two EMA studies. Res Child Adolesc Psychopathol. [Online ahead of print, 2022 Jan 18] doi: 10.1007/s10802-021-00886-x

English L, Masterson T, Fearnbach S et al. (2018) Increased brain and behavioural susceptibility to portion size in children with loss of control eating. Pediatr Obesity 14: 1–14.

Forrest LN, Smith AR, Swanson SA (2017) Characteristics of seeking treatment among U.S. adolescents with eating disorders. Int J Eat Disord 50: 826–833.

Franzen S, Florin I (1997) Der Dutch Eating Behavior Questionnaire für Kinder (DEBQ-K) – Ein Fragebogen zur Erfassung gezügelten Essverhaltens. Kindheit und Entwicklung 6: 116–122.

Goldschmidt AB, Dickstein DP, MacNamara AE et al. (2018) A pilot study of neural correlates of loss of control eating in children with overweight/obesity: probing intermittent access to food as a means of eliciting disinhibited eating. J Pediatr Psychol 43: 846–855.

Goodman R (2005) Strengths and Difficulties Questionnaire. (https://www.sdqinfo.org/py/sdqinfo/b3.py?language=German, Zugriff am 24.03.2021).

Grunert SC (1989) Ein Inventar zur Erfassung von Selbstaussagen zum Ernährungsverhalten. Diagnostica 35: 167–179.

Hartmann AS, Czaja J, Rief W et al. (2012) Psychosocial risk factors of loss of control eating in primary school children: a retrospective case-control study. Int J Eat Disord 45: 751–758.

Herle M, Stavola B, Hübel C et al. (2020) A longitudinal study of eating behaviours in childhood and later eating disorder behaviours and diagnoses. Br J Psychiatry 216: 113–119.

He J, Cai Z, Fan X (2017) Prevalence of binge and loss of control eating among children and adolescents with overweight and obesity: An exploratory meta-analysis. Int J Eat Disord 50: 91103.

Hilbert A (2016a) Eating Disorder Examination für Kinder: Deutschsprachige Übersetzung (Bd. 03). Tübingen: dgvt-Verlag.

Hilbert A (2016b) Eating Disorder Examination-Questionnaire für Kinder: Deutschsprachige Übersetzung (Bd. 04). Tübingen: dgvt-Verlag.

Hilbert A (2019) Binge-eating disorder. Psychiatr Clin North Am 42: 3343.

Hilbert A (2021) Child Feeding Questionnaire. Deutsche Version. Universität Leipzig: http://nbn-resolving.de/urn:nbn:de:bsz:15-qucosa2-768524.

Hilbert A, Czaja J (2009) Binge eating in primary school children: Towards a definition of clinically significant psychopathology. Int J Eat Disord 42: 235–243.

Hilbert A, Hartmann AS, Czaja J et al. (2013) Natural course of preadolescent loss of control eating. J Abnorm Psychol 122: 684–693.

Hilbert A, Kurz S, Dremmel D et al. (2018) Cue reactivity, habituation, and eating in the absence of hunger in children with loss of control eating and attention-deficit/hyperactivity disorder. Int J Eat Disord 51: 223–232.

Hilbert A, Petroff D, Neuhaus P et al. (2020) Cognitive-behavioral therapy for adolescents with an age-adapted diagnosis of binge-eating disorder: A randomized clinical trial. Psychother Psychosom 89: 51–53.

Hilbert A, Pike KM, Goldschmidt AB et al. (2014) Risk factors across the eating disorders. Psychiatry Res 220: 500–600.

Hilbert A, Rief W, Tuschen-Caffier B et al. (2009) Loss of control eating and psychological maintenance in children: An ecological momentary assessment study. Behav Res Ther 47: 26–33.

Hilbert A, Tuschen-Caffier B, Czaja J (2010) Familial interactions and mealtime behavior of children with binge eating: A laboratory test meal study. Am J Clin Nutr 91: 510–518.

Hilbert A, Tuschen-Caffier B (2010) Essanfälle und Adipositas. Ein Manual zur kognitiv-behavioralen Therapie der Binge-Eating-Störung. Göttingen: Hogrefe.

Hilbert A, Tuschen-Caffier, B (2016a) Eating Disorder Examination: Deutschsprachige Übersetzung (Bd. 01, 2. Aufl.). Tübingen: dgvt-Verlag.

Hilbert, A, Tuschen-Caffier B (2016b) Eating Disorder Examination-Questionnaire. Deutschsprachige Übersetzung (Bd. 02, 2. Aufl.). Tübingen: dgvt-Verlag.

Hilbert A, Vögele C, Tuschen-Caffier B et al. (2011) Psychophysiological responses to idiosyncratic stress in bulimia nervosa and binge eating disorder. Physiol Behav 104: 770–777.

Himmerich H, Bentley J, Kan C et al. (2019) Genetic risk factors for eating disorders: an update and insights into pathophysiology. Ther Adv Psychopharmacol 9: 2045125318814734.

Jarcho JM, Tanofsky-Kraff M, Nelson EE et al. (2015) Neural activation during anticipated peer evaluation and laboratory meal intake in overweight girls with and without loss of control eating. NeuroImage 108: 343–353.

Jones M, Luce KH, Osborne MI et al. (2008) Randomized, controlled trial of an internet-facilitated intervention for reducing binge eating and overweight in adolescents. Pediatrics 121: 453–462.

Kittel R, Brauhardt A, Hilbert A (2015) Cognitive and emotional functioning in binge-eating disorder: A systematic review. Int J Eat Disord 48: 535–554.

Kittel R, Schmidt R, Hilbert A (2017) Executive functions in adolescents with binge-eating disorder and obesity. Int J Eat Disord 50: 933–941.

Kliem S, Schmidt R, Vogel M et al. (2017) An 8-item short form of the Eating Disorder Examination-Questionnaire adapted for children (ChEDE-Q8). Int J Eat Disord 50: 679–686.

Klump KL, Culbert KM, Sisk CL (2017) Sex differences in binge eating: Gonadal hormone effects across development. Ann Rev Clin Psychol 13: 183–207.

Kurz S, Schoebi D, Dremmel D et al. (2017) A. Satiety regulation in children with loss of control eating and attention-deficit/hyperactivity disorder: A test meal study. Appetite 116: 90–98.

Mazzeo SE, Lydecker J, Harney M et al. (2016) Development and preliminary effectiveness of an innovative treatment for binge eating in racially diverse adolescent girls. Eat Behav 22: 199–205.

Miller R, Tanofsky-Kraff M, Shomaker LB et al. (2014) Serum leptin and loss of control eating in children and adolescents. Int J Obes 38: 397–403.

Munsch S, Biedert E, Schlup B (2009) Binge Eating bei Kindern. Behandlungsempfehlungen. Weinheim: Beltz.

Munsch S, Dremmel D, Wilhelm P et al. (2019) To eat or not to eat: Reward delay impulsivity in children with loss of control eating, attention deficit/hyperactivity disorder, a double diagnosis, and healthy children. PLoS One 14: e0221814.

Reed GM, First MB, Kogan CS et al. (2019) Innovations and changes in the ICD-11 classification of mental, behavioural and neurodevelopmental disorders. World Psychiatry 18: 3–19.

Schlüter N, Schmidt R, Kittel R et al. (2016) Loss of control eating in adolescents from the community. Int J Eat Disord 49: 413–420.

Schmidt R, Hilbert A (2022) Predictors of symptom trajectories after cognitive-behavioral therapy in adolescents with an age-adapted diagnosis of binge-eating disorder. Behav Ther 53: 137–149.

Schmidt R, Richter R, Brauhardt A et al. (2017) Parental feeding practices in a German population – norms, psychometric properties, and factorial structure of the Child Feeding Questionnaire (CFQ). Appetite 109: 154–164.

Schmidt R, Tetzlaff A, Hilbert A (2015) Perceived expressed emotion in adolescents with binge-eating disorder. J Abnorm Child Psychol 43: 1369–1377.

Schmidt R, Lüthold P, Kittel R, Tetzlaff A, Hilbert A (2016) Visual attentional bias for food in adolescents with binge-eating disorder. J Psychiatr Res 80: 22–29.

Schmidt R, Richter R, Brauhardt A et al. (2017) Parental feeding practices in families with children aged 2–13 years: Psychometric properties and child age-specific norms of the German version of the Child Feeding Questionnaire (CFQ). Appetite 109: 154–164.

Schneider S, Pflug V, In-Albon T et al. (2017). Kinder-DIPS Open Access: Diagnostisches Interview bei psychischen Störungen im Kindes- und Jugendalter. Forschungs- und Behandlungszentrum für psychische Gesundheit: Ruhr-Universität Bochum.

Shank LM, Tanofsky-Kraff M, Kelly NR et al. (2017) Pediatric loss of control eating and high-sensitivity C-reactive protein concentrations. Child Obesity 13: 1–8.

Shomaker LB, Tanofsky-Kraff M, Elliott C et al. (2010) Salience of loss of control for pediatric binge episodes: does size really matter? Int J Eat Disord 43: 707–716.

Smink FR, van Hoeken D, Oldehinkel AJ et al. (2014) Prevalence and severity of DSM-5 eating disorders in a community cohort of adolescents. Int J Eat Disord 47: 610–619.

Stice E, Gau JM, Rohde P et al. (2017) Risk factors that predict future onset of each DSM-5 eating disorder: Predictive specificity in high-risk adolescent females. J Abnorm Psychol 126: 38–51.

Stunkard AJ (1959) Eating patterns and obesity. Psychiatr Quart 33: 284–295.

Tanofsky-Kraff M, Marcus MD, Yanovski SZ et al. (2008) Loss of control eating disorder in children age 12 years and younger: proposed research criteria. Eat Behav 9: 360–365.

Tanofsky-Kraff M, McDuffie JR, Yanovski SZ et al. (2009) Laboratory assessment of the food intake of children and adolescents with loss of control eating. Am J Clin Nutr 89: 738–745.

Tanofsky-Kraff M, Schvey NA, Grilo CM (2020) A developmental framework of binge-eating disorder based on pediatric loss of control eating. Am Psychol 75: 189–203.

Tanofsky-Kraff M, Yanovski SZ, Schvey NA, et al. (2009) A prospective study of loss of control eating for body weight gain in children at high risk for adult obesity. Int J Eat Disord 42: 26–30.

Tanofsky-Kraff M, Shomaker LB, Olsen C et al. (2011) A prospective study of pediatric loss of control eating and psychological outcomes. J Abnorm Psychol 120: 108–118.

Tanofsky-Kraff M, Shomaker LB, Wilfley DE et al. (2014) Targeted prevention of excess weight gain and eating disorders in high-risk adolescent girls: a randomized controlled trial. Am J Clin Nutr 100: 1010–1018.

Tetzlaff A, Hilbert A (2014) Zur Rolle der Familie bei Essanfällen im Kindes- und Jugendalter.

Zeitschrift für Kinder- und Jugendpsychiatrie und Psychotherapie 42: 61–70.

Tuschen-Caffier B, Florin I (2012) Teufelskreis Bulimie. Ein Manual zur psychologischen Therapie (2. Aufl.). Göttingen: Hogrefe.

World Health Organization (1993) Internationale Klassifikation der Krankheiten und verwandter Gesundheitsprobleme (ICD), 10. Revision. Geneva: World Health Organization.

4 Störung mit Vermeidung und/oder Einschränkung der Nahrungsaufnahme

Ricarda Schmidt und Anja Hilbert

Fallbeschreibung 1

Im Rahmen einer universitären Füttersprechstunde berichteten die Eltern des 23 Monate alten Lukas, dass er seit etwa 4 Monaten das Essen nach und nach eingestellt habe, zunächst nur zuhause, dann auch in der Kinderkrippe, ohne erkennbaren Auslöser. Obgleich er Hunger signalisiere, lehne er angebotenes Essen deutlich ab. Lukas nehme stückige Nahrung in den Mund, schlucke diese aber nie, sondern hole sie wieder aus dem Mund heraus. Aktuell nehme er nur flüssige Konsistenzen wie Tee und hochkalorische Trinknahrung zu sich. Inzwischen hat er 2 kg abgenommen. Ein kürzlicher stationärer Aufenthalt zur Abklärung organischer Ursachen blieb ergebnislos.

Die körperliche Untersuchung ergab eine Größen- und Gewichtsperzentile von 17 (84 cm) bzw. 6 (10 kg). Es zeigten sich keine Hinweise auf Allergien, Schluckstörungen und andere akute Erkrankungen, die das Essverhalten beeinflussen würden. Lukas hatte seine Meilensteine weitgehend erfüllt, Sprache und Grobmotorik waren leicht retardiert. Anamnestisch berichtete die Mutter, dass Lukas bereits im Alter von 4 Wochen Probleme mit dem Essen hatte, indem er die Brust angeweint und das Stillen sehr lange gedauert habe.

Lukas erhielt die Diagnose der Störung mit Vermeidung und/oder Einschränkung der Nahrungsaufnahme, die sich in Form einer sensorischen Sensitivität äußerte.

Fallbeschreibung 2

Über eine niedergelassene Psychotherapeutin wurde Clara, 13 Jahre, an die kinder- und jugendpsychiatrische Station verwiesen. Grund dafür war eine seit 18 Monaten bestehende Gewichtsstagnation und zunehmend restriktives Essverhalten, das in den letzten 3 Monaten nur noch in der Aufnahme weniger Nahrungsmittel wie Toastbrot, Kartoffelbrei und Joghurt bestanden habe. Bereits vor einem Dreivierteljahr habe sich Clara an einem Stück Gurke verschluckt und, aus Angst zu ersticken, weniger gegessen. Das eingeschränkte Essverhalten nahm weiter zu, als sie im Rahmen einer Angina starke Halsschmerzen und Schluckbeschwerden entwickelte. In Essenssituationen war Clara deutlich angespannt und ängstlich und aß sehr langsam.

Die Mutter berichtete, dass ihre Tochter mit 3 Jahren, in der Zeit als sie mit Claras Bruder schwanger war und ein ausgeprägtes Schwangerschaftserbrechen entwickelte, ebenfalls angefangen habe, zu erbrechen und beim Essen zu weinen. Clara sei allergisch gegen Erdnüsse und achte sehr stark darauf, ob ihr Essen Allergene enthalte. Als Clara 11 Jahre alt gewesen sei, habe ihr Vater, ebenfalls Allergiker, erstmals einen anaphylaktischen Schock erlitten. Bereits damals habe Clara massive Ängste vor dem Essen entwickelt.

In der Schule habe Clara gute Noten, sei sozial gut integriert und empathisch, aber auch ängstlich. Hinweise auf somatische oder psychische Erkrankungen ergaben sich nicht. In den letzten 3 Monaten habe Clara 2,5 kg an Gewicht verloren und sich häufig müde und schlapp gefühlt. Mit einer Körpergröße und einem Körpergewicht von 156 cm bzw. 36 kg befand sie sich auf der 35. und 5. Größen- bzw. Gewichtsperzentile. Körperbildprobleme bestanden nicht. Auf Anraten des Kinderarztes nahm Clara täglich bis zu 400 ml hochkalorische Trinknahrung ein. Während ihr Essverhalten zuhause zu Streit bei Mahlzeiten führte, mobbten Mitschüler sie, weil sie zu dünn sei. Clara beschrieb, sich sozial zurückgezogen zu haben, und wünschte sich Hilfe für ihre Ess- und Gewichtsprobleme.

Clara erfüllte die Kriterien für die Störung mit Vermeidung und/oder Einschränkung der Nahrungsaufnahme in Form von Ängsten vor aversiven Konsequenzen durch das Essen.

Fallbeschreibung 3

Der 16-jährige Moritz wurde in der kinder- und jugendpsychiatrischen Ambulanz vorstellig. Vor 2 Jahren sei eine deutliche Gewichtsabnahme bei Appetitverlust und chronischen Bauchschmerzen eingetreten, einige Monate nachdem Moritz die Schule gewechselt habe. Nach einem Krankenhausaufenthalt zur Abklärung organischer Ursachen wurde er an die kinder- und jugendpsychiatrische Station verwiesen und erhielt dort eine stationäre Behandlung für eine depressive Störung, kombiniert mit einem Behandlungskonzept für Anorexia Nervosa. Nachdem sich Moritz' Gewicht stabilisiert hatte, sei es wieder zum Gewichtsverlust gekommen, bis zu einem Gewicht von 48 kg (1. Perzentile) bei 171 cm Körpergröße (18. Perzentile). Seine Stimmung sei deutlich reduziert gewesen. Zu Mahlzeiten musste er motiviert werden und nahm trotzdem nur wenige Bissen zu sich. Moritz war kraftlos und müde, seine Laborwerte lagen jedoch im Normbereich. Körperliche Erkrankungen wurden ausgeschlossen. Hinweise auf figur- oder gewichtsbezogene Sorgen sowie einen Wunsch nach Gewichtsabnahme gab es nicht. Zuletzt zeigte Moritz einen deutlich erhöhten Medienkonsum, sozialen Rückzug und fehlte unentschuldigt in der Schule.

Moritz erhielt die Diagnose der Störung mit Vermeidung und/oder Einschränkung der Nahrungsaufnahme in Form von emotionalen Problemen bei der Nahrungsaufnahme.

4.1 Kurze Anmerkungen zur Geschichte

In den Fallbeispielen zur Beschreibung der Störung mit Vermeidung und/oder Einschränkung der Nahrungsaufnahme (engl. avoidant/restrictive food intake disorder, ARFID) wird deutlich, dass die Störung altersübergreifend und in unterschiedlichen Erscheinungsformen auftritt. Das Essverhalten ist dabei nicht Ausdruck eines Wunsches nach Gewichtsabnahme, sondern durch andere Gründe als Figur- und Gewichtssorgen motiviert

4.2 Definition und Klassifikation

ARFID wurde erstmals in 2013 als vollsyndromale Störung in der Kategorie der Fütter- und Essstörungen im Diagnostischen und Statistischen Manual für Psychische Störungen (DSM-5) der American Psychiatric Association (APA 2013) definiert. Im Jahr 2022 wird ARFID voraussichtlich im Rahmen der elften Überarbeitung der Internationalen statistischen Klassifikation der Krankheiten (ICD-11) der Weltgesundheitsorganisation (WHO 2020) einbezogen. Ihren diagnostischen Ursprung besitzt ARFID in der Fütterstörung im frühen Kindesalter (APA 2000), die durch ARFID ersetzt und erweitert wurde. ARFID beschreibt vermeidend-restriktives Essverhalten, das in körperlichen und psychischen Beeinträchtigungen resultiert. Die Einschränkung der Nahrungsaufnahme stellt kein kulturell akzeptiertes Verhalten dar (z. B. vegane Ernährungsform, religiöses Fasten), ist nicht Folge eines Mangels an Nahrungsmitteln (z. B. durch Vernachlässigung, finanzielle Not), tritt nicht im Rahmen einer Anorexia Nervosa oder Bulimia Nervosa auf, ist nicht durch Figur- und Gewichtssorgen motiviert und kann nicht durch eine andere zugrundeliegende körperliche oder psychische Erkrankung erklärt werden. Gemäß DSM-5 können andere Erkrankungen komorbid auftreten, insofern die Fütter- bzw. Essstörungssymptomatik schwer genug ist, um für sich allein klinische Beachtung zu finden. Die genauen diagnostischen Kriterien nach DSM-5 und ICD-11 sind in ▶ Tab. 4.1 aufgeführt.

Da keine Alterskriterien definiert sind, kann ARFID bei Personen jeglichen Alters diagnostiziert werden. Während die im DSM-5 benannte »anhaltende« Symptomatik auf eine persistierende Restriktion der Nahrungsaufnahme hinweist, fehlen konkrete Zeitkriterien in beiden Manualen, was die Vergleichbarkeit der Diagnose zwischen verschiedenen Anwendern, Altersgruppen und Settings erschwert. Indirekt indizieren die weiteren diagnostischen Kriterien jedoch eine mindestens mehrwöchige Symptomdauer, damit die mit der vermeidend-restriktiven Nahrungsaufnahme assoziierten körperlichen Folgeerscheinungen eintreten können. Hingegen können psychische Beeinträchtigungen der Nahrungseinschränkung, vor allem infolge eines auslösenden Ereignisses, bereits nach kurzer Zeit und in intensiver Form auftreten. Generell empfiehlt sich für jüngere Kinder die Anwendung des für Fütterstörungen üblichen Zeitkriteriums von 4 Wochen, während für ältere Kinder und Jugendliche die für Essstörungen definierte dreimonatige Symptomdauer genutzt werden könnte.

4.3 Symptomatik

ARFID ist durch die Aufnahme einer Nahrungsmenge und/oder -vielfalt, die die altersüblichen Standards in deutlicher Weise unterschreitet, gekennzeichnet. In Abhängigkeit der Art der Nahrungseinschränkung (Menge, Vielfalt oder beides) ist ARFID meist mit einer Reihe körperlicher Folgeerscheinungen verbunden. In schweren Fällen ist eine orale Nahrungssupplementation, enterale oder parenterale Ernährung notwendig. Jedoch ist ARFID keine Fütter- oder Essstörung, die mit Untergewicht einhergehen muss. Betroffene, die eine stark eingeschränkte Nahrungsvielfalt zeigen (z. B. Obst und Gemüse ablehnen), jedoch hochkalorische Nahrungsmittel anderer Nahrungsmittelgruppen essen,

Tab. 4.1: Diagnostische Kriterien der Störung mit Vermeidung oder Einschränkung der Nahrungsaufnahme nach den Kriterien des Diagnostischen und Statistischen Manuals psychischer Störungen (DSM-5) und der Internationalen statistischen Klassifikation der Krankheiten und verwandter Gesundheitsprobleme (ICD-11).

DSM-5: 307.59	ICD-11: 6B83
A. Ess- oder Fütterstörung mit anhaltendem Unvermögen, den Bedarf an Nahrung und/oder Energie zu decken Mindestens einer der folgenden Marker muss vorliegen: • bedeutsamer Gewichtsverlust, unzureichende Gewichtszunahme oder vermindertes Wachstum bei Kindern • bedeutsame ernährungsbedingte Mangelerscheinungen • Notwendigkeit von enteraler Ernährung oder oraler Nahrungsergänzung • deutliche psychosoziale Beeinträchtigung	Einschränkung oder Vermeidung der Nahrungsaufnahme Mindestens einer der folgenden Marker muss vorliegen: • Gewichtsabnahme • klinisch signifikante Mangelerscheinungen • Notwendigkeit enteraler Ernährung oder oraler Nahrungsergänzung • andere negative körperliche Folgen aufgrund unzureichender Menge oder Vielfalt der Nahrungsaufnahmesignifikante • psychosoziale Beeinträchtigung
B. kein Mangel an verfügbaren Lebensmitteln, kein kulturell akzeptiertes Verhalten	Ausschluss von Nichtverfügbarkeit von Nahrungsmitteln, anderen medizinischen Zuständen oder psychischen Störungen sowie Folgen von Substanzeinnahme oder Medikamenten
C. nicht im Verlauf einer Anorexia Nervosa oder Bulimia Nervosa, keine Körperbildprobleme	keine Figur- oder Gewichtssorgen
D. Ausschluss von gleichzeitig bestehenden körperlichen Erkrankungen oder psychischen Störungen; im Rahmen einer komorbiden Erkrankung oder Störung ausreichende Symptomschwere notwendig für eigenständige klinische Beachtung	
DSM-Kriterien verkürzt und modifiziert übernommen aus Diagnostic and Statistical Manual of Mental Disorders, Fifth Edition, ©2013 American Psychiatric Association, dt. Version ©2018 Hogrefe Verlag. Vollständige Kriterien einsehbar ebendort.	nach WHO 2020

können Normal- oder Übergewicht aufweisen. Psychische Beeinträchtigungen von ARFID beinhalten vor allem interaktionale und emotionale Schwierigkeiten.

4.4 Komorbidität

Aktuelle Studien weisen auf eine Komorbidität von ARFID und Angststörungen, neuropsychologischen Entwicklungsstörungen wie der Autismus-Spektrum-Störung und Aufmerksamkeitsdefizit-/Hyperaktivitätsstörung sowie Affektiven und Zwangsstörungen in allen Altersgruppen hin (Bourne et al. 2020). Häufige medizinische Begleiterkrankungen sind gastrointestinale Erkrankungen.

4.5 Epidemiologie

Verfügbare epidemiologische Studien basieren auf retrospektiven Aktendurchsichten, klinischen Urteilen oder Screening-Fragebögen und geben allenfalls Schätzungen der Prävalenz wieder. Insgesamt deuten die Befunde auf eine hohe Prävalenz von ARFID in behandlungsaufsuchenden Patientenstichproben hin (Bourne et al. 2020). So weisen in Stichproben mit Kleinkindern, die wegen Fütterproblemen behandelt wurden, zwischen 32 und 64 % eine ARFID-Diagnose auf. In älteren Stichproben von Kindern und Jugendlichen, die eine essstörungsspezifische Behandlung aufsuchten, erhielten zwischen 5 und 22 % eine ARFID-Diagnose. In pädiatrischen Bevölkerungsstichproben liegt die Prävalenz von ARFID-Symptomen weitaus niedriger, mit Angaben zwischen 0,3 und 3,2 %. Die Geschlechterverteilung bei ARFID zeigt ein relativ ausgeglichenes Verhältnis zwischen Jungen und Mädchen, mit einer Tendenz zu einer höheren Prävalenz bei Jungen als bei Mädchen im Kleinkindalter. Im Vergleich zur Anorexia Nervosa weisen Kinder und Jugendliche mit ARFID ein durchschnittlich früheres Erkrankungsalter auf.

4.6 Entstehung und Aufrechterhaltung

Zu Risiko- und Aufrechterhaltungsfaktoren für ARFID liegt bislang kaum Evidenz vor. Vermeidend-restriktives Essverhalten, das in Verbindung mit Desinteresse am Essen oder sensorischer Sensitivität steht, manifestiert sich typischerweise im frühen Kindesalter und kann bis ins Erwachsenenalter andauern. In allen Altersgruppen können traumatische essensbezogene Erfahrungen wie durch Verschlucken ausgelöste Erstickungsgefühle bei einer Prädisposition zu Ängstlichkeit Auslöser für Nahrungseinschränkungen sein (APA 2013). Erste ätiologische Modelle für ARFID postulieren ein Zusammenwirken von gestörter Geschmackswahrnehmung, dysreguliertem Appetitempfinden und Ängstlichkeit (Thomas et al. 2017). Die genauen auslösenden Ereignisse für die Einschränkung und Vermeidung der Nahrungsaufnahme variieren zwischen den Betroffenen und können physischer, sozialer und emotionaler Art sein und Umweltfaktoren einschließen.

Längsschnittstudien zeigen, dass bestimmte Formen von ARFID mit einer stärkeren Störungspersistenz einhergehen. Vor allem Kinder, die durch ein Desinteresse am Essen beschrieben werden und keinen Hunger signalisieren, können langjährige Symptompersistenz aufweisen (Lucarelli et al. 2018).

4.7 Diagnostik

Je nachdem, in welchem Alter und Setting Patient/-innen vorstellig werden, sind verschiedene Ansätze möglich, um ARFID abzuklären. Im Allgemeinen empfiehlt sich ein multidisziplinäres diagnostisches Verfahren für eine zuverlässige Diagnosestellung.

Patient/-innen mit ARFID werden häufig im Rahmen kinderärztlicher Untersuchungen zum ersten Mal vorgestellt. In der medizinischen Diagnostik gilt es, sowohl diagnostische Merkmale als auch mögliche Komplikationen von ARFID zu erfassen. Neben der Messung von Körpergröße und -gewicht und deren alters- und geschlechtsspezifischen Referenzierung auf Basis der KiGGS-Daten (Schaffrath Rosario et al. 2010; https://www.pedz.de/de/bmi.html) sollten Informationen zum Wachstums- und Gewichtsverlauf des Kindes sowie Angaben zu Größe und Gewicht der Eltern erhoben werden, um kindliche Gewichtsverläufe zu beurteilen. Sowohl internistische (z. B. Gastroskopie), neurologische (z. B. Sensibilitätsprüfungen) als auch labormedizinische (z. B. Elektrolytstatus) Untersuchungen sind indiziert, um das Vorliegen somatischer Ursachen für die Nahrungseinschränkung und assoziierten Gesundheitsprobleme zu bewerten. Die ARFID-Diagnostik bei Säuglingen und Kleinkindern sollte in diesem Kontext eine Prüfung der oralmotorischen und Schluckfähigkeiten in Kombination mit einer Refluxdiagnostik enthalten.

Erste Hinweise auf ARFID können neben Ernährungstagebüchern, wie das *Marburger Ernährungstagebuch* (Tuschen-Caffier und Florin 2012), Kurzfragebögen im Selbst- oder Fremdbericht liefern. Hierzu zählt der im deutschen Sprachraum verfügbare *Eating Disorders in Youth-Questionnaire* (EDY-Q; van Dyck und Hilbert 2016), der auf Subskalenebene verschiedene Facetten von ARFID dimensional erfasst (Kurz et al. 2015, 2016; Schmidt et al. 2018). Andere einschlägige Fragebögen in der dimensionalen Essstörungsdiagnostik wie der *Eating Disorder Examination-Questionnaire* (EDE-Q; Hilbert und Tuschen-Caffier 2016) können differenzialdiagnostische Informationen zu Figur- oder Gewichtssorgen liefern. Der *Child Eating Behavior Questionnaire* (CEBQ; Wardle et al. 2001; dt. Hilbert et al. unveröffentlichtes Manuskript) erfasst im Elternbericht über nahrungsvermeidende Subskalen wie »emotional undereating«, »satiety responsivenss« oder »food fussiness« Teilaspekte von ARFID, die Hinweise auf eine weiterführende Diagnostik geben können.

Zur klassifikatorischen Diagnostik von ARFID dienen spezifische klinische Interviews wie das im Deutschen verfügbare ARFID-Modul für das *Eating Disorder Examination* (EDE; Schmidt et al. 2019) zur Anwendung bei 0- bis 18-Jährigen im Eltern- und ab 8 Jahren im Selbstbericht oder das *Pica, ARFID and Rumination Interview* (PARDI; Bryant-Waugh et al. 2019) im Englischen, das ARFID ab dem Alter von 2 Jahren im Eltern- und ab 8 Jahren im Selbstbericht erhebt. Allgemeine klinische Interviews zur Erfassung psychischer Komorbidität und Differenzialdiagnostik sind zusätzlich indiziert.

Schließlich empfiehlt sich vor allem bei Kleinkindern die direkte Beobachtung der Fütterungssituation, um das Vorliegen vermeidend-restriktiven Essverhaltens und potenzieller Aufrechterhaltungsfaktoren (z. B. Fütterverhalten der Eltern, Eltern-Kind-Interaktion) einzuschätzen.

4.8 Differenzialdiagnose

Die im ▶ Kap. 4.4 genannten Komorbiditäten können Ausschlusskriterien für ARFID sein, wenn Auffälligkeiten im Essverhalten nicht über das mit der Grunderkrankung assoziierte erwartete Maß hinausgehen oder wenn dem Essverhalten keine eigenständige klinische Bedeutsamkeit zugeschrieben werden kann (APA 2013). Betroffene mit Autismus zeigen häufig idiosynkratische Essverhaltensweisen, die jedoch in einigen Fällen über das für diese Störung typische Essverhalten hinausgehen und mit körperlichen oder psychischen Beeinträchtigungen verbunden sind. In der Abgrenzung zwischen ARFID und depressiven Störungen, die mit Appetit- und Gewichtsverlust einhergehen können, sollte für eine ARFID-Diagnose die Einschränkung der Nahrungsaufnahme infolge emotionaler Probleme das Leitsymptom darstellen. Da ARFID von medizinischen Erkrankungen mitunter schwer abgrenzbar sein kann, ist die Abklärung von Nahrungsmittelunverträglichkeiten, gastrointestinalen Erkrankungen, orofazialen Beeinträchtigungen sowie Folgen intensivmedizinischer Behandlung indiziert.

Von anderen restriktiven Essstörungen unterscheidet sich ARFID im Fehlen einer Körperbildproblematik. Das Essverhalten zielt nicht darauf ab abzunehmen, um die Figur oder das Gewicht zu verändern. Pica ist die einzige Fütter- bzw. Essstörungsdiagnose, die gleichzeitig mit ARFID vergeben werden kann.

4.9 Behandlung

Gemäß der aktuellen S3-Leitlinie *Diagnostik und Behandlung der Essstörungen* ist das Ziel der Behandlung von ARFID die Reduktion, idealerweise Sistierung der Einschränkung der Nahrungsaufnahme und der damit verbundenen medizinischen Risiken, insbesondere eine Gewichtszunahme (Arbeitsgemeinschaft der Wissenschaftlichen Medizinischen Fachgesellschaften 2020). Bei wenig vorliegender Evidenz wird anhand klinischen Konsens eine medizinische Abklärung und eine primär ambulante Behandlung, bei Mangelernährung und Gewichtsverlust jedoch eine stationäre Behandlung empfohlen.

Aktuelle Forschungsstudien evaluieren vor allem psychotherapeutische Interventionen, basierend auf kognitiv-behavioralen und familientherapeutischen Ansätzen in verschiedenen therapeutischen Settings (ambulant, tagesklinisch) und Modalitäten (individuell, familien- oder gruppenbasiert). Das kognitiv-behaviorale Therapieprogramm für ARFID (CBT-AR) von Thomas et al. (2020) richtet sich mit 30 Familiensitzungen an Jugendliche zwischen 10 und 15 Jahren, während Jugendliche ab 16 Jahren 20 Einzelsitzungen erhalten. Im Fall, dass die Patient/-innen unabhängig vom ihrem Alter Untergewicht aufweisen, wird die Therapie ebenfalls im Rahmen von Familiensitzungen durchgeführt. Mittels Selbstbeobachtung und der Etablierung geregelter Mahlzeiten ist das Ziel zunächst die Steigerung der Nahrungsmenge und -vielfalt (Prinzip »Menge vor Vielfalt«). In Abhängigkeit der Erscheinungsform (Angst vor aversiven Konsequenzen, sensorische Sensitivität, Desinteresse am Essen) können drei verschiedene ARFID-Module eingesetzt werden. Die wichtigsten Interventionen umfassen dabei die Erstellung und Bearbeitung einer Angst- und Vermeidungshierarchie, strukturierte

Nahrungsmittel- sowie interozeptive Expositionen.

Ein modularisiertes familientherapeutisches Behandlungsprogramm (FBT-ARFID) für Kinder zwischen 5 und 12 Jahren mit ARFID wurde von Lock et al. (2019a) in Anlehnung an bestehende familientherapeutische Konzepte für Anorexia Nervosa und Bulimia Nervosa entwickelt. Mit maximal 22 wöchentlichen Sitzungen ist FBT-ARFID kürzer als familientherapeutische Programme für Anorexia Nervosa. Neben obligatorischen Interventionen wie Familienmahlzeiten können je nach zugrundeliegender Erscheinungsform drei verschiedene Module mit spezifischen Therapiezielen und -inhalten angewendet werden.

Für Kinder zwischen 4 und 10 Jahren liegt ein auf kognitiv-behavioralen Ansätzen beruhendes Programm vor (FBI-ARFID; Zucker et al. 2019), in dem der Umgang mit intero- und exterozeptiven Empfindungen im Fokus steht. Ursprünglich wurde es für Kinder mit funktionellen Bauchschmerzen entwickelt. Die Patient/-innen erlernen als »Körperdetektive« in Anwesenheit ihrer Eltern, sich mit eigenen Körperempfindungen auseinanderzusetzen, um Aversivität zu verringern und die Eigenwahrnehmung zu verbessern. Kombiniert mit 1 bis 4 Sitzungen sensorischer Nahrungsexposition könnten die 10 ambulanten Sitzungen vor allem Kinder mit Appetitlosigkeit, körperlichen Missempfindungen und Ängsten ansprechen.

Für Kinder zwischen 0 und 4 Jahren mit ARFID liegen bislang kaum psychotherapeutische Programme vor. Laut einer aktuellen Übersichtsarbeit zur klinischen Versorgung von ARFID in diesem Altersbereich wird die Behandlung vornehmlich von einem interdisziplinären Team, beispielsweise bestehend aus Psycholog/-innen, Ärzt/-innen und Ernährungstherapeut/-innen, geleitet (Sharp et al. 2017b). Neben kognitiv-behavioralen Interventionen wie dem Einsatz von therapeutischen Mahlzeiten, Verstärkerplänen und Expositionsübungen werden in vielen Fällen oral-motorische Fähigkeiten geübt. Interventionen zur Steigerung der Nahrungsaufnahme wie Hungerprovokation, Appetitmanipulation oder therapeutisches Spielen während der Mahlzeiten werden besonders bei Kindern angewendet, die enteral ernährt werden.

Eine rein pharmakologische Behandlung von ARFID ist bislang nicht etabliert. Im Rahmen psychotherapeutischer Behandlungen könnte die zusätzliche Gabe von Medikamenten, die in expositionsbasierter Verhaltenstherapie (z. B. D-Cycloserin) oder in der Behandlung von Angststörungen (z. B. Selektive Serotonin-Wiederaufnahmehemmer) eingesetzt werden, jedoch helfen, Ängste beim Essen zu reduzieren und die Nahrungsaufnahme zu steigern (Bourne et al. 2020).

4.10 Wirksamkeit und prognostische Faktoren

Die Wirksamkeit kognitiv-behavioraler Interventionen für Kinder und Jugendliche zwischen 10 und 17 Jahren mit ARFID zeigt sich in unkontrollierten Studien in Remissionsraten bis zu 70 % nach Therapieende, einer signifikanten Gewichtszunahme, der Steigerung der Nahrungsmenge und -vielfalt sowie der Abnahme essensbezogener Ängste und sensorischer Sensitivität (Dumont et al. 2019; Thomas et al. 2020). Dass die familientherapeutische Intervention FBT-ARFID im Vergleich zu medizinischen Routineuntersuchungen sowohl zu einer größeren Gewichtszunahme als auch Reduktion der klinischen Symptomatik zum Behandlungsende führte, konnte in einer randomisierten Studie mit 20 Patient/-innen zwischen 5 und 12 Jahren gezeigt werden (Lock et al. 2019b). Die Zunahme elterlicher Selbstwirksamkeit innerhalb der Therapie begünstigte dabei die Gewichtszunahme beim Kind. Erste Befunde deuten darauf hin, dass besonders Kinder und Jugendliche, die ihre Nahrungsaufnahme aufgrund von Ängsten vor aversiven essensbezogenen Konsequenzen einschränken, hohe Behandlungserfolge erzielen. Eine randomisiert-kontrollierte Pilotstudie erbrachte erste Wirksamkeitshinweise für eine expositionsbasierte Kurzzeit-Verhaltenstherapie bei 20 Kindern zwischen 23 und 72 Monaten mit ARFID (Sharp et al. 2016). Nach fünftägiger Intervention zeigte die Behandlungs- im Vergleich zur Wartegruppe eine signifikante Steigerung der Nahrungsaufnahme und Abnahme von Schwierigkeiten beim Füttern. In einer Nachfolgestudie bei 20 Kindern bis zum Alter von 58 Monaten konnten die gefundenen Effekte der fünftägigen Expositionstherapie durch die zusätzliche Gabe von D-Cycloserin gesteigert werden, wie Vergleiche mit einer Plazebo-Gruppe zeigten (Sharp et al. 2017a).

Insgesamt ist die Studienlage noch zu gering, um konkrete Wirksamkeitsaussagen zu treffen, zumal bislang häufig Patient/-innen mit geringer Krankheitsschwere in geringer Anzahl untersucht wurden.

4.11 Versorgungsaspekte

Prinzipiell ist die Früherkennung von ARFID im Kindes- und Jugendalter vor allem in allgemein-pädiatrischen Settings möglich – bei Vorliegen von unspezifischen Warnsignalen wie Gewichtsverlust sollte ARFID diagnostisch stets berücksichtigt werden. Jedoch wird ARFID aktuell vermutlich unterdiagnostiziert und infolge dessen wenig spezifisch behandelt. Begünstigt wird dies dadurch, dass weltweit wenige evidenzbasierte Therapieprogramme für ARFID für ambulante und stationäre Settings vorliegen. Im deutschen Sprachraum gibt es bis auf Interventionsprogramme für Kleinkinder mit Sondendependenz keine evaluierten Behandlungsangebote für ARFID (Trabi et al. 2010).

4.12 Ausblick

Obgleich ARFID eine neue diagnostische Entität beschreibt, ist das klinische Erscheinungsbild von ARFID nicht neu. Infolge aktuell unzureichender Evidenz ist jedoch in Bezug auf Epidemiologie, Ätiologie, Aufrechterhaltung, Therapie und Verlauf grundlegender Forschungsbedarf angezeigt.

Literatur

American Psychiatric Association (2013) Diagnostisches und Statistisches Manual für psychische Störungen (DSM-5). Arlington, VA: American Psychiatric Publishing.

American Psychiatric Association (2000) Diagnostisches und Statistisches Manual für psychische Störungen (DSM-IV). Washington, DC: American Psychiatric Publishing.

Arbeitsgemeinschaft der Wissenschaftlichen Medizinischen Fachgesellschaften e.V. (2020). Gemeinsame S3-Leitlinie »Diagnostik und Therapie der Essstörungen«. (https://www.awmf.org/uploads/tx_szleitlinien/051-026l_S3_Esstoerung-Diagnostik-Therapie_2020-03.pdf, Zugriff am 25.01.2021).

Bourne L, Bryant-Waugh R, Cook et al. (2020) Avoidant/restrictive food intake disorder: A systematic scoping review of the current literature. Psychiatr Res 288: 112961.

Bryant-Waugh R, Micali N, Cooke L et al. (2019) Development of the Pica, ARFID, and Rumination Disorder Interview, a multi-informant, semi-structured interview of feeding disorders across the lifespan: A pilot study for ages 10-22. Int J Eat Disord 52: 378–387.

Dumont E, Jansen A, Kroes D et al. (2019) A new cognitive behavior therapy for adolescents with avoidant/restrictive food intake disorder in a day treatment setting: A clinical case series. Int J Eat Disord 52: 447–458.

Hilbert A, Tuschen-Caffier B (2016) Eating Disorder Examination. Deutschsprachige Übersetzung. Tübingen: dgvt-Verlag.

Kurz S, Van Dyck Z, Dremmel D et al. (2015) Early-onset restrictive eating disturbances in primary school boys and girls. Eur Child Adolesc Psychiatr 24: 779–785.

Kurz S, Van Dyck Z, Dremmel D et al. (2016) Variants of early-onset restrictive eating disturbances in middle childhood. Int J Eat Disord 49: 102–106.

Lock J, Robinson A, Sadeh-Sharvit S et al. (2019a) Applying family-based treatment (FBT) to three clinical presentations of avoidant/restrictive food intake disorder: Similarities and differences from FBT for anorexia nervosa. Int J Eat Disord 52: 439–446.

Lock J, Sadeh-Sharvit S, L'Insalata A (2019b) Feasibility of conducting a randomized clinical trial using family-based treatment for avoidant/restrictive food intake disorder. Int J Eat Disord 52: 746–751.

Lucarelli L, Sechi C, Cimino S et al. (2018). Avoidant/restrictive food intake disorder: a longitudinal study of malnutrition and psychopathological risk factors from 2 to 11 years of age. Front Psychol 9: 1608.

Schaffrath Rosario A, Kurth B-M, Stolzenberg H et al. (2010) Body mass index percentiles for children and adolescents in Germany based on a nationally representative sample (KiGGS 2003–2006). Eur J Clin Nutr 64: 341–349.

Schmidt R, Kirsten T, Hiemisch A et al. (2019) Interview-based assessment of avoidant/restrictive food intake disorder (ARFID): A pilot study evaluating an ARFID module for the Eating Disorder Examination. Int J Eat Disord 52: 388–397.

Schmidt R, Vogel M, Hiemisch A et al. (2018) Pathological and non-pathological variants of restrictive eating behaviors in middle childhood: A latent class analysis. Appetite 127: 257–265.

Sharp WG, Allen AG, Stubbs KH et al. (2017a) Successful pharmacotherapy for the treatment of severe feeding aversion with mechanistic insights from cross-species neuronal remodeling. Translat Psychiatr 7: e1157–e1157.

Sharp WG, Stubbs KH, Adams H et al. (2016) Intensive, manual-based intervention for pediatric feeding disorders: results from a randomized pilot trial. J Pediatr Gastroenterol Nutr 62: 658–663.

Sharp WG, Volkert VM, Scahill L et al. (2017b) A systematic review and meta-analysis of intensive multidisciplinary intervention for pediatric feeding disorders: how standard is the standard of care? J Pediatr 181: 116–124.

Thomas JJ, Becker KR, Kuhnle MC et al. (2020) Cognitive-behavioral therapy for avoidant/restrictive food intake disorder: Feasibility, acceptability, and proof-of-concept for children and adolescents. Int J Eat Disord 53: 1636–1646.

Thomas JJ, Lawson EA, Micali N et al. (2017) Avoidant/restrictive food intake disorder: a three-dimensional model of neurobiology with implications for etiology and treatment. Curr Psychiatr Rep 19: 1–9.

Trabi T, Dunitz-Scheer M, Kratky E et al. (2010) Inpatient tube weaning in children with long-term feeding tube dependency: A retrospective analysis. Infant Ment Health J 31: 664–681.

Tuschen-Caffier B, Florin I (2012) Teufelskreis Bulimie: Ein Manual zur psychologischen Therapie (Vol. 15). Göttingen: Hogrefe.

Van Dyck Z, Hilbert A (2016) Eating Disorders in Youth-Questionnaire. Deutsche Version. Universität Leipzig: https://ul.qucosa.de/api/qucosa%3A13435/attachment/ATT-0/.

Wardle J, Guthrie CA, Sanderson S et al. (2001) Development of the Children's Eating Behaviour Questionnaire. J Child Psychol Psychiatry 42: 963–970.

World Health Organization (2020) ICD-11 for mortality and morbidity statistics. Version for preparing implementation. (https://icd.who.int/browse11/l-m/en, Zugriff am 25.01.2021).

Zucker NL, LaVia MC, Craske MG et al. (2019) Feeling and body investigators (FBI): ARFID division – An acceptance-based interoceptive exposure treatment for children with ARFID. Int J Eat Disord 52: 466–472.

5 Ruminationsstörung und Pica

Andrea S. Hartmann und Alexandra Bruns

5.1 Rumination

Fallbeschreibung

Der 2-jährige Anton ist leicht untergewichtig und sein Vater sehr besorgt. Seit er feste Nahrung zu sich nehme, würde Anton regelmäßig ungefähr 15 Minuten nach dem Essen das Gegessene wieder hochbringen. Dabei scheine er nicht zu würgen und sich nicht sonderlich unwohl zu fühlen. Oft sitze er gedankenverloren da und kaue auf der Nahrung noch einmal herum. Meist schlucke er sie wieder, teilweise spucke er sie aber auch wieder aus. Da er nicht adäquat zunehme, sei der Vater besorgt, dass das Verhalten längerfristig zu einer Mangelernährung führen könne. Außerdem mache er sich Sorgen, dass Antons erste Zähne durch die mithochgebrachte Säure zu Schaden kommen könnten.

5.1.1 Kurze Anmerkung zur Geschichte

Bereits im 17. Jahrhundert wurden Symptome der Rumination beschrieben (Parry-Jones 1994). Als Diagnose erscheint die Ruminationsstörung allerdings erstmalig im Diagnostischen und Statistischen Manual Psychischer Störungen der dritten Version (DSM-III; APA 1984) in der Kategorie »Andere Verhaltens- und emotionale Störungen mit Beginn in der Kindheit und Jugend«. In der Internationalen Statistischen Klassifikation der Krankheiten und Verwandter Gesundheitsprobleme (ICD-10; WHO 1993) hingegen wurde Rumination noch nicht als eigenes Störungsbild aufgegriffen. In den aktuellen Versionen der beiden Klassifikationssysteme (DSM-5; APA 2013; ICD-11, https://icd.who.int/dev11/l-m/en; Januar 2021) stellt Rumination zum ersten Mal eine diagnostische Entität dar, die altersübergreifend diagnostiziert werden kann.

5.1.2 Definition und Klassifikation

Rumination wird als wiederholtes Heraufwürgen zuvor eingenommener Nahrung verstanden, welche daraufhin wiedergekäut, erneut geschluckt oder ausgespuckt wird. Die diagnostischen Kriterien nach DSM-5 (APA 2013) sind in ▶ Tab. 5.1 dargestellt. Im Gegensatz zum DSM-5 wird Rumination in der ICD-10 (WHO 1993) als ein mögliches begleitendes Symptom von Fütterstörungen im frühen Kindesalter (F98.2) aufgefasst. Die überarbeitete 11. Version, die 2022 in Kraft tritt, erkennt – analog zum DSM-5 – die Ruminationsstörung als eigenständiges Störungsbild der Kategorie »Fütter- und Essstörungen« an. Die Kriterien gleichen größtenteils denen des DSM-5, wobei laut der ICD-11 die Symptomatik über mehrere Wochen bestehen muss und die Diagnose nur bei Personen ab einem Entwicklungsalter von mindestens

2 Jahren gestellt werden kann (WHO 2021; ▶ Tab. 5.1).

Eine alternative Klassifikation bieten die von der Rome Foundation formulierten Rom-IV-Kriterien (Stanghellini et al. 2016). Die unter der Kategorie »Gastroduodenalstörungen« (B) enthaltene Ruminationsstörung (B4) liegt vor, wenn wiederholtes Hochbringen von kürzlich eingenommener Nahrung persistiert und nicht von Würgen begleitet ist. Die hochgebrachten Nahrungsbestandteile werden ausgespuckt oder wiedergekäut und geschluckt. Die Kriterien müssen zur Diagnosestellung für mindestens 3 Monate erfüllt sein sowie die Symptomatik mindestens 6 Monate vor der Diagnosestellung begonnen haben (Stanghellini et al. 2016).

Tab. 5.1: Diagnostische Kriterien der Ruminationsstörung

DSM-5	ICD-11
A. wiederholtes Hochwürgen von Nahrung über einen Zeitraum von mindestens 1 Monat. Hochgewürgte Nahrung kann wieder gekaut, wieder geschluckt oder ausgespuckt werden. B. Das wiederholte Hochwürgen ist nicht Folge einer Erkrankung des Magen-Darm-Trakts oder einer anderen körperlichen Erkrankung (z. B. ösophagealer Reflux, Pylorusstenose). C. Die Störung des Essverhaltens tritt nicht ausschließlich im Verlauf einer Anorexia Nervosa, Bulimia Nervosa, Binge-Eating-Störung oder Störung mit Vermeidung oder Einschränkung der Nahrungsaufnahme auf. D. Treten die Symptome im Kontext einer anderen psychischen Störung (Intellektuelle Beeinträchtigung [Intellektuelle Entwicklungsstörung] oder eine andere Störung der neuronalen und mentalen Entwicklung) auf, müssen sie schwer genug sein, um zusätzliche klinische Beachtung zu rechtfertigen. *in Remission:* Nachdem die Kriterien für eine Ruminationsstörung zuvor vollständig erfüllt waren, werden die Kriterien seit einem längeren Zeitraum nicht erfüllt.	• Die Ruminationsstörung ist charakterisiert durch das intentionale und wiederholte Hochwürgen zuvor eingenommener Nahrung, welche anschließend entweder wieder gekaut, wieder geschluckt oder willentlich ausgespuckt wird (im Gegensatz zum Erbrechen). • Das Verhalten tritt häufig auf (mindestens mehrere Male pro Woche) und persistiert über eine Zeitspanne von mindestens mehreren Wochen. • Das Verhalten lässt sich nicht durch eine medizinische Erkrankung erklären, welche das Hochwürgen von Nahrung (z. B. Ösophagusstrikturen oder neuromuskuläre Störungen, die die Funktion der Speiseröhre beeinträchtigen) oder Übelkeit und Erbrechen (z. B. Pylorusstenose) verursacht. • Die Ruminationsstörung sollte nur bei Individuen diagnostiziert werden, welche ein Entwicklungsalter von mindestens 2 Jahren aufweisen.
DSM-5-Kriterien verkürzt und modifiziert übernommen aus Diagnostic and Statistical Manual of Mental Disorders, Fifth Edition, ©2013 American Psychiatric Association, dt. Version ©2015 Hogrefe Verlag, Göttingen. Vollständige Kriterien einsehbar ebendort.	Nach World Health Organization 2021

5.1.3 Symptomatik

Das Heraufwürgen der Nahrung erfolgt meist mühelos und ist nicht von Übelkeit begleitet (Stanghellini et al. 2016). Die heraufgewürgte Nahrung ist lediglich vorverdaut, sodass sie einen noch angenehmen Geschmack aufweist (Stanghellini et al. 2016). Physiologisch äußert sich der Ruminationsprozess bei Kleinkindern und Säuglingen in einem durchgebeugten Rücken und einer Saugbewegung der Zunge. In schweren Fällen, besonders wenn die Nahrung ausgespuckt wird, kann es zu Mangelernährung kommen und enterale Ernährung notwendig werden (Hartmann et al. 2012).

5.1.4 Besondere Formen

In einzelnen Studien an Erwachsenen wird zwischen primärer, sekundärer und supragastrischer Rumination unterschieden (Tucker et al. 2013; Kessing et al. 2014; Absah et al. 2017), wenngleich diese bisher nicht differenziert diagnostiziert werden. Bei allen Formen wird die Rumination durch einen Anstieg des abdominalen Drucks eingeleitet. Bei der sekundären Rumination geht ein Rückfluss des sauren Mageninhaltes in die Speiseröhre (Reflux) dem Druckanstieg voraus, bei der supragastrischen ein Einstrom gefolgt von einem Ausstoß der Luft aus der Speiseröhre (Aufstoßen). Bisher existiert nur eine Studie, welche primäre und sekundäre Rumination an einer kleinen Stichprobe von Kindern und Jugendlichen differenzierte (Righini Grunder et al. 2017).

5.1.5 Komorbidität

Komorbid zu Rumination können funktionell-gastrointestinale Störungen (Rajindrajith et al. 2012) oder Störungen, die mit Erbrechen einhergehen (Murray et al. 2019), auftreten. Begleitsymptome wie Bauchschmerzen, Gewichtsverlust (Chial et al. 2003; Rajindrajith et al. 2012) sowie Zahnprobleme (Chial et al. 2003) werden ebenfalls berichtet. Systematische Studien zur Erforschung der psychologischen Komorbidität existieren bisher nicht. In einer Studie an deutschen Kindern und Jugendlichen (7 bis 14 Jahre) wurden geringe Korrelationen zwischen Rumination(sstörung) und Pica sowie der Störung mit Vermeidung oder Einschränkung der Nahrungsaufnahme (ARFID) gefunden (Hartmann et al. 2018). Darüber hinaus kann es bei den Betroffenen zu sozialen Einschränkungen kommen (Rajindrajith et al. 2012; Absah et al. 2017).

5.1.6 Epidemiologie

Die Befundlage zur Prävalenz von Rumination ist sehr gering. Epidemiologische Studien an Schulkindern berichten Prävalenzraten zwischen 1,5 % und 9,7 % für Rumination (sstörung) in Sri Lanka, der Schweiz und Deutschland (Rajindrajith et al. 2012; Hartmann et al. 2018; Murray et al. 2018).

5.1.7 Entstehung und Aufrechterhaltung

Die ätiologischen Prozesse der Rumination sind bis heute ungeklärt und vor allem im Kindesalter kaum erforscht, allerdings konnten bei Patient/-innen im Erwachsenen- und höheren Jugendalter medizinische Auffälligkeiten gefunden werden. Demnach ist Rumination mit einem veränderten Druckverhältnis im Gastrointestinaltrakt unter Beteiligung des unteren Speiseröhrenschließmuskels assoziiert (Tack et al. 2011; Tucker et al. 2013; Kessing et al. 2014; Robles et al. 2020). Dies geht mit einer übermäßigen Anspannung der Bauchwandmuskulatur einher, welche zu einem erhöhten Magendruck führt (Barba et al. 2016). Dadurch kann Nahrung durch die Speiseröhre zurückfließen (Kessing et al. 2014; Robles et al. 2020).

Darauf basierend postulierten Murray et al. (2019) für das Erwachsenenalter das einzige existierende psychologische Modell der Rumination. Die Anspannung der Bauchwandmuskulatur gilt hier als erlernte Reaktion auf ein sensorisches Vorgefühl. Durch das Heraufwürgen der Nahrung wird dieses entlastet und das Heraufwürgen somit negativ verstärkt. Die Ursachen dieses Lernmechanismus konnten bisher noch nicht geklärt werden (Murray et al. 2019).

5.1.8 Diagnostik

Bislang sind für Rumination validierte Diagnoseverfahren kaum vorhanden. Eine fragebogenbasierte approximierte Diagnose über die Lebensspanne ermöglicht lediglich der Fragebogen des Rom-III-Klassifikationssystems (Palsson et al. 2016), wobei eine Validierung der aktualisierten Eltern-, Kinder- und Säuglingsversion nach Rom-IV-Kriterien noch aussteht. Für Kinder ist ein Selbstbericht ab 10 Jahren möglich. Darüber hinaus existiert für diese Altersspanne nur das Ruminations-Item des *Eating Disorders in Youth-Questionnaire* (EDY-Q, für 8 bis 13 Jahre; van Dyck und Hilbert 2016) als deutschsprachiges Screening im Selbstbericht. Bryant-Waugh et al. (2019) entwickelten ein erstes teilstrukturiertes Interview für jede Altersgruppe, das *Pica, ARFID and Rumination Disorder Interview* (PARDI), zur Diagnostik nach DSM-5. Für Kleinkinder wird dieses im Fremdbericht und ab einem Alter von 8 Jahren im Selbstbericht durchgeführt, wobei die Übersetzung und Validierung in Deutsch noch ausstehen. Ein behaviorales Assessment, in dem die sensorischen Erfahrungen, Antezedenzen und Konsequenzen des Ruminationsverhaltens beobachtet werden, kann unterstützend eingesetzt werden (Murray et al. 2019).

Im Gegensatz zum ambulanten Setting können im stationären Setting die genannten Verfahren zusätzlich durch objektive Testverfahren ergänzt werden wie z. B. Elektromyographie (EMG) zur Erfassung der Anspannung der Bauchwandmuskulatur und High Resolution Impedance Manometry (HRIM) zur Messung von Druckverhältnissen und Flüssigkeitsbewegungen in der Speiseröhre nach der Nahrungsaufnahme (Absah et al. 2017).

5.1.9 Differenzialdiagnose

Zu einer Abklärung der Diagnose sollten körperliche Erkrankungen mit Erbrechen, Übelkeit oder gastro-ösophagealem Reflux, spezifisch bei Säuglingen Pylorusstenose (d. h. eine Verengung des Magenausgangs), Hiatushernie (d. h. ein Durchbruch von Magenteilen durch das Zwerchfell) sowie das Sandifer-Syndrom (d. h. eine anfallartige Bewegungsstörung mit gastro-ösophagealem Reflux) ausgeschlossen werden (WHO 1993; APA 2013). Wird das Heraufwürgen und Ausspucken der Nahrung zur Vermeidung von Kalorienaufnahme oder aus Angst vor Gewichtszunahme ausgeführt, sollte eine Anorexia Nervosa oder eine Bulimia Nervosa abgeklärt werden (APA 2013).

5.1.10 Behandlung

Therapeutisch wird vermehrt an einer Entspannung der Bauchwandmuskulatur angesetzt. Eine verbreitete Methode ist die Zwerchfellatmung, bei welcher die Atmung in den Bauchraum gelenkt wird (Halland et al. 2016; Vachhani et al. 2020). Es wird vermutet, dass dies als kompetitive Gegenbewegung (Habit-Reversal) den ruminationstypischen Druckaufbau im Magen verhindert (Murray et al. 2019; Robles et al. 2020). Aktuellen Studien zufolge sollte diese Übung für ca. 15 Minuten nach der Nahrungsaufnahme durchgeführt werden, wobei die Zeitspanne an die Dauer der Ruminationsepisoden angepasst werden kann (Halland et al. 2016). Eine Kombination mit Biofeedback, wobei den Patient/-innen über ein EMG die Anspannung der Bauchmuskulatur zurückgemeldet wird, ist ebenfalls möglich (Halland et al. 2016; Absah et al. 2017).

5.1.11 Eltern- und Angehörigenarbeit einschließlich Psychoedukation

Bei Kindern empfiehlt sich der Einbezug von Bezugspersonen. Zu Beginn der Behandlung steht deren Psychoedukation sowie eine Klärung der Therapieziele und vorhandener Ängste im Fokus.

5.1.12 Wirksamkeit von Behandlung und Prävention sowie prognostische Faktoren

Bislang ist kein Behandlungsansatz ausreichend evidenzbasiert, um Eingang in die Behandlungsleitlinien der Arbeitsgemeinschaft der Wissenschaftlichen Medizinischen Fachgesellschaften (AWMF) gefunden zu haben (Müller et al. 2019). Der Einsatz von Biofeedback hat sich in Erwachsenenstichproben in einer randomisiert-kontrollierten Studie bereits als wirksam erwiesen (Barba et al. 2016) und wird in Kombination mit Zwerchfellatmung als erster Therapieansatz eingesetzt (Halland et al. 2018). Randomisiertkontrollierte Studien im Kindes- und Jugendalter stehen noch aus. Bislang gibt es weder Hinweise auf evidenzbasierte Präventionsansätze noch auf prognostische Faktoren.

5.1.13 Versorgungsaspekte

Die Behandlung von Rumination kann grundsätzlich ambulant erfolgen. Es empfiehlt sich eine entsprechende Ausstattung mit Biofeedback-Geräten. Darüber hinaus sollte stets ein medizinisches Konsil zwecks Abklärung der gastrointestinalen Differenzialdiagnosen erfolgen.

5.1.14 Ausblick

Bislang ist die Studienlage zur Rumination gering. Es sollten populationsbasierte Studien durchgeführt werden, um die Prävalenzrate über die Altersgruppen hinweg zu ermitteln. Dafür sind Validierungen von deutschsprachigen diagnostischen Instrumenten vonnöten, und es fehlen Untersuchungen der Klassifikationspassung in die Kategorie »Fütter- und Essstörungen«. Darüber hinaus sollten in quasi-experimentellen Studien auslösende und aufrechterhaltende Faktoren identifiziert werden, um in einem nächsten Schritt Interventionen und präventive Maßnahmen in randomisiert-kontrollierten Studien zu evaluieren.

5.2 Pica

> **Fallbeschreibung**
>
> Die Mutter der 13-jährigen Alexia äußert Bedenken, da sich ihre Tochter während der letzten 2 Monate häufig in ihr Zimmer eingeschlossen habe und depressiv verstimmt wirke. Alexia begründet dies damit, dass ihr vor 2 Monaten beim Schminken etwas Lidschatten auf die

Lippen gebröselt sei und so gut geschmeckt habe, dass sie seither heimlich auf ihrem Zimmer Lidschatten esse. Sie erzählt, dass sie täglich mehrere Packungen einer bestimmten Marke kaufe, da dieser Lidschatten ihr am besten schmecke. Sie schäme sich und befürchte, andere würden sie für verrückt halten. Außerdem sei sie besorgt, dass ihr Verhalten ihrer Gesundheit schaden könne.

5.2.1 Kurze Anmerkung zur Geschichte

Erste Beschreibungen von Pica entstammen bereits dem 16. Jahrhundert (Parry-Jones und Parry-Jones 1994). Erstmalig wurde Pica dann im DSM-III (APA 1984) und in der ICD-9 (WHO 1979) als psychische Störung im Kindes- und Jugendalter aufgenommen. In den aktuellen Versionen dieser Klassifikationssysteme (DSM-5; APA 2013; ICD-11, https://icd.who.int/dev11/l-m/en; Januar 2021) können die Diagnosekriterien von Pica erstmals auf Kinder, Jugendliche und Erwachsene angewendet werden.

5.2.2 Definition und Klassifikation

Personen mit Pica konsumieren Substanzen, die weder nahrhaft noch zum Verzehr bestimmt sind, wobei die konsumierten Substanzen stark variieren können (s. auch 2.5; Leung und Hon 2019). Die diagnostischen Kriterien nach DSM-5 (APA 2013) sind in ▶ Tab. 5.2 dargestellt. Pica ist laut der ICD-10 (WHO 1993) als Pica im Kindesalter (F98.3) diagnostizierbar, wenn es nicht im Rahmen einer umfassenderen psychischen Störung (z. B. Autismus, Intelligenzminderung) auftritt. In der ICD-11 (WHO 2021) wird Pica, analog zur Ruminationsstörung, als eigenständiges Störungsbild in die Kategorie »Fütter- und Essstörungen« aufgenommen, wobei die Diagnosekriterien von denen des DSM-5 insofern abweichen, als dass die Symptomatik zwar regelmäßig, aber ohne eine Mindestdauer auftreten muss (▶ Tab. 5.2).

5.2.3 Symptomatik

Pica-Verhalten kann von einem starken Verlangen (»Craving«) nach der verzehrten Substanz begleitet sein (Young 2011; Sturmey und Williams 2016). Welche Substanz konsumiert wird (bspw. Kot, Haare, rohe Nahrungsmittel, Erde, Glas), variiert interindividuell, jedoch verzehren Betroffene meist selektiv bestimmte Substanzen (Leung und Hon 2019). Zudem können Vitamin- oder Mineralienmangel sowie allgemeine medizinische Komplikationen auftreten (z. B. Darmprobleme, Infektionen).

5.2.4 Besondere Formen

Pica kann anhand der konsumierten Substanz in Klassen eingeteilt werden, beispielsweise der Konsum von biologischen Sekreten wie Kot oder Blut und organischen Materialien wie Staub oder Lehm/Erde (McAdam et al. 2012). Während diese Information wichtig sein kann, da einige Substanzen (bspw. verletzende Gegenstände) gefährlicher zu konsumieren sind als andere, fehlen bislang Informationen zur prognostischen oder therapeutischen Bedeutung.

5.2.5 Komorbidität

Komorbid wurden intellektuelle Beeinträchtigung (Sturmey and Williams 2016), Autismus-Spektrum-Störung (Clark et al. 2010) und Zwangsstörung (Bharti et al. 2015) berichtet. Werden vorrangig Haare oder Fingernägel konsumiert, kann Pica darüber hinaus mit Trichotillomanie oder Onychophagie einhergehen (Hartmann et al. 2012).

Tab. 5.2: Diagnostische Kriterien von Pica

DSM-5	ICD-11
A. ständiges Essen nicht nahrhafter, nicht zum Verzehr bestimmter Stoffe, das mindestens 1 Monat lang anhält. B. Das Essen von nicht nahrhaften, nicht zum Verzehr bestimmten Stoffen ist dem Entwicklungsstand der betroffenen Person nicht angemessen. C. Das Essverhalten ist nicht Teil eines kulturell akzeptierten oder sozial normativen Verhaltens. D. Tritt die Störung des Essverhaltens im Kontext einer anderen psychischen Störung (z. B. Intellektuelle Beeinträchtigung [Intellektuelle Entwicklungsstörung], Autismus-Spektrum-Störung, Schizophrenie) oder eines medizinischen Krankheitsfaktors (einschließlich Schwangerschaft) auf, muss sie schwer genug sein, um zusätzliche klinische Beachtung zu rechtfertigen.	• Pica ist charakterisiert durch den regelmäßigen Konsum nicht-nahrhafter Substanzen, darunter nicht-essbare Materialien bzw. Objekte (z. B. Lehm, Erde, Kreide, Gips, Plastik, Metall oder Papier) oder rohe Nahrungsmittel (z. B. große Mengen an Salz oder Speisestärke). • Der Konsum ist persistierend oder schwer genug, um klinische Beachtung zu finden. Der Betroffene weist ein Entwicklungsalter auf, ab dem zwischen nicht-essbaren und essbaren Substanzen differenziert werden kann (ca. 2 Jahre). • Das Verhalten verursacht Gesundheitsprobleme, Funktionsbeeinträchtigungen oder aufgrund der Auftretenshäufigkeit, der Menge oder der Art der konsumierten Substanzen/Objekte ein signifikantes Risiko.
in Remission: Nachdem die Kriterien für Pica zuvor vollständig erfüllt waren, werden die Kriterien seit einem längeren Zeitraum nicht erfüllt.	
DSM-5-Kriterien verkürzt und modifiziert übernommen aus Diagnostic and Statistical Manual of Mental Disorders, Fifth Edition, ©2013 American Psychiatric Association, dt. Version ©2015 Hogrefe Verlag, Göttingen. Vollständige Kriterien einsehbar ebendort.	nach World Health Organisation 2021

Individuen mit Pica zeigen vermehrt Mangelerscheinungen, darunter Eisen- und Zinkmangel (Miao et al. 2015). Beim Konsum gesundheitsschädlicher Substanzen können schwerwiegende medizinische Folgen auftreten, darunter Verstopfung, gastrointestinale Rupturen (Dumaguing et al. 2003) und Vergiftungen (Federman et al. 1997) bis hin zum Tod (Cruz et al. 2018). Hinzu kommen mögliche psychosoziale Einschränkungen sowie eine erhöhte generelle Psychopathologie (Hartmann 2019).

5.2.6 Epidemiologie

Altersübergreifende, repräsentative Studien zu Prävalenzen fehlen. Bei Kindern zwischen 7 und 14 Jahren werden Prävalenzraten zwischen 5 % und 10 % für Pica-Verhaltensweisen in Deutschland und der Schweiz berichtet, wobei 3,9 % eine klinisch relevante Symptomausprägung aufwiesen (Hartmann et al. 2018; Murray et al. 2018). Bei klinischen Subgruppen, bspw. mit intellektueller Beeinträchtigung oder Autismus-Spektrum-Störung liegen die Prävalenzen für Pica-Verhaltensweisen höher (Ali 2001; Fields et al. 2021).

5.2.7 Entstehung und Aufrechterhaltung

Die ätiologischen Prozesse von Pica sind bisher noch ungeklärt. Theorien basierend auf Lernmodellen, neuroanatomischen Modellen, Dopaminmangel oder Zusammenhängen mit Depression entstammen zum Großteil aus Fallstudien, und fehlt es an empirischer Evidenz (einen Überblick liefern Sturmey und Williams 2016). Funktionelle Analysen, mehrheitlich aus Fallstudien, deuten darauf hin, dass das Pica-Verhalten selbstverstärkend wirkt (z. B. McAdam et al. 2012; Moline et al. 2020), wobei die zugrundeliegenden Mechanismen noch nicht geklärt sind. Darüber hinaus werden Selbststimulation oder Selbstberuhigung von den Betroffenen als potenziell aufrechterhaltende Faktoren genannt. Darüber hinaus konnten erhöhte Assoziationen zwischen Pica-Verhalten und Eisenmangel, geringerer Konzentration von Hämoglobin, Hämatokrit sowie Plasma-Zink gefunden werden (Miao et al. 2015). Inwiefern diesem Zusammenhang eine Kausalität zugrunde liegt, gilt es noch zu untersuchen.

5.2.8 Diagnostik

Für Pica sind validierte Diagnoseverfahren bisher kaum vorhanden. Spezifisch für Kinder und Jugendliche (8 bis 13 Jahre) kann das Pica-Item des deutschsprachigen EDY-Q (van Dyck and Hilbert 2016) als Screening im Selbstbericht angewendet werden. Eine Pica-Diagnose auf Basis der DSM-5 Kriterien ermöglicht aktuell lediglich das PARDI (Bryant-Waugh et al. 2019), welches als standardisiertes Interview über die Lebensspanne hinweg für Kleinkinder im Fremdbericht und ab einem Alter von 8 Jahren im Selbstbericht angewendet werden kann. Eine Übersetzung und Validierung in Deutsch stehen noch aus. Wie auch für Rumination kann ein behaviorales Assessment zur Unterstützung der Diagnose eingesetzt werden. Dieses hat zum Ziel, Umweltfaktoren in Zusammenhang mit dem Pica-Verhalten sowie präferierte (essensbezogene) Stimuli zu identifizieren (Sturmey und Williams 2016).

5.2.9 Differenzialdiagnose

Es gibt keine Diagnosen, die die Diagnose Pica ausschließen. Im Einzelfall muss entschieden werden, ob die Kriterien für Pica ausgeprägt genug sind, um eine Diagnose zu rechtfertigen. Bei ARFID kann eine solche Entscheidung vor allem die Form betreffen, bei der die Einschränkung der Nahrungsaufnahme mit den sensorischen Eigenschaften der Nahrungsmittel zusammenhängt (Hartmann et al. 2012). Werden Pica-Verhaltensweisen ausschließlich zur Vermeidung von Kalorieneinnahme oder zur Gewichtsabnahme eingesetzt, sollte differenzialdiagnostisch die Diagnose einer Essstörung (bspw. Anorexia oder Bulimia Nervosa) erwogen werden (APA 2013). Dient Pica der Herbeiführung körperlicher Symptome, sollte anstelle von oder komorbid zu Pica eine vorgetäuschte Störung oder bei dem Konsum potenziell verletzender Gegenstände eine nichtsuizidale Selbstverletzung in Betracht gezogen werden (APA 2013).

5.2.10 Behandlung

Moline et al. (2020) empfehlen in ihrem systematischen Review von Interventionsstudien von Pica bei Kindern und Jugendlichen eine auf operanten Techniken beruhende Verhaltenstherapie unter Einsatz von nicht-kontingenter Verstärkung (NKV), differentieller Verstärkung (DV) und Umweltanreicherung (UA). Bei der NKV wird dem/der Patient/-in in festgelegten zeitlichen Abständen (d. h. verhaltensunabhängig) ein präferierter Stimulus als Alternative zur verstärkenden Pica-Substanz dargeboten. Die DV erfolgt im Gegensatz hierzu verhaltensabhängig, und es werden nur erwünschte Verhaltensweisen (bspw. der

Konsum von normaler Nahrung oder das alternativ zum Pica-Verhalten gezeigte Verhalten) verstärkt. Bei der UA wird die Umwelt des/der Patient/-in mit alternativen, potenziell verstärkenden Stimuli angereichert und diese permanent erreichbar gemacht (z. B. Snacks, Musik, interessantes Spielzeug).

5.2.11 Eltern- und Angehörigenarbeit einschließlich Psychoedukation

Bei der Behandlung von Pica empfiehlt sich der Einbezug der Angehörigen sowie deren Psychoedukation. Ein besonderes Augenmerk sollte auf die Aufklärung über die potenziellen Gefahren bei der Einnahme von gesundheitsschädlichen Gegenständen gelegt werden.

5.2.12 Wirksamkeit von Behandlung und Prävention sowie prognostische Faktoren

Die Behandlungsleitlinien der AWMF haben (bisher) keine Behandlungsstrategie für Pica als evidenzbasiert identifiziert (Müller et al. 2019). Momentan existieren nur zwei randomisiert-kontrollierte Studien zur Behandlung von Pica, welche jedoch keine signifikanten therapeutischen Effekte von Eisen- und Multinährstoffsupplementen finden konnten (Gutelius et al. 1962; Nchito et al. 2004). Bezüglich der Verhaltenstherapie zeigte insbesondere NKV in ersten Studien eine deutliche Symptomreduktion (Call et al. 2015; Saini et al. 2016) und auch DV führte zumindest zu einer initialen Symptomreduktion (Napolitano et al. 2007). Prognostische Faktoren wurden bisher nicht identifiziert, und evidenzbasierte Präventionsansätze fehlen.

5.2.13 Versorgungsaspekte

Nach dem aktuellen Kenntnisstand kann Pica grundsätzlich ambulant behandelt werden. Es gilt, ein medizinisches Konsil aufgrund der Verletzungsgefahr bei der Einnahme gefährlicher Substanzen einzubeziehen.

5.2.14 Ausblick

Aufgrund der gering ausgeprägten Studienlage zu Pica sind, wie bei Rumination, auch hier populationsbasierte Studien zur Ermittlung der Prävalenzrate, Validierungen von deutschsprachigen diagnostischen Instrumenten, Untersuchungen der Klassifikationspassung, quasi-experimentelle Studien zur Identifikation auslösender und aufrechterhaltender Faktoren sowie darauffolgende Evaluationen von Interventionen und präventiven Maßnahmen nötig.

Literatur

Absah I, Rishi A, Talley NJ et al. (2017) Rumination syndrome: pathophysiology, diagnosis, and treatment. Neurogastroenterol Motil 29: e12954.

Ali Z (2001) Pica in people with intellectual disability: a literature review of aetiology, epidemiology and complications. J Intellect Dev 26: 205–215.

American Psychiatric Association (1984) Diagnostic and Statistical Manual of Mental Disorders (DSM-III). Waschington, DC: American Psychiatric Association.

American Psychiatric Association (2013) Diagnostic and Statistical Manual of Mental Disorders

(DSM-5). Washington, DC: American Psychiatric Association.

Barba E, Accarino A, Soldevilla A et al. (2016) Randomized, placebo-controlled trial of biofeedback for the treatment of rumination. Am J Gatstroenterol 111: 1007–1013.

Bharti A, Mishra AK, Sinha V et al. (2015) Paper eating: An unusual obsessive-compulsive disorder dimension. Ind Psychiatry J 24: 189–191.

Bryant-Waugh R, Micali N, Cooke L et al. (2019) Development of the Pica, ARFID, and Rumination Disorder Interview, a multi-informant, semi-structured interview of feeding disorders across the lifespan: A pilot study for ages 10-22. Int J Eat Disord 52: 378–387.

Call NA, Simmons CA, Mevers JEL et al. (2015) Clinical outcomes of behavioral treatments for pica in children with developmental disabilities. J Autism Dev Disord 45: 2105–2114.

Chial HJ, Camilleri M, Williams DE et al. (2003) Rumination syndrome in children and adolescents: diagnosis, treatment, and prognosis. Pediatrics 111: 158–162.

Clark B, Vandermeer B, Simonetti A et al. (2010) Is lead a concern in Canadian autistic children? Paediatr Child Health 15: 17–22.

Cruz AM, Goncalves-Pinho M, Santos JV et al. (2018) Eating disorders-related hospitalizations in Portugal: A nationwide study from 2000 to 2014. Int J Eat Disord 51: 1201–1206.

Dumaguing NI, Singh I, Sethi M et al. (2003) Pica in the geriatric mentally ill: unrelenting and potentially fatal. J Geriatr Psychiatry Neurol 16: 189–191.

Federman DG, Kirsner RS, Federman GS (1997) Pica: Are you hungry for the facts? Conn Med 61: 207–209.

Fields, Soke G, Reynolds A, Tian L et al. (2021) Pica, autism and other disabilities. Pediatrics 147: e20200462.

Gutelius MF, Millican FK, Layman EM et al. (1962) Nutritional studies of children with pica: I. Controlled study evaluating nutritional status, II. Treatment of pica with iron given intramuscularly. Pediatrics 29: 1012–1023.

Halland M, Pandolfino J, Barba E (2018) Diagnosis and treatment of rumination syndrome. Clin Gastroenterol Hepatol 16: 1549–1555.

Halland M, Parthasarathy G, Bharucha AE et al. (2016) Diaphragmatic breathing for rumination syndrome: Efficacy and mechanisms of action. Neurogastroenterol Motil 28: 384–391.

Hartmann AS (2019) Pica behaviors in a German community-based online adolescent and adult sample: An examination of substances, triggers, and associated pathology. Eat Weight Disord 25: 811–815.

Hartmann AS, Poulain T, Vogel M et al. (2018) Prevalence of pica and rumination behaviors in German children aged 7–14 and their associations with feeding, eating, and general psychopathology: A population-based study. Eur Child Adolesc Psychiatry 27: 1499–1508.

Hartmann ASB, A.E., Hampton C, Bryant-Waugh R (2012) Pica and Rumination Disorder in DSM-5. Psychiatr Ann 42: 426–430.

Kessing BF, Smout AJPM, Bredenoord AJ (2014) Current diagnosis and management of the rumination syndrome. J Clin Gastroenterol 48: 478–483.

Leung AKC, Hon KL (2019) Pica: A common condition that is commonly missed – An update review. Curr Pediatr Rev 15: 164–169.

McAdam DB, Breibord J, Levine M, Williams DE (2012) Pica. New York: Wiley.

Miao D, Young SL, Golden CD (2015) A meta-analysis of pica and micronutrient status. Am J Hum Biol 27: 84–93.

Moline R, Hou S, Chevrier J et al. (2020) A systematic review of the effectiveness of behavioral treatments for pica in youths. Clin Psychol Psychother 28: 39–55.

Müller A, Hartmann AS, de Zwaan M (2019) Nicht näher bezeichnete Essstörungen. In: Herpertz S, Fichter M, Herpertz-Dahlmann B et al. (Hrsg.) S3-Leitlinie Diagnostik und Behandlung der Essstörungen. S. 270–295.

Murray HB, Juarascio AS, Di Lorenzo C et al. (2019) Diagnosis and treatment of rumination syndrome: A critical review. Am J Gastroenterol 114: 562–578.

Murray HB, Thomas JJ, Hinz A (2018) Prevalence in primary school youth of pica and rumination behavior: The understudied feeding disorders. Int J Eat Disord 51: 994–998.

Napolitano D, Blakkman L, Kohl L et al. (2007) The use of functional communication training to reduce pica. J Speech Lang Pathol Appl Behav Anal 2: 25–31.

Nchito M, Wenzel Geissler P et al. (2004) Effects of iron and multimicronutrient supplementation on geophagy: A two-by-two factorial study among Zambian schoolchildren in Lusaka. Trans R Soc Trop Med Hyg 98: 218–227.

Palsson OS, Whitehead WE, Van Tilburg M et al. (2016) Development and validation of the Rome-IV diagnostic questionnaire for adults. Gastroenetrol 150: 1481–1491.

Parry-Jones B (1994) Merycism or rumination disorder. Br J Psychiatry 165: 303–314.

Parry-Jones WL, Parry-Jones B (1994) Implications of historical evidence for the classification of eating disorders. Br J Psychiatry 165: 287–292.

Rajindrajith S, Devanarayana NM, Crispus Perera BJ (2012) Rumination syndrome in children and adolescents: a school survey assessing prevalence and symptomatology. BMC Gastroenterol 12(163).

Righini Grunder F, Aspirot A, Faure C (2017) High-resolution esophageal manometry patterns in children and adolescents with rumination syndrome. J Pediatr Gastroenterol Nutr 65: 627–632.

Robles A, Romero YA, Tatro E et al. (2020) Outcomes of treating rumination syndrome with a tricyclic antidepressant and diaphragmatic breathing. Am J Med Sci 360: 42–49.

Saini V, Greer BD, Fisher WW et al. (2016) Individual and combined effects of noncontingent reinforcement and response blocking on automatically reinforced problem behavior. J Appl Behav Anal 49: 693–698.

Stanghellini V, Chan FK, Hasler WL et al. (2016) Gastroduodenal disorders. Gastroenterology 150: 1380–1392.

Sturmey P, Williams DE (2016) Pica in Individuals with developmental disabilities. Basel: Springer International Publishing.

Tack J, Blondeau K, Boecxstaens V et al. (2011) Review article: The pathophysiology, differential diagnosis and management of rumination syndrome. Aliment Pharmacol Ther 33: 782–788.

Tucker E, Knowles K, Wright J, Fox MR (2013) Rumination variations: Aetiology and classification of abnormal behavioural responses to digestive symptoms based on high-resolution manometry studies. Aliment Pharmacol Ther 37: 263–274.

Vachhani H, Ribeiro BS, Schey R (2020) Rumination syndrome: Recognition and treatment. Curr Treat Options Gastroenterol 18: 60–68.

van Dyck Z, Hilbert A (2016) Eating Disorders in Youth-Questionnaire. Deutsche Version. Universität Leipzig.

World Health Organization (1979) Internationale Klassifikation der Krankheiten und verwandter Gesundheitsprobleme (ICD), 9. Revision. Geneva: World Health Organization.

World Health Organization (1993) Internationale Klassifikation der Krankheiten und verwandter Gesundheitsprobleme (ICD), 10. Revision. Geneva: World Health Organization.

World Health Organization (2021) Internationale Klassifikation der Krankheiten und verwandter Gesundheitsprobleme (ICD), 11. Revision. (https://icd.who.int/dev11/l-m/en#/http%3a%2f%2fid.who.int%2ficd%2fentity%2f833390860, Zugriff am 07.01.2021).

Young SL (2011) Craving Earth. Understanding Pica. The use to eat clay, starch, ice and chalk. New York: Columbia University Press.

II Übergreifende Kapitel

6 Essstörungen bei Diabetes mellitus

Christina-Maria Geisbüsch

Fallbeschreibung:

Die 16-jährige Janina, die seit dem 10. Lebensjahr einen bekannten Diabetes mellitus Typ 1 hat und bisher in der Diabetesambulanz als ruhige und gewissenhafte Patientin bekannt war, muss erstmals nach der Erstdiagnose mit beginnender Ketoazidose (einer meist durch Insulinmangel hervorgerufenen Stoffwechselentgleisung mit erniedrigtem pH-Wert im Blut und deutlich erhöhten Blutzuckerwerten) stationär aufgenommen werden. Unmittelbar nach der Erstdiagnose verlief die Behandlung mit einer intensivierten Insulintherapie weitgehend unkompliziert, und Janina erreichte einen $HbA1_c$-Wert (Anteil des glykolysierten Hämoglobins im Blut, womit die Stoffwechseleinstellung der letzten Wochen abgeschätzt werden kann), im Zielbereich von $< 7,5\%$. Janina, ein offenes, zugewandtes Mädchen, bemühte sich sehr, die Therapie gut umzusetzen und zunehmend eigenverantwortlich zu handeln. Im Alter von 14 Jahren traten häufige Schwankungen der Blutzuckerwerte auf, und Janina benötigte deutlich mehr Insulin, um akzeptable Blutzuckerwerte – insbesondere am Morgen – zu erreichen. Währenddessen zeigte sich eine kontinuierliche Gewichtszunahme in den oberen Bereich des Normalgewichtes. Nachdem der $HbA1_c$ trotz der Schwierigkeiten lange Zeit um 8% gelegen hatte und damit gut tolerabel war, zeigte sich bei den letzten beiden Kontrollterminen ein Anstieg auf bis zu 11%. Janina wirkte während der Kontrolltermine traurig und gereizt auf das Diabetes-Team. Das bisher geführte Blutzuckertagebuch wurde vergessen, und auch das Blutzuckermessgerät wurde bei den Kontrollterminen zuletzt nicht mehr mitgebracht. Im Gespräch mit der Mutter berichtet diese, dass Janina sich auch zuhause vermehrt zurückziehe und den Eltern den Einblick in die Tagebücher oder das Auslesen des Blutzuckermessgerätes verweigere. Nachdem Veränderungen der Insulintherapie keine Verbesserung der Situation zeigten und Janina mit einer Ketoazidose stationär aufgenommen werden musste, äußerte Janina erstmals in einem Gespräch mit der Diabetesberaterin, dass sie versuche, weniger zu essen, um Gewicht abzunehmen, was ihr aber nicht immer gelinge, so dass sie begonnen habe, nach größeren Mahlzeiten oder auch Snacks das Insulin wegzulassen, um so weniger Energie aufzunehmen. Insbesondere die Gewichtszunahme in den letzten Jahren habe sie sehr belastet, und sie habe Sorge, immer mehr an Gewicht zuzunehmen, wenn sie weiterhin so viel Insulin benötige, um einen akzeptablen $HbA1_c$ zu erreichen. Da die Ketoazidose auch Janina sehr beunruhigt hatte, konnte diese sich auf eine ambulante kinder- und jugendpsychiatrische Diagnostik und schließlich auch psychotherapeutische Behandlung einlassen. Enge Absprachen mit der Ernährungsberaterin halfen Janina, eine ausreichende Kalorienmenge zu essen und wieder eine adäquate Insulintherapie durchzuführen. Ihr Gewicht konnte Janina dabei im oberen Bereich des Normalgewichtes halten. Durch regelmäßige körperliche Betätigung in Form von Freizeitsport stabilisierte sie ihre Stoffwechseleinstellung zusätzlich und konnte ein positiveres Selbstbild entwickeln.

6.1 Anmerkungen zur Geschichte

Erste Untersuchungen zu Essstörungen bei Diabetes mellitus (DM) Typ 1 im Kindes- und Jugendalter findet man seit den 1980er Jahren. Insbesondere in den letzten 15 Jahren wurden zunehmend systematische Untersuchungen durchgeführt. Dadurch zeigte sich, dass eine nicht unbedeutende Anzahl überwiegend weiblicher Patienten mit DM Typ 1 durch die Entwicklung eines gestörten Essverhaltens gefährdet ist. Neben Essstörungen und gestörtem Essverhalten werden auch weitere psychiatrische Krankheitsbilder wie Depression und Angststörung im Zusammenhang mit DM Typ1 zunehmend untersucht. Technische Fortschritte im Rahmen der Diabetesbehandlung wie beispielsweise die Insulinpumpentherapie, verschiedene Insulinanaloga mit schnellerem Wirkeinsatz oder deutlich verlängerter Wirkdauer und im Bereich der Selbstkontrolle das Real-Time Continuous Glucose Monitoring (CGM) brachten viele Verbesserungen für die Patienten mit sich. In jüngerer Zeit wird in der Diabetesbehandlung auch psychosozialen Aspekten zunehmend mehr Bedeutung zugesprochen. Der Einsatz neuer Technologien sollte auch vor dem Hintergrund möglicher psychischer Komorbiditäten betrachtet werden, da nicht alle Patienten von den gleichen Therapiestrategien profitieren und Veränderungen mitunter auch negative Auswirkungen haben können

6.2 Definition und Klassifikation

Auch im Zusammenhang mit Diabetes mellitus Typ 1 treten die bereits in den vorangehenden Kapiteln ausführlich dargestellten Krankheitsbilder Anorexia Nervosa (AN) (ICD-11: 6B80), Bulimia Nervosa (BN) (ICD-11: 6B81) und Binge-Eating-Störung (BES) (Binge Eating Disorder, BED) (ICD-11: 6B82) auf, die sowohl nach DSM-5 als auch in der ICD-11 klassifiziert werden können. Ein zudem sehr wichtiges zusätzliches Symptom im Zusammenhang mit Typ-1-Diabetes ist das absichtliche Weglassen von Insulingaben oder eine Verringerung der Insulinmenge mit dem Ziel einer Gewichtsabnahme oder Verhinderung einer Gewichtszunahme (sog. »Insulin-Purging«). Dieses Vorgehen wird erstmals im DSM-5 auch als gegenregulierende Maßnahme bei Patienten mit BN explizit beschrieben (»Diabulimie«). Aber auch ein gestörtes Essverhalten, das nicht vollständig die Kriterien einer der zuvor genannten im DSM-5 oder ICD-11 aufgeführten Essstörungen erfüllt, kann eine für die Stoffwechseleinstellung relevante und somit auch im klinischen Alltag wichtige Rolle spielen. Liegen nur teilweise Symptome der zuvor genannten Krankheitsbilder vor, die aber dennoch eine relevante Beeinträchtigung in sozialen, beruflichen oder anderen wichtigen Funktionsbereichen mit sich bringen, wozu auch die Behandlung eines Diabetes mellitus Typ 1 oder 2 gehören, können diese im DSM-5 und in der ICD-11 vorzugsweise in der Kategorie »Andere näher bezeichnete Fütter- und Essstörung« (ICD-11: 6B8Y) dargestellt werden. Bei dem Vorliegen nur weniger Informationen oder wenn kein spezifischer Grund genannt werden soll, der gegen eine Einordnung unter AN, BN oder BES spricht, ist die Klassifikation unter der Restkategorie »Nicht näher bezeichnete Fütter- und Essstörung« (ICD-11: 6B8Z) möglich.

6.3 Symptomatik

Zu Beginn einer restriktiven oder bulimischen Essstörung treten Symptome oft schleichend auf. Am Anfang steht oft die Vermeidung von kalorien- und fettreichen Nahrungsmitteln, oder, insbesondere auch bei Patienten mit DM Typ 1 oder Typ 2 bedeutsam, die Vermeidung kohlenhydrathaltiger Nahrungsmittel. Im weiteren Verlauf wird oftmals die gesamte Nahrungsmenge zunehmend eingeschränkt, auch durch Weglassen ganzer Mahlzeiten, was im Rahmen der Insulintherapie bei DM Typ 1 oder auch DM Typ 2 zu vermehrten Hypoglykämien führen kann, wenn die Insulinmenge nicht adäquat angepasst wird. Anhaltendes Diätverhalten kann dann zum Auslöser von Heißhungerattacken werden, denen die Patientinnen oftmals mit gegenregulierenden Maßnahmen wie Erbrechen, Einsatz von Laxantien, Diuretika, Schilddrüsenhormonen und im Rahmen einer Insulintherapie bei DM Typ 1 oder 2, dem Weglassen von Insulin (»Insulin-Purging«, s. o.) entgegentreten, um eine Gewichtszunahme zu vermeiden. Bei Patientinnen mit DM Typ 2 kommt es auch zum Weglassen von oralen Antidiabetika (Pinhas-Hamiel und Levy-Shraga 2013). Auch vermehrte körperliche Aktivität wird sowohl als gegenregulierende Maßnahme nach Essanfällen, als auch allein mit dem Ziel einer Gewichtsabnahme durch Kalorienverbrauch eingesetzt. Bei DM Typ 1 und Typ 2 führt eine erhöhte körperliche Aktivität in der Regel zur Verringerung der benötigten Insulinmenge im Rahmen einer Insulintherapie. Infolge des sogenannten »Insulin-Purging«, bei dem erforderliche Insulingaben verringert oder weggelassen werden, kommt es nicht selten zu Stoffwechselentgleisungen mit Ketoazidosen, die lebensbedrohlich sein können. Lebensbedrohliche Ketoazidosen oder rezidivierende schwere Hypoglykämien können auch die ersten Anzeichen einer Essstörung bei DM Typ 1 sein. In selteneren Fällen kommt es auch zu absichtlichen Überdosierungen von Insulin mit dem Ziel einer Hypoglykämie, in der dann das Essen von z. B. Süßigkeiten oder anderen kohlenhydrathaltigen Lebensmitteln »erlaubt« ist, was sich viele Patienten sonst verbieten. Zudem treten häufig essstörungsspezifische Symptome wie gedrückte Stimmungslage, Reizbarkeit und Interessenverlust mit sozialem Rückzug auf. In einer Arbeit von Reinehr et al. (2019) wurden zudem weitere Anzeichen, die mit einer höheren Wahrscheinlichkeit für das Vorliegen einer Essstörung einhergehen, untersucht. So traten schwere Hypoglykämien im ersten Jahr nach Diagnosestellung ebenso wie eine diabetische Ketoazidose innerhalb der ersten 2 Jahre der Erkrankung vermehrt bei Patienten mit einer Essstörung auf. Im weiteren Erkrankungsverlauf konnte bei Patienten mit DM und Essstörung zudem ein höherer $HbA1_c$ beobachtet werden. Der DM Typ 2, bei Kindern und Jugendlichen derzeit noch seltener als der DM Typ 1, ist ebenfalls bedeutsam bezüglich der Komorbidität von Essstörungen. In einer amerikanischen Untersuchung von fast 700 Jugendlichen mit DM Typ 2 wurde bei 26 % der Jugendlichen eine subklinische oder klinische BES diagnostiziert, die mit einer höheren Rate an extremer Adipositas, vermehrt depressiver Symptomatik und reduzierter Lebensqualität verknüpft war (TODAY Study Group 2011). Bei Erwachsenen ist die BES die häufigste Essstörung bei Adipositas (Munsch et al. 2011), die wiederum das Risiko eines DM Typ 2 erhöhen kann. Zudem wird das gleichzeitige Auftreten von DM Typ 2 und BES unter anderem als Ursache für eine erschwerte Behandlung des DM Typ 2 angesehen (Chevinsky et al. 2020).

Da insbesondere zu Beginn einer Essstörung oft nur eine geringe Krankheitseinsicht oder vor allem auch bei BN und BES ein ausgeprägtes Schamgefühl besteht, werden die Symptome seitens der Patienten häufig verharmlost oder verheimlicht, wobei auch bei Einsatz moderner Technologien wie Insulinpumpen und CGM-Systemen noch viele Möglichkeiten der Manipulation bestehen. Daher sind indirekte Anzeichen (▶ Tab. 6.1) oftmals die ersten Hinweise auf eine Essstörung, und es besteht nicht selten eine lange Latenz zwischen Beginn der Symptomatik und entsprechender Diagnose.

Tab. 6.1: Indirekte und direkte Symptome einer Essstörung bei DM Typ 1

indirekte Symptome	direkte Symptome
• unerklärlicher Anstieg des HbA1$_c$ oder instabile Stoffwechsellage • schwankende Blutzuckerwerte mit Wechsel zwischen Hypo- und Hyperglykämien • wiederholtes Auftreten schwerer Hypoglykämien oder Ketoazidosen • auffällige Änderungen im Insulinbedarf • wiederholt fehlende Anpassungen bei steigendem Insulinbedarf • sozialer Rückzug und Interessenverlust, Gereiztheit • Verdacht der Manipulation von Blutzuckeraufzeichnungen und Insulinpumpen, Abnahme der Therapieadhärenz	• Einschränkung kalorienreicher oder kohlenhydratreicher Nahrungsmittel • Vermeidung oder Verweigerung von Mahlzeiten • Heißhungerattacken (mit oder ohne Gegenregulation) • extreme Unzufriedenheit mit Figur und Gewicht • Gewichtsabnahme oder ausbleibende Gewichtszunahme

6.4 Komorbidität

Die Diagnose DM Typ 1 erhöht bereits als alleinige Diagnose in den meisten Untersuchungen das Risiko begleitender psychiatrischer Störungsbilder. Insbesondere affektive Störungen und Angststörungen, aber auch dissoziative Störungen, somatoforme Störungen, Essstörungen und vor allem bei männlichen Patienten auch die Aufmerksamkeitsdefizit-/Hyperaktivitätsstörung (ADHS) und Substanzmissbrauch werden als Komorbiditäten beschrieben (Dybdal et al. 2018), die dann auch oft mit einer schlechteren Stoffwechseleinstellung assoziiert sind (Sildorf et al. 2018). Daneben gibt es auch Untersuchungen, die keine erhöhte Inzidenz psychiatrischer Komorbiditäten zeigen (Plener et al. 2015), wobei dabei berücksichtigt werden muss, dass im Rahmen der diabetologischen Regelversorgung mitunter nicht alle psychiatrischen Erkrankungen, insbesondere affektive Störungen, zeitnah diagnostiziert werden. Auch bei Patient/-innen mit DM Typ 2 ist eine depressive Symptomatik eine häufige Komorbidität (Weinstock et al. 2015). Bei Patienten mit DM Typ 1 und manipulativem Verhalten in der Insulintherapie (Über- oder Unterdosierung) werden vermehrt spezifische und soziale Phobien, Depressionen und Essstörungen beschrieben (Berger et al. 2019).

6.5 Epidemiologie

Die Studienlage zur Epidemiologie von klinischen und subklinischen Essstörungen bei jugendlichen Patient/-innen mit DM Typ 1 oder Typ 2 ist heterogen. Bei der Durchführung von Studien werden, wie eine Übersichtsarbeit von Pursey et al. (2020) zeigt, viele verschiedene und unterschiedlich valide diagnostische Methoden angewandt, die ebenfalls zu differenten Ergebnissen beitragen können. Eine dänische prospektive Kohortenstudie zeigt bei Patient/-innen mit DM Typ 1 eine erhöhte Prävalenz komorbider psychischer Störungsbilder, darunter auch Essstörungen, deren Anstieg geschlechtsabhängig mit dem Faktor 2 bis 3 angegeben wird (Dybdal et al. 2018). Ebenfalls eine Steigerung um den Faktor 2 bezüglich des Auftretens einer Essstörung bei Patient/-innen mit DM zeigt eine neuere retrospektive Untersuchung schwedischer und dänischer Daten (Tate et al. 2021). Eine umfangreiche Untersuchung auf Basis der Daten eines deutschen Diabetesregisters bezüglich des Auftretens von Essstörungen bei DM Typ 1 zeigte die folgenden Prävalenzen auf: eine AN wird in 0,49 %, eine BN in 0,27 %, eine BES in 0,14 % und EDNOS (»Eating disorder not otherwhise specified«, nicht anders spezifizierte Essstörung) in 0,73 % der untersuchten Fälle beschrieben (Reinehr et al. 2019). Eine umfangreiche Metaanalyse von Young et al. zeigt eine Prävalenz gestörten Essverhaltens von 39,3 % bei Patient/-innen mit DM Typ 1, die im Vergleich zur Kontrollgruppe mit 32,5 % erhöht ist (Young et al. 2013). Eine multizentrische Fragebogenstudie von Hevelke et al. (2016) zeigte dagegen keine erhöhte Rate gestörten Essverhaltens bei Patient/-innen mit DM Typ 1, wobei die Ergebnisse der Gruppe der Patient/-innen mit DM Typ 1 den Ergebnissen der KiGGS-Studie, einer Langzeitstudie zur gesundheitlichen Lage der Kinder und Jugendlichen in Deutschland, gegenübergestellt wurden. Eine populationsbasierte prospektive Kohortenstudie in den USA ergab mittels Fragebogendiagnostik bei Patient/-innen mit DM Typ 2, die mit Insulin behandelt werden, bei 50,3 % ein gestörtes Essverhalten (Nip et al. 2019). Eine klinische BED wird bei Jugendlichen mit DM Typ 2 mit 6 %, eine subklinische BED mit 20 % angegeben (TODAY study group et al. 2011), was einer deutlich erhöhten Rate im Vergleich zur Normalpopulation entspricht (Smink et al. 2012). Eine AN unter Berücksichtigung der vollständigen Diagnosekriterien wird in einer Inanspruchnahme-Population aus Diabetesambulanzen und Kinderarztpraxen bei nur 0,27 % der Patient/-innen mit DM Typ 1 gezeigt (Scheuing et al. 2014), was der Prävalenzrate in der Normalbevölkerung entspricht (Smink et al. 2012). Ebenfalls keine signifikante Erhöhung des Auftretens einer AN bei DM Typ 1 im Vergleich zu Kontrollgruppen (0,27 vs. 0,06 %) zeigte eine Meta-Analyse von Manucci et al., in der aber mehr Patient/-innen mit BN in der Gruppe der DM-Patient/-innen als in der Kontrollgruppe (2,00 vs. 0,75 %) beschrieben wurden (Mannucci et al. 2005).

Aufgrund der hohen klinischen Relevanz hat die Manipulation der Insulintherapie in Form von Auslassen oder Verringerung der verordneten Insulindosis, bekannt unter dem Begriff »Diabulimia«, oder auch vermehrte Insulingaben einen besonderen Stellenwert. Auslassen von Insulingaben wird bei 18 % aller Jugendlichen mit DM Typ 1 und 23 % der Jugendlichen mit DM Typ 2 berichtet (Nip et al. 2019). Werden sowohl Über- als auch Unterdosierungen zusammengefasst, zeigt eine Untersuchung adoleszenter Patient/-innen mit DM Typ 1 aus Österreich einen Anteil von 29,5 % mit manipulativem Verhalten bei der Insulintherapie (Berger et al. 2019).

6.6 Entstehung und Aufrechterhaltung

Wie bei der multifaktoriellen Genese von Essstörungen im Allgemeinen werden auch bei der Entstehung einer Essstörung bei DM Typ 1 mitauslösende Faktoren aus verschiedenen Bereichen diskutiert. Auf der Grundlage eines ursprünglich für Patient/-innen mit BN konzipierten Entstehungsmodells entwickelten Peterson et al. (2015) ein modifiziertes *dual pathway model* für Patient/-innen mit DM Typ 1 und Essstörung oder gestörtem Essverhalten. Dabei werden drei Bereiche als besonders bedeutsam für die Entstehung gestörten Essverhaltens bei DM Typ 1 definiert: 1. die Notwendigkeit der Berechnung und Beachtung vor allem der Kohlenhydratmengen im Rahmen der Ernährungs- und Insulintherapie, 2. Veränderungen des Körpergewichtes in Folge der Insulintherapie, sowie 3. deutliche Blutzuckerschwankungen mit Hypoglykämien im Rahmen der Therapie, die über Interaktionen auf neuronaler Ebene Einfluss auf Hunger- und Sättigungsgefühl haben können (Treasure et al. 2015). In einer Untersuchung von 43 jugendlichen Patient/-innen mit DM Typ 1 zeigte sich im Rahmen einer Umstellung auf eine Insulinpumpentherapie ein positiver Zusammenhang zwischen unkontrolliertem Hunger- und Sättigungsgefühl und bulimischer Symptomatik (Peterson et al. 2018).

Bezüglich der *Ernährung* bei DM ist eine individuelle Flexibilität mit wenigen Einschränkungen zwar gut möglich, dennoch ist aber ein Abschätzen zumindest der Kohlenhydratmenge der Mahlzeiten unverändert notwendig, so dass Jugendliche mit einer Insulintherapie bei DM Typ 1 oder Typ 2 sich zwangsläufig täglich mit ihrer Ernährung beschäftigen müssen, was bei Vorliegen weiterer Risikofaktoren zu einem gestörten Essverhalten bis zu einer Essstörung führen kann. Besonders wenn sich aus Ernährungsempfehlungen restriktive Diätpläne entwickeln, mitunter auch mit dem Ziel, wenig Insulin zu benötigen, besteht ein hohes Risiko für die Entwicklung einer Essstörung (Rancourt et al. 2019). Bei insulinpflichtigem DM kommt es nach Beginn einer Insulintherapie oder bei Optimierung einer bestehenden Insulintherapie mit Verbesserung der Stoffwechselsituation oftmals zu einer Gewichtszunahme, die zu gewichts- und figurbezogenen Sorgen mit dem Wunsch nach Gewichtsabnahme führen kann. Unbedachte Äußerungen aus der Umgebung der Jugendlichen (Freunde, Familie, aber auch Mitarbeiter in medizinischen Einrichtungen) können gewichts- und figurbezogene Sorgen zusätzlich verstärken. Insgesamt sind Jugendliche mit DM häufiger übergewichtig als stoffwechselgesunde Jugendliche (Liu et al. 2010).

Zudem führen Misserfolge in der Diabetestherapie nicht selten zu negativen Bewertungen und Gefühlen auf Seiten der Patient/-innen, was im Rahmen einer Störung der Affektregulation eine BES-Symptomatik begünstigen kann (Peterson et al. 2015).

Weiterhin wird ein Zusammenhang zwischen Essstörungen und *Autoimmunerkrankungen*, zu denen auch der Diabetes mellitus Typ 1 gezählt wird, beschrieben. Eine prospektive Kohortenstudie aus Schweden zeigte ein erhöhtes Risiko für das Auftreten von Essstörungen bei Autoimmunerkrankungen und vice versa (Hedman et al. 2018). In einer Untersuchung von Daten deutscher Diabetespatient/-innen wird eine höhere Rate psychiatrischer Komorbiditäten bei Diabetespatient/-innen mit gleichzeitig bestehender, substitutionspflichtiger Autoimmunthyreoiditis beschrieben (Eckert et al. 2021).

Betrachtet man zudem Fütter- und Essstörungen jüngerer Kinder, so wird ein positiver Zusammenhang mit einem mütterlichen Diabetes vor und während der Schwangerschaft postuliert, wobei Kinder von Müttern mit diabetischen Komplikationen das höchste Risiko für eine Fütter- und Essstörung aufwiesen (Wang et al. 2020).

Neben den zuvor genannten Faktoren sind neurobiologische Vorgänge mit Auswirkungen auf Hunger- und Sättigungsgefühl bei Patient/-innen mit DM Gegenstand der Forschung. Neben dem Insulinmangel besteht bei DM Typ 1 auch ein Mangel an Amylin, einem Hormon, das bei Gesunden zusammen mit Insulin aus den Beta-Zellen des Pankreas sezerniert wird. Amylin wirkt unter anderem hemmend auf die Ausschüttung von Glukagon und verzögert die Magenentleerung, was zu einem stärkeren Sättigungsgefühl führt (Driscoll et al. 2017).

6.7 Diagnostik

Der Beginn einer Essstörung bei Patient/-innen mit DM ist oftmals schleichend. Insbesondere bei der im Rahmen einer Diabeteserkrankung nicht selten auftretenden BN, BED oder anderen »näher bezeichneten Fütter- oder Essstörungen« tritt ein Gewichtsverlust oftmals nicht oder nicht sofort in einem Maß auf, dass ein Verdacht auf die Entwicklung einer Essstörung entstehen würde. Vielmehr sind es die in ▶ Tab. 6.1 bereits dargestellten indirekten Anzeichen, die einen ersten Verdacht aufkommen lassen. Entsteht aufgrund einer zunehmend instabilen Stoffwechsellage, Schwankungen des Insulinbedarfs und zunehmend ausweichendem Verhalten mit beispielsweise versäumten Terminen in der Ambulanz, vergessenen Aufzeichnungen oder Messgeräten etc. erstmals der Verdacht auf eine Essstörung, sollten die Jugendlichen oder jungen Erwachsenen darauf angesprochen werden. Dabei können zunächst die Anzeichen, die den Verdacht aufkommen ließen, aufgegriffen und dann mögliche Ursachen abgefragt werden (▶ Tab. 6.2).

Tab. 6.2: Mögliche Formulierungen, um Anzeichen einer Essstörung mit Diabetes-Patient/-innen zu thematisieren

einleitende Anmerkungen	konkretisierende Fragen
»Ich sehe, dass Du in den letzten Wochen weniger Insulin benutzt hast als zuvor.«	»Hast Du manchmal Angst, durch die Therapie an Gewicht zuzunehmen?« »Versuchst Du, möglichst wenig Insulin zu benötigen?«
»Deine Blutzuckerwerte waren in den letzten Wochen sehr schwankend mit oft hohen Werten.«	»Hast Du eine Idee, warum das so ist?« »Nimmst Du manchmal weniger Insulin als notwendig? Oder lässt Du die Insulingaben manchmal ganz weg?«
»Dein Gewicht ist nach Beginn der Insulintherapie wieder etwas angestiegen.«	»Bist Du mit Deiner Figur und Deinem Gewicht zufrieden?« »Macht es Dir manchmal Angst, dass Du zugenommen hast?«
»In den letzten Wochen hast Du mehr Unterzuckerungen gehabt als bei unserem letzten Termin.«	»Versuchst Du, Kohlenhydrate zu vermeiden oder weniger zu essen?« »Machst Du mehr Sport als früher?«

Oftmals ist die Ansprache auf eine mögliche Erkrankung der erste Impuls für die Betroffenen, sich mit der Symptomatik, die sie oft verheimlichen, auseinanderzusetzen und sich einzugestehen.

Zu erstem Screening und Diagnostik können der aus 5 Fragen bestehende essstörungsspezifische Fragebogen SCOFF in der ursprünglichen (Morgan, Reid und Lacey 1999) oder in der für Patient/-innen mit DM modifizierten Form (Zuijdwijk et al. 2014) sowie der diabetesspezifische *Diabetes Eating Problem Survey-Revised* (DEPS-R), ein Fragebogen, der aus 16 Fragen besteht und für den Einsatz bei Kindern und Jugendlichen überprüft wurde (Markowitz et al. 2010), eingesetzt werden. Leider ist eine deutsche Übersetzung des DEPS-R derzeit nicht im Handel erhältlich, was den Einsatz in der klinischen Routine erschwert. Zur spezifischen Diagnostik von Essstörungen sind diagnostische Vorgehensweisen in den vorangehenden Kapiteln dargestellt, wobei in der Bewertung der Antworten bei nicht diabetesspezifischen Verfahren darauf geachtet werden sollte, dass manche Fragen auch aufgrund der im Rahmen der Diabetestherapie erforderlichen Maßnahmen positiv beantwortet werden. Beispielsweise werden viele Jugendliche mit insulinpflichtigem Diabetes bestätigen, dass sie sich oft mit dem Gedanken an Essen oder Nahrungsmittel beschäftigen, da sie jede Nahrungsaufnahme berechnen und mit Insulin abdecken müssen.

Angesichts der hohen klinischen Relevanz von Essstörungen bei Diabetes mellitus sollten im Rahmen der Diabetessprechstunde bei Patient/-innen aller Altersstufen, einschließlich junger Erwachsener, regelmäßig essstörungsspezifische Symptome erfragt werden (Bächle et al. 2019). Dabei ist der Einsatz o. g. Fragebögen möglich.

6.8 Differenzialdiagnose

Differenzialdiagnostisch gilt es, vor allem bei indirekten Anzeichen einer Essstörung bei DM, andere Erkrankungen mit Auswirkung auf den Glukosestoffwechsel und die Insulinempfindlichkeit zu bedenken. So können sowohl eine Hypo- als auch eine Hyperthyreose zu deutlichen Veränderungen im Insulinbedarf und damit zu schwankenden Blutzuckerwerten und zu Gewichtsveränderungen führen. Auch gastrointestinale Krankheitsbilder wie die *Zöliakie* oder *chronisch-entzündliche Darmerkrankungen* können Auswirkungen auf den Blutzucker und Insulinbedarf haben.

Neben somatischen Krankheitsbildern sollten auch weitere *psychiatrische Störungsbilder* differenzialdiagnostisch bedacht werden. Auch bei depressiven Episoden, Angststörungen, somatoformen Störungen, ADHS und Substanzmissbrauch kann die adäquate Umsetzung einer Diabetestherapie erheblich erschwert sein. Auch Appetitveränderungen und damit verbundene Gewichtsveränderungen sind möglich.

6.9 Behandlung

Im Rahmen der Therapie von Essstörungen bei Diabetes ist eine enge interdisziplinäre Zusammenarbeit zwischen allen beteiligten Fachgruppen unabdingbar. Neben der ärztlichen Behandlung in Pädiatrie und Kinder- und Jugendpsychiatrie sollten auch Diabetes- und Ernährungsberatung Teil der Therapie sein. Zu Therapieansätzen bei gleichzeitig bestehender Essstörung und DM Typ 1 oder 2 gibt es kaum strukturierte Untersuchungen, so dass therapeutische Maßnahmen nach der überwiegend vorliegenden Form der Essstörung ausgewählt werden sollten. Dabei ist ein multimodaler Therapieansatz wie auch bei Essstörungen ohne Diabetes mellitus von Vorteil. Aktuelle Therapieempfehlungen diesbezüglich sind in den vorangehenden Kapiteln beschrieben. Auch in den aktuellen Praxisempfehlungen »Psychosoziales und Diabetes« der Deutschen Diabetes Gesellschaft (Kulzer et al. 2020) wird bezüglich der Therapie von Essstörungen bei DM Typ 1 auf die aktuelle S-3-Leitlinie »Diagnostik und Therapie der Essstörungen« verwiesen.

An erster Stelle sollte bei Patient/-innen mit DM die Stabilisierung der Stoffwechselsituation stehen. Bei einer akuten Stoffwechselentgleisung in Form einer Ketoazidose ist, wie im Fallbeispiel dargestellt, eine stationäre pädiatrische Behandlung, mitunter auch auf einer Intensivstation erforderlich. Die im Anschluss erforderliche ausreichende Versorgung mit Insulin kann in der Umsetzung für Patient/-innen, gerade wenn diese zuvor über ein Auslassen der Insulingaben eine Gewichtsregulation betrieben haben, ein sehr schwieriger Schritt sein, der viel Unterstützung benötigt. Auch ist es wichtig, mit den Patient/-innen über mögliche Auswirkungen auf den Gewichtsverlauf durch die Stabilisierung der Stoffwechsellage zu sprechen. Hat ein Patient auf Kosten einer schlechteren Stoffwechseleinstellung über lange Zeit nur wenig Insulin gespritzt, wird es bei einer Optimierung der Behandlung durch die anabole Wirkung des Insulins voraussichtlich zu einer Gewichtszunahme kommen. Bei der Umsetzung der Therapie kann eine psychotherapeutische Behandlung in Kombination mit regelmäßiger Diabetesberatung oder Ernährungsberatung – wie in Janinas Fall – sehr hilfreich sein.

Stehen Hypoglykämien im Vordergrund der Problematik, wäre auch der Einsatz zusätzlicher Technik wie ein Continuous Glucose Monitoring (CGM) zu überlegen, um diese frühzeitig zu erkennen und als Trigger für BES-Episoden zu verhindern. Dabei ist aber zu bedenken, dass die ständige Beobachtung des Blutzuckerspiegels für Patient/-innen mit einem hohen Maß an Perfektionismus oder einer Angstsymptomatik eine zusätzliche Belastung sein kann.

In einer Übersichtsarbeit von Treasure et al. werden zudem motivierende Gesprächsführung, »compassionate mind training« (ein Verfahren, dass auf der Entwicklung von empathischem Verhalten sich und anderen gegenüber basiert), und dialektisch behaviorale Methoden als mögliche Therapieansätze aufgezeigt (Treasure et al. 2015).

Ein derzeit in Europa nicht zugelassener medikamentöser Behandlungsversuch ist die Behandlung mit Pramlintide, einem Amylin-Analogon, das in Einzelfällen in Kombination mit Insulin zu einer Stabilisierung der Blutzuckereinstellung und durch Verringerung der notwendigen Insulinmenge und einer Steigerung des Sättigungsgefühls zu einer Gewichtsabnahme führen kann (Goebel-Fabbri 2009). Ebenso sind Glucagon-like peptide I (GLP-1)-Rezeptor-Agonisten im Fokus der Therapieforschung. Während sie bei Erwachsenen mit DM Typ 2 schon länger eingesetzt werden und dort auch eine erwünschte Gewichtsabnahme bewirken (Davies et al. 2018), sind mögliche Einsatzgebiete bei DM Typ 1 sowie bei Kindern und Jugendlichen mit DM

Typ 1 und 2 noch Gegenstand der Forschung (Driscoll et al. 2017).

Neben der Essstörungssymptomatik sind auch eventuell begleitend auftretende Störungsbilder wie eine depressive Symptomatik (Goebel-Fabbri 2009), aber auch Angststörungen und ein ADHS zu behandeln, wenn die Symptomatik durch die Behandlung der Essstörung allein nicht ausreichend gebessert wird oder dieser sogar entgegensteht. Auch bei DM ist eine medikamentöse Behandlung, z. B. mit *Serotonin-Wiederaufnahmehemmern* (Serotoninreuptake-Inhibitor, SSRI) möglich.

Bezüglich des Behandlungssettings sind die Schwere der Essstörungssymptomatik und die Stoffwechseleinstellung zu bewerten. Bei deutlich instabiler Stoffwechselsituation mit rezidivierenden Hypo- und Hyperglykämien, deutlichem Untergewicht, sehr häufigen Heißhungerattacken und Essanfällen oder unzureichender Besserung im Rahmen ambulanter Therapiemaßnahmen ist eine voll- oder teilstationäre Behandlung zu überlegen. Dabei ist es wichtig, dass das Behandlungsteam neben einer Expertise in der Essstörungstherapie auch fundierte Kenntnisse der Diabetesbehandlung hat. Eine retrospektive Fallstudie hat bei der Betrachtung der Therapieergebnisse einer tagesklinischen Behandlung von Patient/-innen mit DM Typ 1 und begleitender Essstörung mit einem essstörungsspezifischen Behandlungsprogramm auf Basis *Kognitiver Verhaltenstherapie* ein schlechteres Behandlungsergebnis festgestellt als in der Gruppe der Essstörungspatient/-innen ohne DM Typ 1 (Colton et al. 2015).

Anstelle der Behandlung in einem rein essstörungsspezifischen Behandlungsprogramm kann auch die Behandlung auf einer interdisziplinären psychosomatischen Station überlegt werden. Möglicherweise ist die Behandlung in einem Umfeld mit anderen somatisch Erkrankten und oftmals größerer Expertise des Behandlungsteams in der Diabetesbehandlung von Vorteil für Patient/-innen mit DM und begleitender Essstörung.

Wichtig ist, dass bei dringendem Verdacht einer Essstörung bei DM Typ 1 oder Typ 2 zeitnah eine kinder- und jugendpsychiatrische Mitbehandlung erfolgt, um ein Fortschreiten oder Chronifizieren der Symptomatik zu verhindern.

6.10 Eltern-/Angehörigenarbeit

Die Einbeziehung der Eltern oder bei älteren Patient/-innen auch weiterer wichtiger Bezugspersonen ist – wie bei Essstörungen Stoffwechselgesunder – ein wichtiger Baustein der Therapie. Dabei sollten diese sowohl Kenntnisse über die Entstehung und Behandlung von Essstörungen als auch bezüglich der Diabetesbehandlung erwerben und in die Behandlung einbezogen werden, wobei sich das Ausmaß nach dem Alter und dem Entwicklungsstand, aber auch nach der Notwendigkeit von Unterstützung der Patient/-innen richtet. Auch Betroffene, die ihre Diabetestherapie zuvor weitgehend allein durchgeführt haben, benötigen im Rahmen einer Essstörungsbehandlung mitunter wieder Unterstützung, um beispielsweise die notwendigen Insulingaben durchzuführen.

6.11 Wirksamkeit und prognostische Faktoren

Ähnlich wie bei Jugendlichen ohne DM bleiben Essstörungen und gestörtes Essverhalten bei Patient/-innen mit begleitendem DM unbehandelt in hohem Maße bestehen. In einer prospektiven Untersuchung von jugendlichen und adoleszenten Patient/-innen der Diabetesambulanz einer kanadischen Klinik konnte gezeigt werden, dass 92 % der weiblichen Jugendlichen, die bei Studienbeginn ein gestörtes Essverhalten oder eine manifeste Essstörung angaben, dies auch nach 5 Jahren noch berichteten (Colton et al. 2007). Insgesamt stieg der Anteil der Patient/-innen mit gestörtem Essverhalten und Essstörung über den Beobachtungszeitraum der Studie von 14 Jahren an (Colton et al. 2015).

Eine Behandlung der Betroffenen ist essenziell, um die Folgen, die durch die meist schlechtere Stoffwechselsituation mit höheren HbA1$_c$-Werten entstehen können, zu minimieren. Kurzfristig sind dabei gehäuft auftretende potenziell lebensbedrohliche Ketoazidosen, langfristig mikrovaskuläre Komplikationen, unter anderem die Retinopathie, zu beachten, die bei Patient/-innen mit DM und BN doppelt so häufig vorkommt (Rydall et al. 1997) wie bei Patient/-innen ohne BN (Scheuing et al. 2014). Eine frühe Behandlung ist wichtig, da eine bessere Stoffwechseleinstellung bereits zu Beginn der Diabeteserkrankung bei Erwachsenen und in etwas geringerem Ausmaß auch bei Adoleszenten eine geringere Progression einer Retinopathie zur Folge hat (White et al. 2010). Die Dauer einer unzureichenden Insulin-Substitution im Rahmen einer Essstörung ist mit dem Auftreten mikrovaskulärer Folgeerkrankungen wie der diabetischen Retinopathie und Nephropathie assoziiert (Takii et al. 2008). Bei Patient/-innen mit DM Typ 1 und begleitender Anorexia Nervosa gibt es Hinweise auf eine deutlich erhöhte Mortalität (Nielsen et al. 2002).

6.12 Versorgungsaspekte

Derzeit werden die meisten Kinder und Jugendlichen mit DM Typ 1 und Typ 2 in den Diabetesambulanzen der Kinderkliniken betreut, wobei oft ein Team aus Ärzt/-innen und Diabetesberater/-innen im Rahmen regelmäßiger Termine zusammenarbeitet. Eine psychologische oder psychiatrische Mitbetreuung erfolgt in der Regel nur bei Bedarf, wobei die Notwendigkeit dazu zunächst in den Regelterminen oder von den Eltern bemerkt werden muss. Im stationären Bereich sind im Rahmen von Komplexbehandlungen mittlerweile nicht selten mehrere Berufsgruppen einschließlich Psychologen regelhaft an der Behandlung beteiligt. Dem hohen Stellenwert psychosozialer Aspekte einer Diabeteserkrankung wird auch mit der zuletzt 2013 aktualisierten S2-Leitlinie »Psychosoziales und Diabetes« Rechnung getragen, in der psychiatrische Komorbiditäten wie Essstörungen als auch psychosoziale Aspekte bei DM Typ 1 und Typ 2 sowie Empfehlungen für deren Diagnostik und Therapie ausführlich dargestellt werden (Kulzer et al. 2013). Jährlich aktualisiert werden in kürzerer Form entsprechende Praxisempfehlungen der Deutschen Diabetes Gesellschaft herausgegeben (Kulzer et al. 2019). Bezüglich einer psychotherapeutischen Intervention gibt es über die Deutsche Diabetes Gesellschaft (DDG) seit 1999 eine Weiterbildung zum »Fachpsychologen Diabetes«, seit 2017 ist aber auch von der Bundespsychotherapeutenkammer eine Zusatzbezeichnung »Spezielle Psychotherapie bei Diabetes« anerkannt, die von psychologischen Psychotherapeut/-innen und Kinder- und Jugendlichenpsychotherapeut/-innen erworben werden kann. Sind ambulante therapeutische Angebote bei Kindern und Jugendlichen mit DM Typ 1 und komorbider Essstörung oder anderen psychiatrischen Diagnose nicht ausreichend, gibt es stationäre Jugendhilfemaßnahmen mit therapeutischen Wohngruppen, die speziell Kinder und Jugendliche mit DM betreuen.

6.13 Ausblick

Angesichts der hohen klinischen Relevanz einer Essstörung sowie eines gestörten Essverhaltens von bei DM ist eine diesbezügliche Diagnostik sehr wichtig und sollte in die klinische Routine bei der Behandlung von Diabetespatient/-innen implementiert werden. Im Rahmen der meist regelmäßig stattfindenden Termine in der Diabetesambulanz sollten essstörungsspezifische Symptome erfragt und bei Verdacht auf eine Essstörung auch eine kinder- und jugendpsychiatrische Diagnostik eingeleitet werden. In vielen Kliniken besteht auch bereits im Rahmen der Erstdiagnose und bei stationären Schulungen im Verlauf regelhaft Kontakt mit speziell geschulten Psychologen, was auch in der ambulanten Versorgung ein guter Ansatzpunkt sein könnte. Die Hemmschwelle, eine psychiatrische Praxis oder Klinik aufzusuchen und diesbezüglich Hilfe anzunehmen, ist bei vielen Patient/-innen nach wie vor hoch. Sie profitieren, wenn psychiatrische oder psychologische Kontakte fest in das Behandlungskonzept integriert sind und bei Bedarf nur intensiviert werden müssen. Bei der Transition Adoleszenter mit DM in den Bereich der Erwachsenendiabetologie ist eine enge Zusammenarbeit mit zuvor betreuenden Kinder- und Jugendärzt/-innen von großer Bedeutung, da gerade junge Erwachsene weiterhin ein hohes Risiko für essgestörtes Verhalten aufweisen und erste Anzeichen im Rahmen der meist von mehr Eigenverantwortung geprägten Betreuung im Erwachsenenbereich mitunter nicht gesehen werden. In einigen Kliniken werden daher auch bereits spezielle Transitionssprechstunden angeboten. Zudem sind weitere Untersuchungen bezüglich Prävention und Therapie notwendig, um auch dieser speziellen Gruppe essgestörter Patienten wissenschaftlich basierte Behandlungskonzepte anbieten zu können.

Literatur

Baechle C, Hoyer A, Stahl-Pehe A et al. (2019) Course of disordered eating behavior in young people with early-onset type I diabetes: prevalence, symptoms, and transition probabilities. J Adolesc Health 65: 681–689.

Berger G, Waldhoer T, Barrientos I et al. (2019) Association of insulin-manipulation and psychiatric disorders: A systematic epidemiological evaluation of adolescents with type 1 diabetes in Austria. Pediatr Diabetes 20:127–136.

Chevinsky JD, Wadden TA, Chao AM (2020) Binge eating disorder in patients with type 2 diabetes: diagnostic and management challenges. Diabetes Metab Syndr Obes 13: 1117–1131.

Colton PA, Olmsted MP, Daneman D et al. (2007) Five-year prevalence and persistence of disturbed eating behavior and eating disorders in girls with type 1 diabetes. Diabetes Care 30: 2861–2862.

Colton PA, Olmsted MP, Wong H et al. (2015) Eating disorders in individuals with type 1 diabetes: case series and day hospital treatment outcome. Eur Eat Disord Rev 23: 312–317.

Davies MJ, D'Alessio DA, Fradkin J et al. (2018) Management of hyperglycemia in Type 2 Diabetes, 2018. A Consensus Report by the American Diabetes Association (ADA) and the European Association for the Study of Diabetes (EASD). Diabetes Care 41: 2669–2701.

Driscoll KA, Corbin KD, Maahs DM et al. (2017) Biopsychosocial aspects of weight management in Type 1 Diabetes: a review and next steps. Curr Diab Rep 17: 58.

Dybdal D, Tolstrup JS, Sildorf SM et al. (2018) Increasing risk of psychiatric morbidity after childhood onset type 1 diabetes: a population-based cohort study. Diabetologia 61: 831–838.

Eckert A, Galler A, Papsch M et al. (2021) Are psychiatric disorders associated with thyroid hormone therapy in adolescents and young adults with type 1 diabetes? J Diabetes: 562–571.

Goebel-Fabbri AE (2009) Disturbed eating behaviors and eating disorders in type 1 diabetes: clinical significance and treatment recommendations. Curr Diab Rep 9: 133–139.

Hedman A, Breithaupt L, Hübel C et al. (2019) Bidirectional relationship between eating disorders and autoimmune diseases. J Child Psychol Psychiatry 60: 803–812.

Hevelke LK, Albrecht C, Busse-Widmann P et al. (2016) Prävalenz gestörten Essverhaltens bei Typ 1 Diabetes im Kindes- und Jugendalter: Erfassungsmöglichkeiten und Vergleich mit gesunden Gleichaltrigen – Ergebnisse einer multizentrischen Fragebogenstudie. Psychother Psychosom Med Psychol 66: 128–135.

Kulzer B, Albus C, Herpertz S et al. (2013) Psychosoziales und Diabetes (Teil 2). S2-Leitlinie Psychosoziales und Diabetes-Langfassung. Diabetologie und Stoffwechsel 8 (Suppl 1): S292–S324

Kulzer B, Albus C, Herpertz S et al. (2019) Psychosoziales und Diabetes. Psychosoziales und Diabetes Diabetologie 14 (Suppl 2): S289-S305

Liu LL, Lawrence JM, Davis C et al. (2010) Prevalence of overweight and obesity in youth with diabetes in USA: the SEARCH for Diabetes in Youth study. Pediatr Diabetes 11: 4–11.

Mannucci E, Rotella F, Ricca V et al. (2005) Eating disorders in patients with type 1 diabetes: a meta-analysis. J Endocrinol Invest 28: 417–419.

Markowitz JT, Butler DA, Volkening LK et al. (1999) Brief screening tool for disordered eating in diabetes: internal consistency and external validity in a contemporary sample of pediatric patients with type 1 diabetes. Diabetes Care 33: 495–500.

Morgan JF, Reid F, Lacey JH (1999) The SCOFF questionnaire: assessment of a new screening tool for eating disorders. BMJ 319: 1467–1468.

Munsch S, Herpertz S (2011) Essstörungen bei Adipositas und Diabetes mellitus [Eating disorders associated with obesity and diabetes]. Nervenarzt 82: 1125–1132.

Nielsen S, Emborg C, Mølbak AG (2002) Mortality in concurrent type 1 diabetes and anorexia nervosa. Diabetes Care 25: 309–312.

Nip ASY, Reboussin BA, Dabelea D et al. (2009) Disordered eating behaviors in youth and young adults with type 1 or type 2 diabetes receiving insulin therapy: The SEARCH for diabetes in youth study. Diabetes Care 42: 859–866.

Peterson CM, Fischer S, Young-Hyman D (2015) Topical review: a comprehensive risk model for disordered eating in youth with type 1 diabetes. J Pediatr Psychol 40: 385–390.

Peterson CM, Young-Hyman D, Fischer S et al. (2018) Examination of psychosocial and physiological risk for bulimic symptoms in youth with type 1 diabetes transitioning to an insulin pump: A pilot study. J Pediatr Psychol 43: 83–93.

Pinhas-Hamiel O, Levy-Shraga Y (2013) Eating disorders in adolescents with type 2 and type 1 diabetes. Curr Diab Rep 13: 289–297.

Plener PL, Molz E, Berger G et al. (2015) Depression, metabolic control, and antidepressant medication in young patients with type 1 diabetes. Pediatr Diabetes 16: 58–66.

Pursey KM, Hart M, Jenkins L et al. (2020) Screening and identification of disordered eating in people with type 1 diabetes: A systematic review. J Diabetes Complications 34: 107522.

Rancourt D, Foster N, Bollepalli S et al. (2019) Test of the modified dual pathway model of eating disorders in individuals with type 1 diabetes. Int J Eat Disord 52: 630–642.

Reinehr T, Dieris B, Galler A et al. (2019) Worse metabolic control and dynamics of weight status in adolescent girls point to eating disorders in the first years after manifestation of Type 1 Diabetes Mellitus: Findings from the Diabetes Patienten Verlaufsdokumentation Registry. J Pediatr 207: 205–212.e5.

Rydall AC, Rodin GM, Olmsted MP et al. (1997) Disordered eating behavior and microvascular complications in young women with insulin-dependent diabetes mellitus. N Engl J Med 336: 1849–1854.

Scheuing N, Bartus B, Berger G et al. (2014) Clinical characteristics and outcome of 467 patients with a clinically recognized eating disorder identified among 52,215 patients with type 1 diabetes: a multicenter german/austrian study. Diabetes Care 37: 1581–1589.

Sildorf SM, Breinegaard N, Lindkvist EB et al. (2018) Poor metabolic control in children and adolescents with Type 1 Diabetes and psychiatric comorbidity. Diabetes Care 41: 2289–2296.

Smink FR, van Hoeken D, Hoek HW (2012) Epidemiology of eating disorders: incidence, prevalence and mortality rates. Curr Psychiatry Rep 14: 406–414.

Takii M, Uchigata Y, Tokunaga S et al. (2008) The duration of severe insulin omission is the factor most closely associated with the microvascular complications of type 1 diabetic females with clinical eating disorders. Int J Eat Disord 41: 259–264.

Tate AE, Liu S, Zhang R et al. (2021) Association and familial coaggregation of Type 1 Diabetes and eating disorders: A Register-Based Cohort Study in Denmark and Sweden. Diabetes Care 44: 1143–1150.

TODAY Study Group, Wilfley D, Berkowitz R et al. (2011) Binge eating, mood, and quality of life in youth with type 2 diabetes: baseline data from the today study. Diabetes Care 34: 858–860.

Treasure J, Kan C, Stephenson L et al. (2015) Developing a theoretical maintenance model for disordered eating in Type 1 diabetes. Diabet Med 32: 1541–1545.

Wang H, He H, Yu Y et al. (2020) Maternal diabetes and the risk of feeding and eating disorders in offspring: a national population-based cohort study. BMJ Open Diabetes Res Care 8: e001738.

Weinstock RS, Trief PM, El Ghormli L et al. (2015) Parental characteristics associated with outcomes in youth with Type 2 Diabetes: Results from the TODAY clinical trial. Diabetes Care 38: 784–792.

White NH, Sun W, Cleary PA et al. (2010) Effect of prior intensive therapy in type 1 diabetes on 10-year progression of retinopathy in the DCCT/EDIC: comparison of adults and adolescents. Diabetes 59: 1244–1253.

Young V, Eiser C, Johnson B et al. (2013) Eating problems in adolescents with Type 1 diabetes: a systematic review with meta-analysis. Diabet Med 30: 189–198.

Zuijdwijk CS, Pardy SA, Dowden JJ et al. (2014) The mSCOFF for screening disordered eating in pediatric type 1 diabetes. Diabetes Care 37: e26–e27.

7 Psychologische Testverfahren

Adrian Meule und Anja Hilbert

7.1 Einleitung

Dieses Kapitel beschreibt verschiedene Verfahren zur Diagnostik von Essstörungen im Kindes- und Jugendalter. Diese umfassen sowohl Experteninterviews als auch Selbstberichtsfragebogen sowie Instrumente zur Fremdeinschätzung durch die Eltern. Aufgrund der Vielzahl an unterschiedlichen Verfahren kann hier nur eine Auswahl an existierenden Messinstrumenten vorgestellt werden. Ein besonderes Augenmerk wurde daher auf Verfahren gelegt, die eine hohe klinische Relevanz besitzen, praktisch leicht umsetzbar sind, gut dokumentierte psychometrische Eigenschaften aufweisen, deutschsprachig verfügbar und zudem auch im deutschsprachigen Raum gebräuchlich sind. Umfassendere bzw. detailliertere Beschreibungen relevanter diagnostischer Instrumente sind an anderer Stelle zu finden (Meule 2020a; Tuschen-Caffier et al. 2005). Abschließend wird die diagnostische Untersuchung bei Kindern und Jugendlichen mit Essstörungen beschrieben. Diagnostische Strategien werden herausgearbeitet und anhand eines Fallbeispiels illustriert.

7.2 Interviewverfahren

Im Folgenden werden zunächst Interviewverfahren vorgestellt, die – im Gegensatz zu den meist dimensional auszuwertenden Fragebogenverfahren – eine kategoriale diagnostische Auswertung ermöglichen (Essstörungsdiagnose liegt vor oder nicht vor). Im ersten Abschnitt wird auf Verfahren eingegangen, bei denen die Kinder und Jugendlichen direkt befragt werden. Im zweiten Abschnitt werden Verfahren vorgestellt, bei denen die Eltern hinsichtlich der Essstörungssymptomatik ihrer Kinder befragt werden.

7.2.1 Für Kinder und Jugendliche

Essstörungsspezifische Verfahren. Das *Eating Disorder Examination* (EDE; Fairburn et al. 2014) ist ein strukturiertes Experteninterview zur Diagnostik von Essstörungen nach dem Diagnostischen und Statistischen Manual Psychischer Störungen (DSM-5; American Psychiatric Association 2013), insbesondere von Anorexia Nervosa, Bulimia Nervosa und der Binge-Eating-Störung für Jugendliche ab einem Alter von 14 Jahren. Darüber hinaus können – äquivalent zur Fragebogenversion, dem *Eating Disorder Examination-Questionnaire* (EDE-Q, vgl. Abschnitt 7.3.1) – dimensionale Werte zur Erfassung der spezifischen Essstörungspsychopathologie gebildet werden. Eine deutschsprachige Übersetzung liegt als frei zugängliches Manual von Hilbert und Tuschen-Caffier (2016a) vor. Das EDE zeichnet sich durch eine hohe Reliabilität (interne Konsistenz, Interrater-Reliabilität) aus, wobei die Reliabilitätskoeffizienten für die Gesamtskala meist höher ausfallen als für die Subskalen. Hinweise zur konvergenten Validität zeigen sich in mittleren bis hohen Korrelationen mit Selbstbeurteilungsverfahren (vgl. Hilbert und Tuschen-Caffier 2016a).

Auf dem EDE aufbauend wurde eine Version für Kinder und Jugendliche im Alter von 8 bis 14 Jahren entwickelt (Bryant-Waugh et al. 1996), das EDE für Kinder (ChEDE). Dieses liegt ebenfalls in einer deutschsprachigen Übersetzung als frei zugängliches Manual – analog zum Fragebogenverfahren, dem EDE-Q für Kinder (ChEDE-Q, vgl. ▸ Kap. 7.3.1) – vor (Hilbert 2016b). Ähnlich dem EDE weist das ChEDE für gewöhnlich eine akzeptable bis hohe Reliabilität (interne Konsistenz, Interrater-Reliabilität) auf, mit höheren Koeffizienten für die Gesamtskala im Vergleich zu den Subskalen, sowie mittlere bis hohe Zusammenhänge mit Selbstbeurteilungsverfahren als Hinweis der konvergenten Validität (vgl. Hilbert 2016b).

Weiterhin ist seit Kurzem ein Zusatzmodul zur Diagnostik der Störung mit Vermeidung oder Einschränkung der Nahrungsaufnahme verfügbar, welches sowohl als Version für Jugendliche und Erwachsene ab 14 Jahren und als Version für Kinder zwischen 8 und 14 Jahren entwickelt wurde (Schmidt et al. 2019). Hierbei zeigte sich eine hohe Interrater-Reliabilität (insbesondere für die Elternversion) und eine hohe Übereinstimmung von Kind- und Elternberichten. Hinweise zur konvergenten Validität zeigten sich u. a. anhand per Interview erfassten Angaben zur Ernährung (Energieaufnahme sowie konsumierte Makro- und Mikronährstoffe; vgl. Schmidt et al. 2019). Interviewverfahren, die auch weitere Essstörungen wie Pica, Ruminationsstörung und das Night-Eating-Syndrom abdecken (z. B. Bryant-Waugh et al. 2019; Lundgren et al. 2012; Sysko et al. 2015), sind bislang nicht deutschsprachig verfügbar.

Weitere Verfahren. Das *diagnostische Interview bei psychischen Störungen* (DIPS; Margraf et al. 2017) dient der Diagnostik von psychischen Störungen nach DSM-5 und der Internationalen statistischen Klassifikation der Krankheiten und verwandter Gesundheitsprobleme (ICD10; World Health Organization 2015). Das Essstörungsmodul umfasst Einstiegsfragen zum Körpergewicht, gefolgt von Fragen, mit denen die Diagnosen Anorexia Nervosa, Bulimia Nervosa und Binge-Eating-Störung abgeklärt werden können. Das DIPS liegt zum einen in einer Version für Erwachsene vor (Margraf et al. 2017), welche auch als Kurzinterview mit Screeningfragen – das sogenannte Mini-DIPS (Margraf und Cwik 2017) – verfügbar ist. Zum anderen gibt es für Kinder und Jugendliche von 6 bis 18 Jahren das sogenannte Kinder-DIPS (Schneider et al. 2017), das sowohl eine Version zur Befragung der Kinder als auch der Eltern (vgl. ▸ Kap. 7.2.2) enthält. Über verschiedene Störungsbilder hinweg weist das DIPS meist eine akzeptable bis hohe Reliabilität (Interrater-Reliabilität, Retest-Reliabilität) auf, wobei sich die bisherigen Angaben i. d. R. auf die Vorgängerversionen des DIPS beziehen. Die Eltern-Kind-Übereinstimmung des Kinder-DIPS fällt meist moderat aus (vgl. Margraf et al. 2017). Alle Versionen des DIPS sind kostenfrei verfügbar (vgl. Links im Literaturverzeichnis).

Das *Strukturierte Klinische Interview für DSM-5-Störungen* (SCID-5) ist ein halbstrukturierter Interviewleitfaden zur Diagnostik von psychischen Störungen, die im DSM-5 gelistet sind. Hierbei handelt es sich tatsächlich aber nicht um *ein* Interview, sondern es existieren mehrere verschiedene Bände (First 2015). Neben einem Band zur Diagnostik von Persönlichkeitsstörungen (SCID-5-PD) gibt es für die Diagnostik der anderen im DSM-5 beschriebenen psychischen Störungen zwei unterschiedliche Bände: eine Version für Kliniker/-innen (SCID-5-CV) und eine Version für Forscher/-innen (SCID-5-RV). Diese Unterscheidung ist hinsichtlich der Diagnostik von Essstörungen relevant. Das SCID-5-RV enthält nämlich ein extra Modul für Fütter- und Essstörungen, das einen Interviewleitfaden für Anorexia Nervosa, Bulimia Nervosa, Binge-Eating-Störung, Störung mit Vermeidung oder Einschränkung der Nahrungsaufnahme und für die Restkategorie der anderen, spezifizierten Essstörungen beinhaltet. Im SCID-5-CV gibt es jedoch kein extra Modul für Fütter- und Essstörungen, sondern diese sind lediglich im Modul I *Screening für andere aktuelle Störungen* enthalten (und hier auch nur für Anorexia Nervosa, Bulimia Nervosa, die Binge-Eating-Störung und die Störung mit Vermeidung oder Einschränkung der Nahrungsaufnahme). Für den deutschsprachigen Raum ist bisher nur das SCID-5-CV erschienen (Beesdo-Baum et al. 2019). Dieses eignet sich somit nicht für eine umfassende Diagnostik der verschiedenen Essstörungen, sondern kann hierfür lediglich als Screening eingesetzt werden. Darüber hinaus ist anzumerken, dass das SCID-5-CV primär für Erwachsene ab 18 Jahren gedacht ist und für die Verwendung bei Jugendlichen Wortlautmodifikationen empfohlen werden (Beesdo-Baum et al. 2019). Angaben zur Reliabilität und Validität des SCID-5-CV fallen über verschiedene Studien hinweg sehr heterogen aus, da diese aufgrund des halbstrukturierten Aufbaus von verschiedenen Faktoren abhängen (vgl. Beesdo-Baum et al. 2019).

7.2.2 Für Eltern

Essstörungsspezifische Verfahren. Das in ▶ Kap. 7.2.1 erwähnte EDE wurde auch als Version für Eltern adaptiert (P-EDE; Loeb et al. 2011), welche bislang allerdings noch nicht als veröffentliche deutschsprachige Übersetzung vorliegt. Für das ebenfalls in ▶ Kap. 7.2.1 erwähnte Zusatzmodul des (Ch)EDE zur Diagnostik der Störung mit Vermeidung oder Einschränkung der Nahrungsaufnahme ist auch eine Version für Eltern verfügbar (Schmidt et al. 2019).

Weitere Verfahren. Das in ▶ Kap. 7.2.1 erwähnte und frei zugängliche *Kinder-DIPS* (Schneider et al. 2017), das für die Diagnostik von psychischen Erkrankungen bei Kindern und Jugendlichen von 6 bis 18 Jahren eingesetzt werden kann, umfasst zusätzlich zur Version zur Befragung der Kinder einen Interviewleitfaden zur Befragung der Eltern hinsichtlich der Symptomatik einer Anorexia Nervosa, Bulimia Nervosa und Binge-Eating-Störung.

7.3 Fragebogenverfahren

Im Folgenden werden nun Fragebogenverfahren vorgestellt, die – im Gegensatz zu den meist kategorial auszuwertenden Interviewverfahren – in der Regel eine dimensionale Auswertung ermöglichen, wobei für einige Verfahren auch Cut-Off-Werte für eine klassifikatorische Interpretation der Fragebogenwerte vorgeschlagen wurden. Im ersten Abschnitt wird auf Verfahren eingegangen, bei denen die Kinder und Jugendlichen direkt befragt werden und die sowohl essstörungsspezifische Verfahren umfassen als auch weitere Aspekte, die im Rahmen gestörten Essverhaltens relevant sein können. Im zweiten Abschnitt werden Verfahren vorgestellt, bei denen die Eltern hinsichtlich der Essstörungssymptomatik bzw. des Essverhaltens ihrer Kinder befragt werden oder das elterliche

Erziehungsverhalten bzgl. des Essverhaltens des Kindes erfasst wird.

7.3.1 Für Kinder und Jugendliche

Essstörungsspezifische Verfahren. Detaillierte Informationen zur Verwendung und Interpretation sowie zur Verfügbarkeit der genannten Verfahren sind in ▶ Tab. 7.1 dargestellt. Das *Anorexia-Nervosa-Inventar zur Selbstbeurteilung* dient der Erfassung anorektischer Symptomatik bei Jugendlichen. Der *Eating Attitudes Test*, der EDE-Q und das *Eating Disorder Inventory* eignen sich zur Erfassung genereller Essstörungspsychopathologie – insbesondere anorektischer und bulimischer Symptomatik – bei Jugendlichen, wobei für jedes Verfahren zusätzliche Versionen für Kinder entwickelt wurden. Zur Erfassung der Symptomatik einer Störung mit Vermeidung oder Einschränkung der Nahrungsaufnahme, Pica sowie Ruminationsstörung dient der *Eating Disorders in Youth-Questionnaire*. Der *Night Eating Questionnaire* erfasst die Symptomatik des Night-Eating-Syndroms. Der SCOFF-Fragebogen ist ein kurzes Screening-Verfahren zur Evaluation gestörten Essverhaltens.

Weitere Verfahren zur Beschreibung des Essverhaltens. Neben essstörungsspezifischen Instrumenten gibt es auch eine Reihe an Verfahren, die Essverhaltensweisen erfassen, die im Rahmen gestörten Essverhaltens relevant sein können. Detaillierte Informationen zur Verwendung und Interpretation sowie zur Verfügbarkeit der genannten Verfahren sind in ▶ Tab. 7.2 dargestellt. Der *Three-Factor Eating Questionnaire* erfasst drei Aspekte des Essverhaltens: Kognitive Kontrolle des Essverhaltens, Störbarkeit des Essverhaltens (Disinhibition) und erlebte Hungergefühle. Der *Dutch Eating Behavior Questionnaire* (DEBQ) erfasst ebenfalls drei Aspekte des Essverhaltens: Gezügeltes Essverhalten, emotionales Essverhalten und externales Essverhalten. Die *Food Cravings Questionnaires* dienen der Erfassung eines starken Verlangens nach Nahrungsmitteln. Der *Food Cravings Questionnaire-Trait* erfasst die Häufigkeit und Intensität von nahrungsmittelbezogenem Craving im Allgemeinen; der *Food Cravings Questionnaire-State* erfasst die Intensität von aktuellem nahrungsmittelbezogenem Craving sowie Hunger.

Weitere Verfahren zu essstörungsrelevanten Aspekten. Für eine umfassende Diagnostik von Essstörungen im Kindes- und Jugendalter sind zusätzliche Aspekte relevant, die nicht direkt das Essverhalten betreffen, damit jedoch in Verbindung stehen. Beispielsweise ist eine Störung des Körperbildes ein Kernmerkmal der Anorexia Nervosa, eine übermäßige Beschäftigung mit Figur und Körpergewicht ist auch ein Symptom der Bulimia Nervosa. Auch bei der Binge-Eating-Störung liegt zumeist eine Körperbildstörung vor. Zur Erfassung verschiedener körperbildbezogener Aspekte existiert eine große Vielzahl an Selbstberichtsverfahren; eine umfassende Übersicht findet sich bei Steinfeld et al. (2017).

Die meisten dieser Messinstrumente dienen der Erfassung der Bewertung von und Zufriedenheit mit der eigenen Figur bei Jugendlichen und Erwachsenen ab 14 Jahren wie etwa der *Body Attitude Test* (Probst et al. 1990; Probst et al. 1995), der *Fragebogen zum Körperbild* (Clement und Löwe 1996), der *Fragebogen zur Beurteilung des eigenen Körpers* (Richter-Appelt und Strauß 1996), die *Frankfurter Körperkonzeptskalen* (Deusinger 1998), der *Body Shape Questionnaire* (Pook et al. 2002), die *Body Appreciation Scale* (Swami et al. 2008), der *Dresdner Körperbildfragebogen* (Pöhlmann et al. 2014), und die *Multidimensional Body-Self Relations Questionnaire-Appearance Scales* (Vossbeck-Elsebusch et al. 2014). Darüber hinaus kann eine Einschätzung der Körperunzufriedenheit auch mit sogenannten *Figure Rating Scales* erfolgen, bei denen gezeichnete Körpersilhouetten vorgelegt werden und die eigene aktuelle und gewünschte Figur gekennzeichnet werden sollen (Thompson und Altabe 1991; Thompson und Gray 1995). Hierbei existieren

Tab. 7.1: Übersicht über essstörungsspezifische Fragebogenverfahren

Fragebogen	Altersbereich	Normdaten	Aufbau	Auswertung	psychometrische Eigenschaften
für Kinder und Jugendliche					
Anorexia-Nervosa-Inventar zur Selbstbeurteilung (ANIS) (32 Items) deutschsprachige Originalversion: Fichter und Keeser (1980) Kurzversion: Rathner und Rainer (1998)	ab 12 Jahren (Fichter und Keeser 1980)	Normwerte für weibliche Jugendliche (Rathner und Rainer 1997)	Subskalen: Figurbewusstsein, Überforderung, Anankasmus, negative Auswirkungen des Essens, sexuelle Ängste, bulimisches Verhalten; 1 Item zur Prüfung der Zuverlässigkeit der Angaben	Subskalenmittelwerte, Gesamtmittelwert. Höhere Werte repräsentieren eine ausgeprägtere anorektische Symptomatik.	hohe interne Konsistenz der Gesamtskala ($\alpha = .89-.94$), teilweise niedrig für die Subskalen ($\alpha = .57-.90$); geringe faktorielle Validität, daher ist der Gesamtwert den Subskalenwerten vorzuziehen (Fichter und Keeser 1980, Rathner und Rainer 1998)
Eating Attitudes Test (EAT) (26 Items) englischsprachige Originalversionen (EAT-40, EAT-26): Garner und Garfinkel (1979); Garner et al. (1982) deutschsprachige Version: Meermann und Vandereycken (1987) KAP (1988) Kurzversionen (EAT-13, EAT-8): Berger et al. (2012);	ab 14 Jahren (Berger et al. 2012) Kinderversion 8–13 Jahre (Maloney et al. 1988)	vorgeschlagener Cut-Off-Wert: Summenwert ≥20 (www.eat-26.com); Normwerte für den EAT-40 für 1402 11-bis 20-jährige Mädchen (Rainer und Rathner 1997); Normwerte für den EAT-8 für 2527 Jugendliche und Erwachsene ab 14 Jahren (Richter et al. 2016)	Subskalen: Diäthalten, Bulimie und übermäßige Beschäftigung mit Essen, orale Kontrolle	Subskalensummenwerte, Gesamtsummenwert. Höhere Werte repräsentieren eine ausgeprägtere anorektische bzw. bulimische Symptomatik.	gute bis hohe interne Konsistenz der Gesamtskala ($\alpha = .83-.90$), teilweise niedrig für die Subskalen ($\alpha = .46-.90$); geringe faktorielle Validität, daher ist der Gesamtwert den Subskalenwerten vorzuziehen (Garner et al. 1982, Berger et al. 2012)

Tab. 7.1: Übersicht über esstörungsspezifische Fragebogenverfahren – Fortsetzung

Fragebogen	Altersbereich	Normdaten	Aufbau	Auswertung	psychometrische Eigenschaften
Richter et al. (2014); Richter et al. (2016)					
Eating Disorder Examination-Questionnaire (EDE-Q) (28 Items) englischsprachige Originalversion: Fairburn und Beglin (1994) deutschsprachige Version: Hilbert und Tuschen-Caffier (2016b) Kinderversion (ChEDE-Q): Hilbert (2016a) Kurzversionen (EDE-Q8, ChEDE-Q8): Kliem et al. (2016); Kliem et al. (2017)	ab 14 Jahren (Hilbert und Tuschen-Caffier 2016b) Kinderversion 8–14 Jahre (Hilbert 2016a)	Normwerte für 2520 Jugendliche und Erwachsene ab 14 Jahren (Hilbert et al. 2012) Bisher wurden verschiedene Cut-Off-Werte vorgeschlagen (Meule 2021). Normwerte für die Kinderversion für 532 8-bis 13-Jährige (Hilbert et al. 2008)	Subskalen: gezügeltes Essen, essensbezogene Sorgen, Gewichtssorgen, Figursorgen; 6 Items zu Essanfällen und kompensatorischen Gegenmaßnahmen	Subskalenmittelwerte, Gesamtmittelwert. Höhere Werte repräsentieren eine ausgeprägtere Essstörungspsychopathologie.	gute bis hohe interne Konsistenzen der Gesamtskala und der Subskalen ($\alpha > .80$); moderate faktorielle Validität, daher ist der Gesamtwert den Subskalenwerten vorzuziehen; Hinweise auf konvergente Validität durch Übereinstimmung mit Interviewversion und konzeptverwandten Fragebögen (Fairburn und Beglin 1994; Hilbert und Tuschen-Caffier 2016b)
Eating Disorder Inventory (EDI) (91 Items) englischsprachige Originalversionen (EDI, EDI-2, EDI-3); Garner et al. (1983); Garner	ab 14 Jahren (Paul und Thiel 2004) Kinderversion 8–17 Jahre (Thiels und Pätel 2008)	Normwerte für 288 Frauen und Männer ohne Essstörungen und 463 Frauen mit Anorexia Nervosa und Bulimia Nervosa	Subskalen: Schlankheitsstreben, Bulimie, Unzufriedenheit mit dem Körper, Ineffektivität, Perfektionismus, Misstrauen, interozeptive Wahrnehmung,	Subskalensummenwerte. Höhere Werte repräsentieren eine ausgeprägtere Essstörungssymptomatik bzw. affektive Problembereiche und	sehr heterogene Ergebnisse zur internen Konsistenz der Subskalen ($\alpha = .32–.90$) in Abhängigkeit verschiedener Stichproben; geringe faktorielle Validität (Thiel et al. 1997, Paul und Thiel 2004)

Tab. 7.1: Übersicht über esstörungsspezifische Fragebogenverfahren – Fortsetzung

Fragebogen	Altersbereich	Normdaten	Aufbau	Auswertung	psychometrische Eigenschaften
(1991); Garner (2004) deutschsprachige Version (EDI-2): Thiel et al. (1997); Paul und Thiel (2004) Kinderversion (EDI-C): Thiels und Pätel (2008); Thiels et al. (2011)		(Paul und Thiel 2004) Normwerte für Jugendliche (N = 1754; Kappel et al. 2012; N = 1660; Rathner und Waldherr 1997)	Angst vor dem Erwachsenwerden, Askese, Impulsregulation, soziale Unsicherheit	Persönlichkeitseigenschaften.	
Eating Disorders in Youth-Questionnaire (EDY-Q) (14 Items) deutschsprachige Originalversion: van Dyck und Hilbert (2016)	8–13 Jahre (van Dyck und Hilbert 2016)	Bisher wurden verschiedene Cut-Off-Werte verwendet (Hartmann et al. 2018; Kurz et al. 2015, 2016; Murray et al. 2018; van Dyck et al. 2013).	Gesamtskala: Störung mit Vermeidung oder Einschränkung der Nahrungsaufnahme; 2 Items zur Differenzialdiagnostik einer Anorexia Nervosa; 1 Item für Pica; 1 Item für Ruminationsstörung	Gesamtmittelwert. Höhere Werte repräsentieren eine ausgeprägtere Symptomatik einer Störung mit Vermeidung oder Einschränkung der Nahrungsaufnahme.	niedrige bis akzeptable interne Konsistenz der Gesamtskala (α = 62; van Dyck und Hilbert 2016)
Night Eating Questionnaire (NEQ) (16 Items) englischsprachige Originalversion: Allison et al. (2008) deutschsprachige Version: Meule,	ab 8 Jahren in Interviewform (Gallant et al. 2012)	vorgeschlagene Cut-Off-Werte: Summenwert ≥25 (hohe Sensitivität) oder ≥30 (hohe Spezifität; Allison et al. 2008)	Subskalen: morgendliche Appetitlosigkeit, abendliches Übereessen, Stimmung und Schlafprobleme, nächtliches Essen; 1 Item zur Abgrenzung einer schlafbezogenen Essstörung	Subskalensummenwerte, Gesamtsummenwert. Höhere Werte repräsentieren eine ausgeprägtere Night Eating-Symptomatik.	akzeptable interne Konsistenz der Gesamtskala (α = .70–71), teilweise niedrig für die Subskalen (α < .70); geringe faktorielle Validität, daher ist der Gesamtwert den Subskalenwerten vorzuziehen; akzeptable Retest-Reliabilität über 3 Wochen (r = .77); Hinweise auf konvergente Validität durch Zusammenhänge mit nächtlicher Nahrungsaufnahme und morgendlichem Hunger erfasst mit

155

Tab. 7.1: Übersicht über essstörungsspezifische Fragebogenverfahren – Fortsetzung

Fragebogen	Altersbereich	Normdaten	Aufbau	Auswertung	psychometrische Eigenschaften
Allison et al. (2014)					Ernährungsprotokollen (Allison et al. 2008; Meule et al. 2014)
SCOFF* (5 Items) englischsprachige Originalversion: Morgan et al. (1999) deutschsprachige Versionen: Berger et al. (2011); Richter et al. (2017)	ab 12 Jahren (Berger et al. 2011)	vorgeschlagener Cut-Off-Wert: Summenwert ≥ 2, d. h. 2 mit »ja« beantwortete Items (Hill et al. 2010)	eindimensionale Skala	Gesamtsummenwert. Höhere Werte repräsentieren eine ausgeprägtere anorektische bzw. bulimische Symptomatik.	niedrige interne Konsistenz ($\alpha < .70$); akzeptable Retest-Reliabilität ($r = .73$) über mehrere Wochen; hohe Sensitivität (100 %) und Spezifität (87,5 %) für Anorexia Nervosa und Bulimia Nervosa (Morgan et al. 1999, Berger et al. 2011, Richter et al. 2017)
für Erwachsene					
Anorectic Behavior Observation Scale (ABOS) (30 Items) englischsprachige Originalversion: Vandereycken (1992) deutschsprachige Version: Salbach-Andrae et al. (2009) Kurzversion: Thiels und Schmitz (2009)	für Eltern von Kindern ab 10 Jahren (Thiels und Schmitz 2009)	vorgeschlagener Cut-Off-Wert: Summenwert ≥ 19 (Vandereycken 1992)	Subskalen: Ess- und Gewichtssorgen, bulimische Symptomatik, Hyperaktivität	Subskalensummenwerte, Gesamtsummenwert. Höhere Werte repräsentieren eine ausgeprägtere anorektische bzw. bulimische Symptomatik.	hohe interne Konsistenz der Gesamtskala ($\alpha = .95$), teilweise niedrig für die Subskalen ($\alpha < .70$); geringe faktorielle Validität, daher ist der Gesamtwert den Subskalenwerten vorzuziehen (Vandereycken 1992, Salbach-Andrae et al. 2009, Thiels und Schmitz 2009)

* Der Name SCOFF leitet sich aus den Anfangsbuchstaben einzelner Wörter der englischsprachigen Items ab, ist aber auch als Wortspiel gedacht, da der englischsprachige Begriff »scoff« auch »Essen verschlingen« bedeuten kann.

verschiedenste Versionen, bei denen die Körpersilhouetten spezifisch für Kinder und Jugendliche angepasst wurden (z. B. Childress et al. 1993; Lombardo et al. 2014; Sherman et al. 1995; Truby und Paxton 2002).

Weniger Verfahren erfragen körperbezogenes Kontroll- und Vermeidungsverhalten wie etwa der *Body Checking Questionnaire* (Vocks et al. 2008), die *Body Checking Cognitions Scale* (Neubauer et al. 2010), und der *Body Image Avoidance Questionnaire* (Legenbauer et al. 2007). Andere Instrumente erfassen eher die Beeinträchtigung durch die Beschäftigung mit der eigenen Figur bzw. dem eigenen Gewicht, wie etwa der *Body Image Disturbance Questionnaire* (Hartmann 2019), der *Thought-Shape Fusion Trait Questionnaire* (Wyssen et al. 2018), und der *Sociocultural Attitudes Towards Appearance Questionnaire* (Knauss et al. 2009). Während all diese Fragebögen eher für den Einsatz bei weiblichen Jugendlichen ab 14 Jahren geeignet sind, kann die *Drive for Muscularity Scale* (Waldorf et al. 2014) zur Erfassung des Strebens nach Muskulosität bei männlichen Jugendlichen eingesetzt werden.

Ein vor allem im Kontext der Anorexia Nervosa relevantes Konzept ist zwanghaftes Bewegungsverhalten, welches ein Muster von exzessiver körperlicher Aktivität bezeichnet, das in einer getriebenen Art und Weise ausgeübt wird (Dittmer et al. 2018). Gängige Selbstberichtsverfahren zur Erfassung zwanghaften Bewegungsverhaltens bei Jugendlichen und Erwachsenen ab 14 Jahren umfassen die *Commitment to Exercise Scale* (Davis et al. 1993) und den *Compulsive Exercise Test* (Taranis et al. 2011), für die auch deutschsprachige Versionen vorliegen (Dittmer et al. 2020; Zeeck et al. 2017). Für Essstörungen, die hingegen eher mit Übergewicht einhergehen, gibt es verschiedene Verfahren zur Messung von gewichtsbezogener Stigmatisierung und Diskriminierungserfahrungen. Ein Beispiel hierfür ist die *Weight Bias Internalization Scale* (Durso und Latner 2008), für die deutschsprachige Übersetzungen für Jugendliche und Erwachsene ab 14 Jahren (Hilbert et al. 2014) und Jugendliche ab 12 Jahren (Ciupitu-Plath et al. 2018) vorliegen.

7.3.2 Für Eltern

Essstörungsspezifische Verfahren. Die *Anorectic Behavior Observation Scale* (ABOS) ist ein Selbstberichtsfragebogen für Eltern über bestimmte Verhaltensweisen und Einstellungen ihrer Kinder, die symptomatisch für eine Anorexia Nervosa oder Bulimia Nervosa sein könnten. Detaillierte Informationen zur Verwendung und Interpretation sowie zur Verfügbarkeit des ABOS sind in ▶ Tab. 7.1 dargestellt.

Weitere Verfahren. Zusätzlich zu den o. g. essstörungsspezifischen Verfahren existieren Instrumente, mit denen das Essverhalten von Kindern durch eine Fremdbeurteilung der Eltern eingeschätzt werden kann. Detaillierte Informationen zur Verwendung und Interpretation sowie zur Verfügbarkeit der genannten Verfahren sind in ▶ Tab. 7.2 dargestellt. Der *Chil Eating Behavior Questionnaire* erfasst acht Aspekte kindlichen Essverhaltens: Essensdrang, emotionales Überessen, Essensgenuss, Verlangen zu trinken, schnelle Sattheit, verlangsamte Essgeschwindigkeit, emotionales Weniger-Essen, und essensbezogene Neophobie. Weitere Verfahren umfassen Instrumente, mit denen elterliche Überzeugungen, Einstellung und Verhaltensweisen bezüglich der Ernährung des Kindes durch eine Selbstbeurteilung der Eltern eingeschätzt werden können. Zu nennen ist hier insbesondere der *Child Feeding Questionnaire (CFQ)*, welcher 7 Aspekte aus Elternsicht erfasst: Wahrgenommene Verantwortung, wahrgenommenes Gewicht der Eltern, wahrgenommenes Gewicht des Kindes, Sorgen über das Gewicht des Kindes, Restriktion, Druckausübung, und Überwachung. Ein weiterer deutschsprachiger Fragebogen – das *Instrument zur Erfassung elterlicher Steuerungsstrategien in der Esssituation* – basiert teilweise auf Items des CFQ und erfasst die Aspekte Restriktion, Monitoring, Belohnung, Drängen, Eigenverantwortung, und Vorbild.

Tab. 7.2: Übersicht über weitere Fragebogenverfahren zur Beschreibung des Essverhaltens

Fragebogen	Altersbereich	Normdaten	Aufbau	Auswertung	psychometrische Eigenschaften	Verfügbarkeit
für Kinder und Jugendliche						
Dutch Eating Behavior Questionnaire (DEBQ) (33 Items – Es existiert auch eine Version mit 30 Items, vgl. Grunert 1989.) englischsprachige bzw. niederländische Originalversion: van Strien et al. (1986) deutschsprachige Version (»Fragebogen zum Ernährungsverhalten«): Grunert (1989) Kinderversion (DEBQ-K): Franzen und Florin (1997)	ab 14 Jahren (Nagl et al. 2016) Kinderversion 8–13 Jahre (Franzen und Florin 1997)	Normdaten für 2513 Jugendliche und Erwachsene ab 14 Jahren (Nagl et al. 2016)	Subskalen: gezügeltes, emotionales, externales Essverhalten	Subskalenmittelwerte. Höhere Werte repräsentieren ein stärker ausgeprägtes gezügeltes, emotionales oder externales Essverhalten.	gute bis hohe interne Konsistenzen der Subskalen (α = .80–.95); Bestätigung der Faktorstruktur in unabhängigen Stichproben (van Strien et al. 1986; Grunert 1989)	Die deutschsprachigen Items sind im Artikel von Grunert (1989) dargestellt. Die Kinderversion ist in der Zusammenstellung von Diehl (2006) dargestellt (https://docplayer.org/8855708-Frageboegen-zur-erfassung-ernaehrungs-und-gewichtsbezogener-einstellungen-und-verhaltensweisen.html).
Food Cravings Questionnaires (FCQs) (39 Items [Food Cravings Questionnaire-Trait, FCQ-T]) (15 Items [Food Cravings Questionnaire-State, FCQ-S])	ab 10 Jahren (Hofmann et al. 2016)	vorgeschlagener Cut-Off-Wert für die Kurzversion des FCQ-T (FCQ-T-r): Summenwert ≥50 (Meule 2018)	Subskalen FCQ-T: Essintentionen, positive Verstärkung durch Essen, negative Verstärkung durch Essen, Kontrollverlust beim Essen, Gedanken an Essen, Hungergefühle, Emotionen im Zusammenhang mit	Subskalensummenwerte, Gesamtsummenwert. Höhere Werte repräsentieren ein häufigeres und intensiveres Erleben von nahrungsmittelbezogenem Craving im Allgemeinen (FCQ-T).	hohe interne Konsistenzen (α > .90); gute Retest-Reliabilität (r > 80) der Trait-Version über mehrere Wochen; geringe faktorielle Validität, daher ist dem Gesamtwert den Subskalenwerten vorzuziehen;	https://adrianmeule.wordpress.com/resources

Tab. 7.2: Übersicht über weitere Fragebogenverfahren zur Beschreibung des Essverhaltens – Fortsetzung

Fragebogen	Altersbereich	Normdaten	Aufbau	Auswertung	psychometrische Eigenschaften	Verfügbarkeit
englischsprachige Originalversion: Cepeda-Benito et al. (2000) deutschsprachige Version: Meule et al. (2012) Kurzversion (FCQ-T-r): Meule et al. (2014)			Essen, Essen ausgelöst durch Hinweisreize, Schuldgefühle nach dem Essen; *Subskalen FCQ-S:* Verlangen nach Essen, positive Verstärkung durch Essen, negative Verstärkung durch Essen, Kontrollverlust beim Essen, Hunger	bzw. eine stärkere Intensität von aktuellem nahrungsmittelbezogenen Craving (FCQ-S).	Hinweise auf prädiktive Validität bei der Vorhersage der Nahrungsaufnahme (Meule 2020b)	
Three-Factor Eating Questionnaire (TFEQ, oft auch als »Eating Inventory« bezeichnet) (51 Items) englischsprachige Originalversion: Stunkard und Messick (1985) Deutschsprachige Version (»Fragebogen zum Essverhalten«): Pudel und Westenhöfer (1989) Kinderversion (FEV-Kind): Straub (2002)	ab 14 Jahren (Fudel und Westenhöfer 1989) Kinderversion 10–16 Jahre (Straub 2002)	Normdaten für 3144 Erwachsene ab 40 Jahren (Löffler et al. 2015) Normdaten für die Kinderversion für 403 10- bis 16-Jährige (Straub 2002)	Subskalen: kognitive Kontrolle des Essverhaltens, Störbarkeit des Essverhaltens (Disinhibition), erlebte Hungergefühle	Subskalensummenwert. Höhere Werte repräsentieren eine stärker ausgeprägte kognitive Kontrolle des Essverhaltens, Störbarkeit des Essverhaltens bzw. erlebte Hungergefühle.	akzeptable bis hohe interne Konsistenzen der Subskalen (α = .74–.93); Bestätigung der Faktorstruktur in unabhängigen Stichproben (Stunkard und Messick 1985; Pudel und Westenhöfer 1989)	Die Verwendung des Fragebogens ist lizenzpflichtig (https://www.testzentrale.de/shop/fragebogen-zum-essverhalten.html). Die Kinderversion ist in der Dissertation von Straub (2002) dargestellt (https://docserv.uni-duesseldorf.de/servlets/DocumentServlet?id=2205).

Tab. 7.2: Übersicht über weitere Fragebogenverfahren zur Beschreibung des Essverhaltens – Fortsetzung

Fragebogen	Altersbereich	Normdaten	Aufbau	Auswertung	psychometrische Eigenschaften	Verfügbarkeit
für Erwachsene						
Child Eating Behavior Questionnaire (CEBQ) (35 Items) englischsprachige Originalversion: Wardle et al. (2001) deutschsprachige Version: Kröller und Warschburger (2011), Schmidt et al. (2018)	für Eltern von Kindern von 2–9 Jahren (Wardle et al. 2001)	–	Subskalen: Essensdrang, emotionales Überessen, Essensgenuss, Verlangen zu trinken, schnelle Sattheit, verlangsamte Essgeschwindigkeit, emotionales Weniger-Essen, und essensbezogene Neophobie	Subskalenmittelwerte. Höhere Werte repräsentieren ein stärker ausgeprägtes Essverhalten des Kindes bezogen auf den jeweiligen Aspekt.	akzeptable bis hohe interne Konsistenzen der Subskalen (α = .72–.91); hohe Retest-Reliabilität über 2 Wochen (r > 82) für 6 der 8 Subskalen; Bestätigung der Faktorstruktur in unabhängigen Stichproben (Wardle et al. 2001)	Anfrage bei den Autorinnen
Child Feeding Questionnaire (CFQ) (31 Items) englischsprachige Originalversion: Birch et al. (2001) deutschsprachige Version: Hilbert (2021)	für Eltern von Kindern von 2–11 Jahren (Birch et al. 2001)	Normdaten für 982 Eltern von Kindern von 2–13 Jahren (Schmidt et al. 2017)	Subskalen: wahrgenommene Verantwortung, wahrgenommenes Gewicht der Eltern, wahrgenommenes Gewicht des Kindes, Sorgen über das Gewicht des Kindes, Restriktion, Druckausübung, und Überwachung	Subskalenmittelwerte. Höhere Werte repräsentieren stärker ausgeprägte elterliche Überzeugungen, Einstellungen und Verhaltensweisen bezüglich der Ernährung ihres Kindes bezogen auf den jeweiligen Aspekt.	akzeptable bis hohe interne Konsistenzen der Subskalen (α=.70–.92); Bestätigung der Faktorstruktur in unabhängigen Stichproben; Hinweise auf konvergent und diskriminante Validität durch unterschiedliche starke Zusammenhänge mit Gewicht des Kindes (Birch et al. 2001; Schmidt et al. 2017)	http://nbn-resolving.de/urn:nbn:de:bsz:15-qucosa2-76 8524

Tab. 7.2: Übersicht über weitere Fragebogenverfahren zur Beschreibung des Essverhaltens – Fortsetzung

Fragebogen	Altersbereich	Normdaten	Aufbau	Auswertung	psychometrische Eigenschaften	Verfügbarkeit
Instrument zur Erfassung elterlicher Steuerungsstrategien in der Essenssituation (ISS) (21 Items) deutschsprachige Originalversion: Kröller und Warschburger (2009)	Für Eltern von von Kindern im Alter von 3–6 Jahren (Kröller und Warschburger 2009)	–	Subskalen: Restriktion, Monitoring, Belohnung, Drängen, Eigenverantwortung und Vorbild	Subskalenmittelwerte x 100. Höhere Werte repräsentieren stärker ausgeprägte elterliche Steuerungsstrategien in der Essenssituation bezogen auf den jeweiligen Aspekt.	akzeptable bis hohe interne Konsistenzen der Subskalen ($\alpha = .73–.93$); niedrige bis akzeptable Retest-Reliabilitäten über 2–4 Wochen ($r = .41–.78$; Kröller und Warschburger 2009)	Anfrage bei den Autorinnen

7.4 Diagnostische Strategien bei Kindern und Jugendlichen

Essstörungen bleiben insbesondere im Kindes- und Jugendalter häufig unentdeckt und unbehandelt. Daher sollten entsprechend der *S3-Leitlinie Diagnostik und Therapie der Essstörungen* (Arbeitsgemeinschaft der Wissenschaftlichen Medizinischen Fachgesellschaften [AWMF] 2020) nicht nur die mit der Therapie der Essstörungen betrauten Berufsgruppen (z. B. Fachärzt/-innen für Kinder- und Jugendpsychiatrie, Kinder- und Jugendlichenpsychotherapeut/-innen), sondern auch die anderen medizinischen Berufsgruppen (z. B. Fachärzt/-innen für Kinder- und Jugendmedizin, Allgemeinmedizin, Zahnheilkunde, Gynäkologie) nach Essstörungen fragen. Dies ist angezeigt, wenn Hinweise auf Gewichtsprobleme (z. B. Untergewicht, Übergewicht) und -veränderungen, Wachstumsverzögerungen, Amenorrhö, unklaren gastrointestinalen Beschwerden, Zahnschädigungen oder Sorgen um das Essen, Figur oder Gewicht vom Kind oder Jugendlichen oder den Eltern berichtet werden. Unterstützend kann ein Kurzfragebogen zum Screening eingesetzt werden (▶ Tab. 7.1).

7.4.1 Erstgespräch

Die Diagnostik von Essstörungen bei Kindern und Jugendlichen erfolgt in der Regel therapievorbereitend während der ersten (probatorischen) Sitzungen. Das Erstgespräch zielt bereits darauf ab, per Exploration einen Überblick über die Beschwerden sowie die Ressourcen des Kindes oder Jugendlichen zu erhalten, eine vertrauensvolle Beziehung zum Kind oder Jugendlichen und den Eltern aufzubauen und formale Aspekte zu klären (z. B. Ablauf, Schweigepflicht; Schneider und Adornetto 2019; Hristov 2019). Dabei wird das Erstgespräch üblicherweise mit dem Kind oder Jugendlichen und den Eltern gemeinsam durchgeführt, um einen Einblick in die jeweiligen Sichtweisen sowie in die Interaktion zu erhalten. Mit jüngeren Kindern kann jedoch ein separates Erstgespräch von Vorteil sein und die diagnostische Informationsgewinnung und den Aufbau einer vertrauensvollen Beziehung erleichtern (Bormann 2001). Zur Anwendung kommen Techniken des aktiven Zuhörens, Paraphrasierens und Spiegelns emotionaler Erlebnisinhalte. Auf altersadaptierte Kommunikation ist zu achten: Gerade bei jüngeren Kindern ist eine spielerische und sprachlich vereinfachte Kontaktaufnahme angezeigt. Weil Kinder und Jugendliche mit Essstörungen zumeist nicht von selbst zur Therapie kommen und es oftmals eine wichtige therapeutische Aufgabe darstellt, sie zur Mitarbeit an einer Therapie zu bewegen, deren Notwendigkeit sie zum Teil nur eingeschränkt sehen, sollte bereits im Erstgespräch ein Augenmerk auf das Erfragen persönlicher Ziele und eine Förderung von Eigenmotivation gelegt werden – Kinder und Jugendliche mit Essstörungen verfügen häufig über nur eine geringe Einsicht und Selbstwirksamkeit in Bezug auf ihre Beschwerden. Zum Abschluss des Erstgesprächs sollten die Eltern und das Kind oder der Jugendliche über die Notwendigkeit einer sorgfältigen psychologischen und medizinischen Diagnostik informiert werden, die der Indikationsstellung und Therapieplanung dient. Dabei sollten Bestandteile der psychologischen Diagnostik näher erläutert werden, darunter diagnostische Interviews, Fragebogenverfahren zur Selbst- und Fremdbeurteilung sowie die Verhaltensbeobachtung.

Fallbeschreibung

Martin (14 Jahre) sucht mit seinem Vater (36 Jahre) und dessen Partnerin (31 Jahre) eine Psychotherapeutin auf. Der Vater berichtet, dass sein Sohn einen starken Leistungsabfall in der Schule verzeichnet habe, sich zurückziehe und häufig traurig wirke. Die Klassenlehrerin habe empfohlen, »einen Fachmann« zu Rate zu ziehen, Martin sei seit fast einem Jahr nicht wiederzuerkennen. Der Vater vermutet, dass »alles mit der Trennung von seiner Frau zusammenhänge« und dass es ihm schwerfalle, seine neue Partnerin zu akzeptieren. Martins Mutter habe vor einem Jahr aufgrund einer neuen Beziehung die Familie verlassen und seitdem den Kontakt zu Martin und ihm völlig abgebrochen. Schlimm sei, dass Martin immer mehr zunehme. Im Gespräch wirkt der Vater selbst stark belastet und überfordert. Er zeigt Verständnis für, aber auch Ärger auf den Sohn – er sei alt genug, auf sich selbst aufzupassen. Die neue Partnerin wirkt besorgt und teilnahmsvoll.

Der Erstkontakt mit Martin selbst verläuft zögerlich. Martin spricht kaum und wirkt abweisend, reagiert jedoch schließlich ebenfalls positiv auf das warmherzige Nachfragen und das Verständnis der Therapeutin und sagt, er fühle sich abgestempelt und abgeschoben, »zuerst von Mama und dann auch noch von Papa«, und jetzt auch noch bevormundet von der neuen Partnerin. Er schlafe schlecht und könne sich in der Schule kaum mehr konzentrieren. Das einzige, was ihm ein wenig Trost spende, sei das Essen, vor allem von Süßigkeiten, Chips oder Käse abends in seinem Zimmer. Seine Gedanken kreisen häufig um sein Gewicht, das Abnehmen und um das Essen. Er habe so viel zugenommen, dass die Klassenkameraden beinahe täglich gemeine Witze darüber machten.

Die Therapeutin gibt Informationen und Erklärungsmöglichkeiten für die verschiedenen Beschwerden und deren Zusammenhänge (z. B. Heißhunger bei Stress, Überessen bei Schlafmangel), über spezielle Behandlungsmöglichkeiten beispielsweise für Depressionen und Essstörungen sowie über Erfolgsaussichten. Martin, sein Vater und dessen Partnerin wirken dabei erleichtert und zeigen sich bereit, im Rahmen einer Diagnostik herauszufinden, worin genau die Schwierigkeiten bestehen.

7.4.2 Diagnostik

Die Diagnostik von Essstörungen bei Kindern und Jugendlichen zielt zunächst auf die Erhebung der *Essstörungssymptomatik* ab. Erfasst werden Auffälligkeiten im Essverhalten wie ein restriktives Essverhalten, Essensvermeidung, selektives Essen, Überessen, Essanfälle, Essen mit Kontrollverlust, nächtliches Essen, Pica- oder Ruminationsverhalten (s. störungsspezifische Kapitel). Außerdem werden kompensatorische Verhaltensweisen wie selbstinduziertes Erbrechen, Missbrauch von Diuretika oder Laxantien, exzessives Sporttreiben oder Fasten erhoben. Der Beginn der Symptome, mögliche ätiologische Faktoren sowie *Aufrechterhaltungsfaktoren* sollten erfragt werden. Diese Informationen sowie eine Familien- und Sozialanamnese sollten im Gespräch mit den Eltern ergänzt werden. Darüber hinaus werden die mit der Essstörungssymptomatik assoziierte spezifische *Essstörungspsychopathologie* (z. B. Körperbildstörung wie Figur- und Gewichtssorgen und die Selbstwertrelevanz von Figur und Gewicht) und *allgemeine Psychopathologie* (z. B. Ängste, depressive Symptome, niedriges Selbstwertgefühl) erhoben. Außerdem erfolgt eine *Differenzialdiagnostik* in Abgrenzung zu anderen psychischen Störungen sowie eine Diagnostik von *psychischer Komorbidität* (z. B. Angststörungen, depressive Störungen, Persönlichkeitsstörungen) und *körperlicher Komorbidität* (z. B. Unter- oder Übergewicht, Mangelernährung). Zentral ist dabei die aufgrund einer objektiven Messung von Körpergewicht und -größe beruhende Bestimmung des Body-Mass-Index (BMI, kg/m^2), der anhand der alters- und geschlechtsspezifischen Verteilung eingeordnet (z. B. *S3-Leitlinie Prävention und Therapie der Adipositas im Kindes- und Jugendalter;* AWMF 2019) sowie im Verlauf betrachtet werden sollte. Komplikationen und Gesundheitsgefährdung sowie körperliche Ursachen für die Ess- oder Gewichtsstörung sowie komorbide Störungen sind im Rahmen der medizinischen Diagnostik, die eine anthropometrische, internistische und Labordiagnostik umfasst, einzuschätzen (AWMF 2020).

In der psychologischen Testdiagnostik empfiehlt es sich, zunächst Breitbandverfahren in Erwägung zu ziehen, die störungsübergreifend verschiedene psychische Auffälligkeiten abdecken. Dies dient dazu, ein umfassendes Bild über die psychischen Beschwerden zu erhalten, erste Informationen zur Essstörungssymptomatik zu gewinnen und die psychische Komorbidität einzuschätzen und differenzialdiagnostisch zu klassifizieren. Zu den Breitbandverfahren zählen, wie eingangs beschrieben, strukturierte diagnostische Interviews wie das *Kinder-DIPS* für Kinder und Jugendliche oder deren Eltern. Einschlägige übergreifende Fragebögen wie der *Strengths and Difficulties Questionnaire* für den Selbstbericht von Kindern und Jugendlichen von 11 bis 17 Jahren und den Fremdbericht in verschiedenen Eltern- oder Lehrer-/Erzieherversionen (Altersbereich 2 bis 17 Jahre; vgl. www.sdqinfo.org; Goodman 1997; Goodman et al. 1998) oder die *Child Behavior Checklist*, die für den Selbstbericht von Kindern und Jugendlichen im Alter von 11 bis 18 Jahren und den Fremdbericht in verschiedenen Eltern- oder Lehrer-/Erzieherversionen (Altersbereich 1,5 bis 18 Jahre) vorliegt (Achenbach 1991; Döpfner et al. 2014), decken eine Bandbreite von Verhaltensauffälligkeiten ab, jedoch keine Essstörungen.

Bei Verdacht auf eine Essstörung empfiehlt sich der Einsatz essstörungsspezifischer Verfahren: Dazu zählen die strukturierten Essstörungsinterviews ChEDE für Kinder und Jugendliche im Alter von 8 bis 14 Jahren und das EDE für Jugendliche ab 14 Jahren, die eine Erfassung der Essstörungspsychopathologie und eine Diagnosestellung nach DSM-5 erlauben. Zusätzlich empfehlen sich zum einen Selbstbeurteilungsverfahren zur Erfassung der generellen Essstörungspsychopathologie einerseits, zur näheren Beschreibung des Essverhaltens und weiterer essstörungsspezifischer Merkmale andererseits (▶ Kap. 7.3.1), sowie analoge Fremdbeurteilungsverfahren für Eltern (▶ Kap. 7.3.2). Die Auswahl der Fragebögen sollte sich an den zu beschreibenden Auffälligkeiten des Kindes oder Jugendlichen und/oder elterlichen Ernährungspraktiken orientieren.

Eine weitere wichtige Informationsquelle ist die Verhaltensbeobachtung, die in Abwesenheit von für die Einzelfalldiagnostik validierten, standardisierten Verfahren zumeist in Form einer Selbstbeobachtung per Protokoll durchgeführt wird (z. B. *Marburger Ernährungsprotokoll*, Einsatz ab 12 Jahren; Tuschen-Caffier und Florin 2012). Zusätzlich kann das Verhalten des Kindes oder Jugendlichen im Lebensalltag durch Bezugspersonen (z. B. Lehrer/-innen, Erzieher/-innen) beobachtet und protokolliert werden. Ein Einsatz technischer Hilfsmittel ist möglich (z. B. Protokollbögen, Videoaufzeichnung).

Je nach Problematik kann zusätzlich zu der störungsübergreifenden und störungsspezifischen Diagnostik eine Intelligenzdiagnostik angezeigt sein, wenn beispielsweise Hinweise auf zugrundeliegende oder komorbide kognitive Defizite oder Entwicklungsverzögerungen bestehen (vgl. Esser und Petermann 2010; Hagmann-von Arx et al. 2019).

Fallbeschreibung: Martin, 13 Jahre

In der klassifikatorischen Diagnostik führte die Therapeutin zunächst als Breitbanddiagnostikum das Kinder-DIPS mit Martin durch, mit dem sie eine einzelne Episode einer Leichtgradigen Major Depression feststellte (DSM-5: 296.99; ICD-10: F34.8; ICD-11: 6A70.0 mit prominenten Angstsymptomen), in deren Kontext auch die beeinträchtigte Schlafdauer und -qualität eingeordnet wurden. Martin berichtete über eine gedrückte Stimmung, Interessenverlust, erhöhte Ermüdbarkeit, Konzentrationsprobleme, Wertlosigkeitsempfinden und eine deutliche Gewichtszunahme. Darüber hinaus gab die Therapeutin Martin den Breitbandfragebogen *Strengths and Difficulties Questionnaire* sowie zur näheren Einordnung depressiver und Schlafstörungssymptome das *Depressionsinventar für Kinder und Jugendliche* (Stiensmeier-Pelster et al. 2014) und den *Pittsburgh Sleep Quality Index* (Buysse et al. 1989; Riemann und Backhaus 1996) zum Ausfüllen mit nach Hause, in denen sich jeweils erhöhte Werte für emotionale Probleme, Depressivität (Prozentrang: 86) und beeinträchtigte Schlafqualität fanden. Im ChEDE-Q zeigten sich erhöhte Werte in der kognitiven Zügelung des Essverhaltens sowie in Essens-, Figur- und Gewichtssorgen, im DEBQ-K erhöhte Werte für das emotionale und gezügelte Essverhalten und im *Night Eating Questionnaire* Tendenzen nächtlichen Essens, das Martin einsetzte, um sich zu beruhigen und wieder einschlafen zu können.

Für die klassifikatorische essstörungsspezifische Diagnostik führte die Therapeutin mit Martin das ChEDE mit Fokus auf die diagnostischen Items durch. Es zeigte sich eine Essanfallssymptomatik mit durchschnittlich 6 subjektiven Essanfällen pro Woche (Kontrollverlust beim Essen einer subjektiv großen Nahrungsmenge), die durch schnelles Essen, vorausgehende negative Stimmung und folgende Schuldgefühle, gekennzeichnet war und mit deutlichem Leiden einherging. Kompensatorische Maßnahmen wurden nicht eingesetzt. Diese Symptomatik wurde nach DSM-5 als »Nicht näher Bezeichnete Fütter- oder Essstörung« (307.50) diagnostiziert, nach ICD-10 als Sonstige Essstörung (F50.8) und nach ICD-11 als Binge-Eating-Störung (6B82).

Im Marburger Ernährungsprotokoll, das Martin eine Woche lang führte, zeigten sich unregelmäßige Essensmuster (z. B. Auslassen des Frühstücks, Wechsel von Diätversuchen und Überessen), ein häufiges Snacken ohne Kontrollverlust nachts und subjektive Essanfälle vornehmlich abends, vor allem wenn er sich in starker negativer Stimmung befand. Die Ernährung war kohlenhydrat- und fettreich. Die anthropometrische Untersuchung durch die Therapeutin erbrachte nach objektiver Gewichts- und Größenmessung (81 kg, 1,71 m) einen BMI von 27,7 kg/m^2 und BMI-Standard Deviation Score von 2,0, wonach Martins Gewicht in den Bereich einer Adipositas fiel (Perzentil: > 97–99,5) und sich während des vergangenen Jahres um zusätzliche 0,6 SDS-Punkte aus dem Übergewichts- (Perzentil: > 90–97) in den Adipositasbereich entwickelt hatte. In der *Weight Bias Internalization Scale* zeigte Martin deutliche Selbststigmatisierungstendenzen aufgrund seines Übergewichts.

Die Therapeutin gab dem Vater die Elternversion des *Strengths and Difficulties Questionnaire* und den EDE-Q als Elternversion zum Ausfüllen, die ähnliche Auffälligkeiten wie Martins Selbstbericht erbrachten. Das *Junior Temperament und Charakter Inventar* erbrachte im Elternbericht keine deutlichen Besonderheiten im Temperament Martins. Im *Child Feeding Questionnaire* zeigte sich ein restriktiver Ernährungsstil durch den Vater (Perzentil: 93). In Bezug auf eigene psychische Probleme des Vaters, die die Therapie beeinflussen könnten, zeigte das *Beck-Depressions-Inventar II* leicht erhöhte Werte (Perzentil: 84) und der EDE-Q ein erhöhtes gezügeltes Essverhalten (Perzentil: 90) bei Übergewicht (BMI = 28,7 kg/m^2).

Die medizinische Untersuchung Martins schloss Kontraindikationen für eine Therapie aus, dokumentierte keine körperlichen Ursachen für die psychischen Beschwerden und untermauerte mit erhöhten Blutglukose- und -fettwerten die Indikation einer Gewichtsreduktion.

Insgesamt vermittelten die diagnostischen Befunde ein konsistentes Bild von Martins Schwierigkeiten und zeigten eine Behandlungsindikation für die Binge-Eating-Störung und Major Depression sowie für Adipositas.

Die in der Diagnostik erhaltenen Befunde werden anschließend mit dem Kind oder Jugendlichen und den Eltern besprochen. Die gewonnenen Informationen sind grundlegend, um Therapieziele zu spezifizieren, ein Entstehungs- und Aufrechterhaltungsmodell abzuleiten und einen Therapieplan aufzustellen. Abschließend sei darauf hingewiesen, dass eine Diagnostik auch im Therapieverlauf, zum Therapieende und katamnestisch erfolgen sollte, um die Wirksamkeit von Psychotherapie abzusichern.

Literatur

Achenbach TM (1991) Manual for the Child Behavior Checklist/4-18 and 1991 profile. Burlington, VT: University of Vermont, Department of Psychiatry.

Allison KC, Lundgren JD, O'Reardon JP et al. (2008) The Night Eating Questionnaire (NEQ): Psychometric properties of a measure of severity of the Night Eating Syndrome. Eat Behav 9: 62–72.

American Psychiatric Association (2013) Diagnostic and Statistical Manual of Mental Disorders. 5. Aufl. Washington, DC: American Psychiatric Association.

Arbeitsgemeinschaft der Wissenschaftlichen Medizinischen Fachgesellschaften (2019) Therapie und Prävention der Adipositas im Kindes- und Jugendalter. Berlin: AWMF. https://www.awmf.org/uploads/tx_szleitlinien/050-002l_S3_Therapie-Praevention-Adipositas-Kinder-Jugendliche_2019-11.pdf

Arbeitsgemeinschaft der Wissenschaftlichen Medizinischen Fachgesellschaften (2020) S3-Leitlinie Diagnostik und Behandlung der Essstörungen. Berlin: AWMF. https://www.awmf.org/uploads/tx_szleitlinien/051-026l_S3_Essstoerung-Diagnostik-Therapie_2020-03.pdf

Beesdo-Baum K, Zaudig M, Wittchen H-U (2019) SCID-5-CV: Strukturiertes Klinisches Interview für DSM-5®-Störungen – Klinische Version. Göttingen: Hogrefe.

Berger U, Hentrich I, Wick K et al. (2012) Eignung des »Eating Attitudes Test« EAT-26D zur Erfassung riskanten Essverhaltens bei 11- bis 13-Jährigen und Vorschlag für eine Kurzversion mit 13 Items. Psychother Psychosom Med Psychol 62: 223–226.

Berger U, Wick K, Hölling H et al. (2011) Screening riskanten Essverhaltens bei 12-jährigen Mädchen und Jungen: psychometrischer Vergleich der deutschsprachigen Versionen von SCOFF und EAT-26. Psychother Psychosom Med Psychol 61: 311–318.

Birch LL, Fisher JO, Grimm-Thomas K et al. (2001) Confirmatory factor analysis of the Child Feeding Questionnaire: a measure of parental attitudes, beliefs and practices about child feeding and obesity proneness. Appetite 36: 201–210.

Bormann M (2001) Das Explorationsgespräch mit Kindern. In: Borg-Laufs M (Hrsg.) Lehrbuch der Verhaltenstherapie mit Kindern und Jugendlichen, Band 2: Interventionsmethoden. Tübingen: dgvt-Verlag. 95–116.

Bryant-Waugh R, Micali N, Cooke L et al. (2019) Development of the Pica, ARFID, and Rumination Disorder Interview, a multi-informant, semi-structured interview of feeding disorders across the lifespan: A pilot study for ages 10–22. Int J Eat Disord 52: 378–387.

Bryant-Waugh RJ, Cooper PJ, Taylor CL et al. (1996) The use of the eating disorder examination with children: A pilot study. Int J Eat Disord 19: 391–397.

Buysse DJ, Reynolds CF, Monk TH et al. (1989) The Pittsburgh Sleep Quality Index – a new instrument for psychiatric practice and research. Psychiatry Res 28:193–213.

Cepeda-Benito A, Gleaves DH, Williams TL et al. (2000) The development and validation of the state and trait food-cravings questionnaires. Behav Ther 31: 151–173.

Childress AC, Brewerton TD, Hodges EL et al. (1993) The Kids' Eating Disorders Survey (KEDS): a study of middle school students. J Am Acad Child Adolesc Psychiatr 32: 843–850.

Ciupitu-Plath C, Wiegand S, Babitsch B (2018) The Weight Bias Internalization Scale for Youth: validation of a specific tool for assessing internalized weight bias among treatment-seeking German adolescents with overweight. J Ped Psychol 43: 40–51.

Clement U, Löwe B (1996) Fragebogen zum Körperbild (FKB-20). Göttingen: Hogrefe.

Davis C, Brewer H, Ratusny D (1993) Behavioral frequency and psychological commitment: necessary concepts in the study of excessive exercising. J Behav Med 16: 611–628.

Deusinger IM (1998) Die Frankfurter Körperkonzeptskalen (FKKS). Göttingen: Hogrefe.

Diehl JM (2006) Fragebögen zur Erfassung ernährungs- und gewichtsbezogener Einstellungen und Verhaltensweisen. (https://docplayer.org/8855708-Frageboegen-zur-erfassung-ernaehrungs-und-gewichtsbezogener-einstellungen-und-verhaltensweisen.html, Zugriff am 30.05.2021).

Dittmer N, Jacobi C, Voderholzer U (2018) Compulsive exercise in eating disorders: proposal for a definition and a clinical assessment. J Eat Disord 6: 42.

Dittmer N, Voderholzer U, Mönch C et al. (2020) Efficacy of a specialized group intervention for compulsive exercise in inpatients with anorexia nervosa: a randomized controlled trial. Psychother Psychosom 89: 161–173.

Döpfner M, Plück J, Kinnen C (2014) Deutsche Schulalter-Formen der Child Behavior Checklist von Thomas M. Achenbach. Göttingen: Hogrefe.

Durso LE, Latner JD (2008) Understanding self-directed stigma: development of the weight bias internalization scale. Obesity 16(Suppl. 2): S80–86.

Esser G, Petermann F (2010) Entwicklungsdiagnostik. Göttingen: Hogrefe.

Fairburn CG, Beglin SJ (1994) Assessment of eating disorders: Interview or self-report questionnaire? Int J Eat Disord 16: 363–370.

Fairburn CG, Cooper Z, O'Connor M (2014) Eating Disorder Examination (17.0D). (https://www.credo-oxford.com/7.2.html, Zugriff am 30.05.2021).

Fichter M, Keeser W (1980) Das Anorexia-nervosa-Inventar zur Selbstbeurteilung (ANIS). Archiv Psychiatrie Nervenkrankheiten 228: 67–89.

First MB (2015) Structured Clinical Interview for the DSM (SCID). In: Cautin RL, Lilienfeld SO (Hrsg.) The Encyclopedia of Clinical Psychology. Indianapolis, IN: John Wiley & Sons, Inc.

Franzen S, Florin I (1997) Der Dutch Eating Behavior Questionnaire für Kinder (DEBQ-K) – Ein Fragebogen zur Erfassung gezügelten Essverhaltens. Kindheit Entwicklung 6: 116–122.

Gallant AR, Lundgren J, Allison K et al. (2012) Validity of the Night Eating Questionnaire in children. Int J Eat Disord 45: 861–865.

Garner DM (1991) EDI-2 Eating Disorder Inventory-2 Professional Manual. Lutz FL: Psychological Assessment Resources, Odessa, Florida.

Garner DM (2004) EDI-3 Eating Disorder Inventory-3 Professional Manual. Lutz FL: Psychological Assessment Resources. Int J Eat Disord 35: 478–479.

Garner DM, Garfinkel PE (1979) The Eating Attitudes Test: an index of the symptoms of anorexia nervosa. Psychol Med 9: 273–279.

Garner DM, Olmstead MP, Polivy J (1983) Development and validation of a multidimensional eating disorder inventory for anorexia nervosa and bulimia. Int J Eat Disord 2: 15–34.

Garner DM, Olmsted MP, Bohr Y et al. (1982) The Eating Attitudes Test: psychometric features and clinical correlates. Psychol Med 12: 871–878.

Goodman R (1997) The Strengths and Difficulties Questionnaire: a research note. J Child Psychol Psychiatr 38: 581–586.

Goodman R, Meltzer H, Bailey V (1998) The Strengths and Difficulties Questionnaire: a pilot study on the validity of the self-report version. Eur Child Adolesc Psychiatr 7: 125–130.

Grunert SC (1989) Ein Inventar zur Erfassung von Selbstaussagen zum Ernährungsverhalten. Diagnostica 35: 167–179.

Hagmann-von Arx P, Reimann G, Grob A (2019) Entwicklungsdiagnostik. In: Schneider S, Margraf J (Hrsg.) Lehrbuch der Verhaltenstherapie, Band 3: Psychologische Therapie bei Indikationen im Kindes- und Jugendalter. Berlin, Heidelberg: Springer. 145–155.

Hartmann AS (2019) Der Body Image Disturbance Questionnaire. Diagnostica 65: 142–152.

Hartmann AS, Poulain T, Vogel M et al. (2018) Prevalence of pica and rumination behaviors in German children aged 7–14 and their associations with feeding, eating, and general psychopathology: a population-based study. Eur Child Adolesc Psychiart 27: 1499–1508.

Hilbert A (2021) Child Feeding Questionnaire. Deutsche Version. Universität Leipzig: http://nbn-resolving.de/urn:nbn:de:bsz:15-qucosa2-768524.

Hilbert A (2016a) Eating Disorder Examination-Questionnaire für Kinder. Tübingen: dgvt Verlag.

Hilbert A (2016b) Eating Disorder Examination für Kinder. Tübingen: dgvt Verlag. http://dgvt-verlag.de/e-books/3_Hilbert_ChEDE_2016.pdf

Hilbert A, Baldofski S, Zenger M et al. (2014) Weight Bias Internalization Scale: psychometric properties and population norms. PLoS ONE 9 (1): e86303.

Hilbert A, de Zwaan M, Braehler E (2012) How frequent are eating disturbances in the population? Norms of the Eating Disorder Examination-Questionnaire. PLoS ONE 7(1): e29125.

Hilbert A, Hartmann AS, Czaja J (2008) Child Eating Disorder Examination-Questionnaire: Evaluation der deutschsprachigen Version des Essstörungsfragebogens für Kinder. Klin Diagn Eval 1: 447–464.

Hilbert A, Tuschen-Caffier B (2016a) Eating Disorder Examination. Tübingen: dgvt Verlag

Hilbert A, Tuschen-Caffier B (2016b) Eating Disorder Examination–Questionnaire. Tübingen: dgvt Verlag.

Hill LS, Reid F, Morgan JF et al. (2010) SCOFF, the development of an eating disorder screening questionnaire. Int J Eat Disord 43: 344–351.

Hofmann J, Meule A, Reichenberger J et al. (2016) Crave, like, eat: determinants of food intake in a sample of children and adolescents with a wide range in body mass. Front Psychol 7: 1–9.

Hristov J (2019) Psychologische Diagnostik mit Kindern und Jugendlichen: Basiswissen und Praxistipps. Dortmund: Verlag Modernes Lernen.

Kappel V, Thiel A, Holzhausen M et al. (2012) Eating Disorder Inventory-2 (EDI-2): Normierung an einer Stichprobe normalgewichtiger Schüler im Alter von 10 bis 20 Jahren und an Patientinnen mit Anorexia nervosa. Diagnostica 58: 127–144.

Kliem S, Mößle T, Zenger M et al. (2016) The eating disorder examination-questionnaire 8: A brief measure of eating disorder psychopathology (EDE-Q8). Int J Eat Disord 49: 613–616.

Kliem S, Schmidt R, Vogel M et al. (2017) An 8-item short form of the Eating Disorder Examination-Questionnaire adapted for children (ChEDE-Q8). Int J Eat Disord 50: 679–686.

Knauss C, Paxton SJ, Alsaker FD (2009) Validation of the German version of the Sociocultural Attitudes Towards Appearance Questionnaire (SATAQ-G). Body Image 6: 113–120.

Kröller K, Warschburger P (2009) ISS – ein Instrument zur Erfassung elterlicher Steuerungsstrategien in der Esssituation. Diagnostica 55: 135–143.

Kröller K, Warschburger P (2011) Problematisches Essverhalten im Kindesalter: Welche Rolle spielt die mütterliche Steuerung? Praxis Kinderpsychol Kinderpsychiatr 60: 253–269.

Kurz S, van Dyck Z, Dremmel D et al. (2015) Early-onset restrictive eating disturbances in primary school boys and girls. Eur Child Adolesc Psychiatry 24: 779–785.

Kurz S, van Dyck Z, Dremmel D et al. (2016) Variants of early-onset restrictive eating disturbances in middle childhood. Int J Eat Disord 49: 102–106.

Legenbauer T, Vocks S, Schütt-Strömel S (2007) Validierung einer deutschsprachigen Version des Body Image Avoidance Questionnaire BIAQ. Diagnostica 53: 218–225.

Loeb KL, Brown M, Goldstein MM (2011) Assessment of eating disorders in children and adolescents. In: Le Grange D, Lock J (Hrsg.) Eating disorders in children and adolescents: A clinical handbook. New York, NY: Guilford Press. 156–194.

Löffler A, Luck T, Then FS et al. (2015) Age- and gender-specific norms for the German version of the Three-Factor Eating-Questionnaire (TFEQ). Appetite 91: 241–247.

Lombardo C, Battagliese G, Pezzuti L et al. (2014) Validity of a figure rating scale assessing body size perception in school-age children. Eat Weight Disord 19: 329–336.

Lundgren JD, Allison KC, Vinai P et al. (2012) Assessment instruments for Night Eating Syndrome. In: Lundgren JD, Allison KC, Stunkard AJ (Hrsg.) Night Eating Syndrome: Research, Assessment, and Treatment. New York, NY: The Guilford Press. 197–217.

Maloney MJ, McGuire JB, Daniels SR (1988) Reliability Testing of a Children's Version of the Eating Attitude Test. J Am Acad Child Adolesc Psychiatr 27: 541–543.

Margraf J, Cwik JC (2017) Mini-DIPS Open Access: Diagnostisches Kurzinterview bei psychischen Störungen. Bochum: Forschungs- und Behandlungszentrum für psychische Gesundheit, Ruhr-Universität Bochum.

Margraf J, Cwik JC, Pflug V et al. (2017) Strukturierte klinische Interviews zur Erfassung psychischer Störungen über die Lebensspanne. Z Klin Psychol Psychother 46: 176–186.

Margraf J, Cwik JC, Suppiger A et al. (2017) DIPS Open Access: Diagnostisches Interview bei psychischen Störungen. Bochum: Forschungs- und Behandlungszentrum für psychische Gesundheit, Ruhr-Universität Bochum.

Meerman R, Vandereycken W (1987) Therapie der Magersucht und der Bulimia Nervosa. Berlin: De Gruyter.

Meule A (2018) Food cravings in food addiction: exploring a potential cut-off value of the Food Cravings Questionnaire-Trait-reduced. Eat Weight Disord 23: 39–43.

Meule A (2020a) Diagnostik von Essverhalten. Göttingen: Hogrefe.

Meule A (2020b) Twenty years of the Food Cravings Questionnaires: a comprehensive review. Curr Addict Rep 7: 30–43.

Meule A (2021) Reconsidering the use of cut-off scores for the Eating Disorder Examination–Questionnaire. Eat Disord 29: 480–484.

Meule A, Allison KC, Platte P (2014) A German version of the Night Eating Questionnaire (NEQ): Psychometric properties and correlates in a student sample. Eat Behav 15: 523–527.

Meule A, Hermann T, Kübler A (2014) A short version of the Food Cravings Questionnaire—Trait: the FCQ-T-reduced. Front Psychol 5: 1–10.

Meule A, Lutz A, Vögele C et al. (2012) Food cravings discriminate differentially between successful and unsuccessful dieters and non-dieters. Validation of the Food Cravings Questionnaires in German. Appetite 58: 88–97.

Morgan JF, Reid F, Lacey JH (1999) The SCOFF questionnaire: assessment of a new screening tool for eating disorders. BMJ 319: 1467–1468.

Murray HB, Thomas JJ, Hinz A et al. (2018) Prevalence in primary school youth of pica and rumination behavior: The understudied feeding disorders. Int J Eat Disord 51: 994–998.

Nagl M, Hilbert A, de Zwaan M et al. (2016) The German version of the Dutch Eating Behavior Questionnaire: Psychometric properties, measurement invariance, and population-based norms. PLoS ONE 11(9): e0162510.

Neubauer K, Bender C, Tuschen-Caffier B et al. (2010) Erfassung dysfunktionaler Kognitionen zum Body Checking. Z Klin Psychol Psychother 39: 251–260.

Paul T, Thiel A (2004) Eating Disorder Inventory-2: Deutsche Version. Göttingen: Hogrefe.

Pöhlmann K, Roth M, Brähler E et al. (2014) Der Dresdner Körperbildfragebogen (DKB-35): Validierung auf der Basis einer klinischen Stichprobe. Psychother Psychosom Med Psychol 64: 93–100.

Pook M, Tuschen-Caffier B, Stich N (2002) Evaluation des Fragebogens zum Figurbewusstsein (FFB, deutsche Version des Body Shape Questionnaire). Verhaltenstherapie 12: 116–124.

Probst M, van Coppenolle H, Vandereycken W et al. (1990) Zur Evaluation der Körperbild-Wahrnehmung bei Patienten mit Anorexia nervosa. Psychiatr Praxis 17: 115–120.

Probst M, Vandereycken W, van Coppenolle H et al. (1995) The Body Attitude Test for patients with an eating disorder: psychometric characteristics of a new questionnaire. Eat Disord 3: 133–144.

Pudel V, Westenhöfer J (1989) Fragebogen zum Eßverhalten (FEV) - Handanweisung. Göttingen: Hogrefe.

Rainer B, Rathner G (1997) EAT-Normen für deutschsprachige weibliche Jugendliche: Eine populationsgestützte Studie. Z Klin Psychol Psychiatr Psychother 45: 16–35.

Rathner G, Rainer B (1997) Normen für das Anorexia-nervosa-Inventar zur Selbstbeurteilung bei weiblichen Adoleszenten der Risikogruppe für Eßstörungen. Z Klin Psychol Psychiatr Psychother 45: 302–318.

Rathner G, Rainer B (1998) The factor structure of the Anorexia Nervosa Inventory for Self-Rating in a population-based sample and derivation of a shortened form. Eur Arch Psychiatr Clin Neurosci 248: 171–179.

Rathner G, Waldherr K (1997) Eating Disorder Inventory-2: Eine deutschsprachige Validierung mit Normen für weibliche und männliche Jugendliche. Z Klin Psychol Psychiatr Psychother 45: 157–182.

Richter-Appelt H, Strauß B (1996) Fragebogen zur Beurteilung des eigenen Körpers (FBeK). Göttingen: Hogrefe.

Richter F, Brähler E, Strauß B et al. (2014) Faktoranalyse einer Kurzversion des Eating Attitudes Tests (EAT-13) und Prävalenzen gestörten Essverhaltens in einer repräsentativen deutschen Bevölkerungsstichprobe. Psychother Psychosom Med Psychol 64: 465–471.

Richter F, Strauss B, Braehler E et al. (2017) Screening disordered eating in a representative sample of the German population: Usefulness and psychometric properties of the German SCOFF questionnaire. Eat Behav 25: 81–88.

Richter F, Strauss B, Braehler E et al. (2016) Psychometric properties of a short version of the Eating Attitudes Test (EAT-8) in a German representative sample. Eat Behav 21: 198–204.

Riemann D, Backhaus J (1996) Schlafstörungen bewältigen. Ein psychologisches Gruppenprogramm. Weinheim: Beltz/Psychologie Verlags Union.

Salbach-Andrae H, Klinkowski N, Holzhausen M et al. (2009) The German version of the Anorectic Behavior Observation Scale (ABOS). Eur Child Adolesc Psychiatry 18: 321–325.

Schmidt R, Kirsten T, Hiemisch A et al. (2019) Interview-based assessment of avoidant/restrictive food intake disorder (ARFID): A pilot study evaluating an ARFID module for the Eating Disorder Examination. Int J Eat Disord 52: 388–397.

Schmidt R, Richter R, Brauhardt A et al. (2017) Parental feeding practices in families with children aged 2–13 years: Psychometric properties and child age-specific norms of the German version of the Child Feeding Questionnaire (CFQ). Appetite 109: 154–164.

Schmidt R, Sebert C, Kösling C et al. (2018) Neuropsychological and neurophysiological indicators of general and food-specific impulsivity in children with overweight and obesity: a pilot study. Nutrients 10: 1–16.

Schneider S, Adornetto C (2019) Diagnostisches Vorgehen. In: Schneider S, Margraf J (Hrsg.) Lehrbuch der Verhaltenstherapie, Band 3: Psychologische Therapie bei Indikationen im Kindes- und Jugendalter. Berlin, Heidelberg: Springer. 121–143.

Schneider S, Pflug V, In-Albon T et al. (2017) Kinder-DIPS Open Access: Diagnostisches Interview bei psychischen Störungen im Kindes- und Jugendalter. Bochum: Forschungs- und Behandlungszentrum für psychische Gesundheit, Ruhr-Universität Bochum.

Sherman DK, Iacono WG, Donnelly JM (1995) Development and validation of body rating scales for adolescent females. Int J Eat Disord 18: 327–333.

Steinfeld B, Bauer A, Waldorf M et al. (2017) Diagnostik der Körperbildstörung. Psychotherapeut 62: 164–182.

Stiensmeier-Pelster J, Braune-Krickau M, Schürmann M et al. (2014) Depressionsinventar für Kinder und Jugendliche. 3. Aufl. Göttingen: Hogrefe.

Straub K (2002) Eßverhalten und Körperschema bei der Entwicklung von männlichen Sportlern. Düsseldorf: Heinrich-Heine-Universität Düsseldorf.

Stunkard AJ, Messick S (1985) The three-factor eating questionnaire to measure dietary restraint, disinhibition and hunger. J Psychosom Res 29: 71–83.

Swami V, Stieger S, Haubner T et al. (2008) German translation and psychometric evaluation of the Body Appreciation Scale. Body Image 5: 122–127.

Sysko R, Glasofer DR, Hildebrandt T et al. (2015) The eating disorder assessment for DSM-5 (EDA-5): Development and validation of a structured interview for feeding and eating disorders. Int J Eat Disord 48: 452–463.

Taranis L, Touyz S, Meyer C (2011) Disordered eating and exercise: development and preliminary validation of the compulsive exercise test (CET). Eur Eat Disord Rev 19: 256–268.

Thiel A, Jacobi C, Horstmann S et al. (1997) Eine deutschsprachige Version des Eating Disorder Inventory EDI-2. Psychother Psychosom Med Psychol 47: 365–376.

Thiels C, Pätel J (2008) Erhebung von Essverhalten und Verhaltensauffälligkeiten bei Kindern und Jugendlichen. Z Kinder Jugendpsychiatr Psychother 36: 265–274.

Thiels C, Salbach-Andrae H, Bender C et al. (2011) EDI-C: Eating Disorder Inventory–C (deutsche Version). In: Barkmann C, Schulte-Markwort M, Brähler E. (Hrsg.) Klinisch-psychiatrische Ratingskalen für das Kindes- und Jugendalter. Göttingen: Hogrefe. 218–222.

Thiels C, Schmitz GS (2009) Einschätzung kindlichen Essverhaltens durch die Eltern mit einer Kurzform der Anorectic Behaviour Observation Scale. Z Kinder Jugendpsychiatr Psychother 37: 525–534.

Thompson JK, Altabe MN (1991) Psychometric qualities of the figure rating scale. Int J Eat Disord 10: 615–619.

Thompson MA, Gray JJ (1995) Development and validation of a new body-image assessment scale. J Pers Assess 64: 258–269

Truby H, Paxton SJ (2002) Development of the Children's Body Image Scale. Br J Clin Psychol 41: 185–203.

Tuschen-Caffier B, Florin I (2012) Teufelskreis Bulimie. 2. Aufl. Göttingen: Hogrefe.

Tuschen-Caffier B, Pook M, Hilbert A (2005) Diagnostik von Essstörungen und Adipositas. Göttingen: Hogrefe.

van Dyck Z, Bellwald L, Kurz S et al. (2013) Essprobleme im Kindesalter – Screening in der allgemeinen Bevölkerung. Z Gesundheitspsychol 21: 91–100.

van Dyck Z, Hilbert A (2016) Eating Disorders in Youth-Questionnaire. Deutsche Version. Leipzig: Universität Leipzig. http://nbn-resolving. de/urn:nbn:de:bsz:15-qucosa-197236

van Strien T, Frijters JER, Bergers GPA et al. (1986) The Dutch Eating Behavior Questionnaire (DEBQ) for assessment of restrained, emotional, and external eating behavior. Int J Eat Disord 5: 295–315.

Vandereycken W (1992) Validity and reliability of the Anorectic Behavior Observation Scale for parents. Acta Psychiatrica Scandinavica 85: 163–166.

Vocks S, Moswald C, Legenbauer T (2008) Psychometrische Überprüfung einer deutschsprachigen Fassung des Body Checking Questionnaire (BCQ). Z Klin Psychol Psychother 37: 131–140.

Vossbeck-Elsebusch AN, Waldorf M, Legenbauer T et al. (2014) German version of the Multidimensional Body-Self Relations Questionnaire – Appearance Scales (MBSRQ-AS): confirmatory factor analysis and validation. Body Image 11: 191–200.

Waldorf M, Cordes M, Vocks S et al. (2014) »Ich wünschte, ich wäre muskulöser«: Eine teststatistische Überprüfung der deutschsprachigen

Fassung der Drive for Muscularity Scale (DMS). Diagnostica 60: 140–152.

Wardle J, Guthrie CA, Sanderson S et al. (2001) Development of the Children's Eating Behaviour Questionnaire. J Child Psychol Psychiatr Allied Disciplines 42: 963–970.

World Health Organization (2015) International statistical classification of diseases and related health problems, 10th revision. 5. Aufl. Genf, CH: World Health Organization.

Wyssen A, Debbeler LJ, Meyer AH et al. (2018) Relevance of the Thought–Shape Fusion Trait Questionnaire for healthy women and women presenting symptoms of eating disorders and mixed mental disorders. Clin Psychol Psychother 25: 601–607.

Zeeck A, Schlegel S, Giel KE et al. (2017) Validation of the German version of the Commitment to Exercise Scale. Psychopathology 50: 146–156.

8 Körperbildstörung

Mona M. Voges, Tanja Legenbauer und Silja Vocks

8.1 Definition

Das *Körperbild* wurde von Slade (1988) als das subjektive Bild beschrieben, welches Personen von ihrem Körper, seiner Größe und Form vor ihrem geistigen Auge haben und den damit zusammenhängenden Gefühlen. Zahlreiche Studien erbrachten Hinweise darauf, dass Körperbildstörungen das Risiko für die Entwicklung einer Essstörung (Keski-Rahkonen und Mustelin 2016; Stice et al. 2011) sowie für Rezidive nach einer Behandlung erhöhen (Carter et al. 2004; Glashouwer et al. 2019; Keel et al. 2005). Obwohl sich Essstörungen bereits oftmals im Jugendalter entwickeln, gibt es deutlich weniger Forschung zu Körperbildstörungen bei Kindern und Jugendlichen als bei Erwachsenen (Sattler et al. 2020). In der bisherigen Forschung wurden außerdem meist Mädchen mit Anorexia Nervosa (AN) untersucht, sodass Aussagen zu Jungen oder Jugendlichen mit anderen Essstörungsformen noch schwieriger zu treffen sind (Sattler et al. 2020). Ein Überblick zu Untersuchungen zu Körperbildstörungen bei Kindern und Jugendlichen mit Essstörungen im Vergleich zu Kindern und Jugendlichen ohne Essstörungen ist bei Legenbauer et al. (2014) und Sattler et al. (2020) dargestellt. Beide Übersichtsarbeiten verweisen darauf, dass – ähnlich wie bei Erwachsenen – Kinder und Jugendliche mit Essstörungen in stärkerem Maße Körperbildstörungen aufweisen als gesunde Vergleichsgruppen. Körperbildstörungen können sich dabei auf unterschiedlichen Ebenen äußern, weshalb drei unterschiedliche Komponenten von Körperbildstörungen beschrieben wurden: die perzeptive, die kognitiv-affektive und die behaviorale Komponente (Vocks et al. 2006).

8.1.1 Die perzeptive Komponente

Die perzeptive Komponente des Körperbildes wird typischerweise durch experimentelle Paradigmen erfasst, bei denen Umfänge von Bereichen des eigenen Körpers oder des ganzen Körpers eingeschätzt werden sollen. Die Differenz zwischen dem realen Ausmaß des Körpers und dem eingeschätzten Ausmaß bildet die Ausprägung der Körperbildstörung ab (Mölbert et al. 2017). Die meisten Untersuchungen an Jugendlichen wurden an Mädchen mit AN durchgeführt. Insgesamt zeigte sich bislang, dass Mädchen mit AN ihre Körpermaße stärker überschätzen als Mädchen ohne Essstörungen (Gila et al. 1998; Roy und Forest 2007; Salbach et al. 2007; Schneider et al. 2009). Eine dieser Studien inkludierte auch Mädchen mit Bulimia Nervosa (BN), welche eine gleichermaßen hohe Überschätzung der Körperumfänge zeigten wie Mädchen mit AN (Schneider et al. 2009). Die Untersuchung der perzeptiven Komponente an einer jugendlichen männlichen Stichprobe ergab ebenfalls, dass Jungen mit AN ihre Körpermaße deutlicher überschätzten als Jungen ohne Essstörungen (Gila et al. 2005). Studien an Jugendlichen mit Binge-Eating-Störung (BES) liegen bisher nicht vor. Wenige

Studien an Erwachsenen mit BES sprechen aktuell eher für eine realistische Wahrnehmung des eigenen Körpers ohne Über- oder Unterschätzung (Lewer et al. 2017).

Die Ursachen für die Überschätzung eigener Körpermaße sind noch nicht hinreichend geklärt. Einerseits könnten Gedächtnisprozesse gestört sein, wie es in der *allocentric lock hypothesis* vermutet wird, gemäß welcher Personen mit AN in der Erinnerung einer früheren und von außen betrachteten Version ihres Körpers feststecken und aufgrund defizitärer Hirnprozesse dieses Bild nicht korrigieren können (Riva und Gaudio 2012). Andererseits wird auch argumentiert, dass eine gestörte perzeptive Komponente eher durch eine verzerrte Informationsverarbeitung entsteht, als dass grundlegende perzeptive Prozesse defizitär sind. Personen mit einer Körperbildstörung wären demnach in der Lage, ihren eigenen Körper grundsätzlich korrekt zu sehen, können aber über ihre negativen körperbezogenen Einstellungen zu verzerrten Urteilen in Schätzaufgaben von Körperteilen kommen (Mölbert et al. 2018). Insgesamt ist das Forschungsfeld von heterogenen Studiendesigns und Messmethoden geprägt, sodass Aussagen zu Ursachen noch nicht klar zu treffen sind.

8.1.2 Die kognitiv-affektive Komponente

Die kognitiv-affektive Komponente des Körperbildes umfasst Einstellungen und Gefühle bezüglich des eigenen Körpers (Vocks et al. 2006). Am meisten beforscht ist in diesem Zusammenhang das Konstrukt der *Körperunzufriedenheit*, welche mittels Selbstauskunftsfragebögen wie dem *Eating Disorder Inventory* (EDI-2; Paul und Thiel 2005) erhoben werden kann, der auch bei Jugendlichen valide zu sein scheint (Salbach-Andrae et al. 2010 s. auch ▶ Kap. 7). Mädchen mit AN und BN (Bauer et al. 2017a; Salbach-Andrae et al. 2010; Salbach et al. 2007; Schneider et al. 2009) und Jungen mit AN (Gila et al. 2005) weisen eine stärkere Körperunzufriedenheit im EDI-2 auf als Kinder und Jugendliche ohne Essstörungen. Eine Studie, die die spanische Version des *Fragebogens zum Figurbewusstsein* (FFB) nutzte, deutete ebenfalls auf eine Assoziation von Körperunzufriedenheit und Essstörungspathologie bei spanischen Jugendlichen mit Essstörungen hin (Laporta-Herrero et al. 2018). In dieser Studie zeigte sich außerdem, dass Jugendliche mit BN und AN vom Purging-Typ eine stärkere Unzufriedenheit mit dem eigenen Körper aufweisen als Jugendliche mit AN vom restriktiven Typ und Jugendliche mit BES.

Anstelle von Fragebögen werden als weitere Verfahren zur Messung von Körperunzufriedenheit auch Körper-Silhouetten verwendet, bei denen sowohl der Körper ausgewählt wird, der am besten den eigenen Körper darstellt, als auch der Körper, welcher dem eigenen Ideal am ehesten entspricht (Tremblay und Limbos 2009). Die Differenz aus diesen beiden Angaben spiegelt das Ausmaß der Körperunzufriedenheit wider. Solche Verfahren bieten sich insbesondere bei jüngeren Kindern an, die noch nicht reflektiert genug ihre Körperunzufriedenheit in Fragebögen angeben können (Tremblay und Limbos 2009). Dabei ist Körperunzufriedenheit bereits bei Mädchen ohne Essstörungen im Alter von 7 bis 11 Jahren deutlich ausgeprägt, da sich etwa 65 % einen dünneren Körper als ihren aktuellen Körper wünschen (Evans et al. 2013). Diese »normative« Körperunzufriedenheit unter Mädchen ohne Essstörungen zeigt sich auch in älteren Stichproben, in denen mehr als die Hälfte der Mädchen unzufrieden mit dem eigenen Körper waren, während Körperunzufriedenheit bei Jungen etwa ein Drittel betraf (Mohnke und Warschburger 2011).

Über Körperunzufriedenheit hinaus wurden als kognitiv-affektive Komponente auch das Ausmaß von Figur- und Gewichtssorgen (Bauer et al. 2017a), Schlankheitsstreben und die Überbewertung von Figur und Gewicht für die eigene Selbstbewertung (Bauer et al. 2017a; Mitchison et al. 2017; Salbach-Andrae et al. 2010; Salbach et al. 2007) untersucht, welche bei Mädchen mit AN und BN stärker ausgeprägt sind als bei Mädchen ohne Essstörungen. Körperunzufriedenheit sowie Figur- und Gewichtssorgen sind auch mit Binge-Eating und Kontrollverlust beim Essen in der Jugend assoziiert, wobei Studien zu Jugendlichen mit einer diagnostizierten BES bis auf die oben genannte spanische Studie (Laporta-Herrero et al. 2018) fehlen (Lewer et al. 2017). Eine Vielzahl von Studien an Erwachsenen mit BES zeigte jedoch bereits auf, dass Körperunzufriedenheit sowie Figur- und Gewichtssorgen bei Personen mit Adipositas und BES höher ausgeprägt sind als bei Personen mit Adipositas ohne BES (Lewer et al. 2017).

8.1.3 Die behaviorale Komponente

Als behaviorale Manifestation der kognitiv-affektiven Komponente zeigen sich sowohl körperbezogenes Kontrollverhalten als auch körperbezogenes Vermeidungsverhalten, welche tendenziell phänomenologisch entgegengesetztes Verhalten sind (Nikodijevic et al. 2018). So wird beim körperbezogenen Kontrollverhalten der Körper intensiv beobachtet und geprüft, während beim körperbezogenen Vermeidungsverhalten die Auseinandersetzung mit dem eigenen Körper gemieden wird. Körperbezogenes Kontrollverhalten zeigt sich z. B. durch das wiederholte Wiegen des eigenen Körpers, das Abmessen von Körperteilen mit Hilfe von Maßbändern, die Betrachtung von Körperteilen im Spiegelbild, die Überprüfung der Passung von Kleidung, das Anfassen von Körperstellen wie dem Hüftknochen, das Kneifen von Körperstellen, Rückversicherungsverhalten zur eigenen Figur bei Angehörigen und Vergleiche mit Körpern anderer Personen (Kraus et al. 2015). Zum körperbezogenen Vermeidungsverhalten zählt hingegen z. B. das Verhüllen des eigenen Körpers durch weite Kleidung, das Vermeiden von Kleidungseinkäufen oder Schwimmbadbesuchen, das Abhängen von Spiegeln oder das Meiden einer Gewichtsmessung mittels Körperwaage (Nikodijevic et al. 2018).

Die behaviorale Komponente wurde bei Kindern und Jugendlichen bislang kaum beforscht (Sattler et al. 2020). Um diese Komponente zu erfassen, werden meist Fragebögen wie der *Body Checking Questionnaire* (BCQ; Vocks et al. 2008) und der *Body Avoidance Questionnaire* (BIAQ; Legenbauer et al. 2007) eingesetzt. Ein Fragebogen, der beide Facetten erfasst und ebenfalls im Jugendalter eingesetzt werden kann, ist der *Body Checking and Avoidance Questionnaire* (BCAQ; Legenbauer et al. 2017). Studien zu den deutschsprachigen Versionen der genannten Fragebögen ergaben, dass auch bei Jugendlichen mit AN oder BN körperbezogene Kontroll- und Vermeidungsverhalten deutlicher ausgeprägt sind als bei Jugendlichen ohne Essstörungen (Steinfeld et al. 2017a; Steinfeld et al. 2018; Tan 2020). Zwei aktuelle Metanalysen legen außerdem dar, dass sowohl körperbezogenes Kontroll- als auch Vermeidungsverhalten bei erwachsenen Personen mit Essstörungen vermehrt im Vergleich zu Personen ohne Essstörungen auftreten (Nikodijevic et al. 2018; Walker et al. 2018). Studien an Jugendlichen mit BES wurden bislang nicht durchgeführt, aber Untersuchungen an Erwachsenen legen ebenfalls nahe, dass auch bei der BES mehr dysfunktionale körperbezogene Verhaltensweisen vorhanden sind als bei Personen ohne Essstörungen (Lewer et al. 2017). Es gibt außerdem Hinweise darauf, dass das körperbezogene Vermeidungs- und Kontrollverhalten mit körperbezogenen Bewertungsängsten in Zusammenhang steht bzw. das Ausmaß körperbezogener Ängste den Zusammenhang zwischen Essstörungspathologie und körperbezogenem Vermeidungs- und Kontrollverhalten vermittelt (Radix et al. 2019).

8.2 Das kognitiv-behaviorale Modell für Körperbildstörungen

Welche Faktoren zur Entwicklung und Aufrechterhaltung des Körperbildes beitragen, ist im kognitiv-behavioralen Modell für Körperbildstörungen nach Cordes et al. (2015) beschrieben. Die Jugendphase stellt dabei eine besonders kritische Phase für die Entwicklung eines negativen Körperbildes dar (Voelker et al. 2015). Die einzelnen Faktoren sind in Anlehnung an das Modell von Cordes et al. (2015) in ▶ Abb. 8.1 abgebildet und werden im Folgenden genauer erläutert.

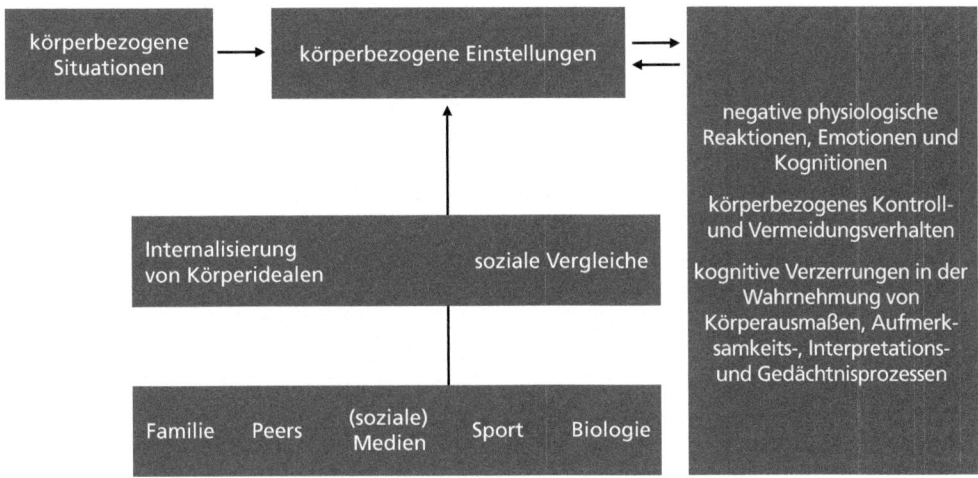

Abb. 8.1: Kognitiv-behaviorales Modell für Körperbildstörungen in Anlehnung an Cordes et al. (2015)

8.2.1 Familie

Einer der Faktoren, die auf das Körperbild bei Kindern und Jugendlichen einwirken können, ist das familiäre Umfeld (Claydon et al. 2020). Die Weitergabe eines gestörten Körperbildes von Eltern zu ihren Kindern kann dabei über zwei Wege geschehen. Einerseits können direkte negative Kommentare an das Kind bezüglich seines Aussehens und Körpergewichts gerichtet werden (direkte Transmission) oder das Kind per Modelllernen dysfunktionale körperbezogene Einstellungen verinnerlichen, wenn Eltern z. B. Diäten halten oder negativ über Körpergewicht sprechen (indirekte Transmission) (Claydon et al. 2020, 2019). Dass Körperunzufriedenheit eher bei Mädchen als bei Jungen auftritt, könnte außerdem damit zusammenhängen, dass Eltern aufgrund ihres soziokulturellen Kontexts, in dem Aussehen für Frauen bedeutsamer ist als für Männer, bei Mädchen mehr Wert auf Aussehen legen als bei Jungen (Rodgers und Chabrol 2009). Besonders problematisch erscheint dabei der Umstand, dass den Eltern gerade bei jüngeren Kindern oftmals nicht bewusst ist, dass ihre Aussagen und ihr Verhalten das Körperbild der Kinder bereits prägen (Liechty et al. 2016). Ein fürsorgliches und liebevolles elterliches Verhalten gegenüber Kindern ist dagegen mit einem positiveren Körperbild des Kindes assoziiert und kann daher als Schutzfaktor betrachtet werden (Michael et al. 2014).

8.2.2 Gleichaltrige (Peers)

Neben der Familie sind auch die Peers ein relevanter Einflussfaktor auf das Körperbild (Michael et al. 2014). So zeigt sich bereits im vorpubertären Alter, dass die wahrgenommene Körperunzufriedenheit von Peers mit deren eigenen Körpern ein Prädiktor für die Körperunzufriedenheit des untersuchten Kindes ist (Dohnt und Tiggemann 2006). Mit steigendem Alter wird die Meinung der Peers immer bedeutsamer für Kinder und Jugendliche und damit auch ihr Einfluss auf das Körperbild (Patton und Viner 2007). Darüber hinaus ist im Jugendalter ein attraktiveres Aussehen mit größerer Beliebtheit verknüpft (Becker und Luthar 2007; Patton und Viner 2007). Kritische Kommentare von Gleichaltrigen bezüglich des Aussehens zeigen einen Effekt auf die Körperunzufriedenheit von Kindern und Jugendlichen im Alter von etwa 11 bis 15 Jahren (Jones et al. 2004). Aussehens- und gewichtsbezogene Hänseleien unter Gleichaltrigen erhöhen außerdem die Vulnerabilität für späteres restriktives Essen und emotionale Probleme (Zuba und Warschburger 2017). Gerade Kinder mit Übergewicht sind oftmals von solchen Hänseleien betroffen und leiden unter diesen (Helfert und Warschburger 2013). Gespräche mit Gleichaltrigen über das Aussehen führen außerdem zu einer stärkeren Internalisierung des Schlankheitsideals und damit zu einer stärkeren Unzufriedenheit mit dem eigenen Körper (Jones et al. 2004). Peers können demnach ähnlich wie die Familie das Schönheitsideal und die Stigmatisierung von Übergewicht beeinflussen (Shomaker und Furman 2007; Zuba und Warschburger 2017). Jugendliche messen sich darüber hinaus in ihrem Aussehen mit anderen Jugendlichen, sodass dysfunktionale soziale Vergleiche die Körperzufriedenheit senken können (Jones 2001).

8.2.3 (Soziale) Medien

Zusätzlich zu Familie und Peers haben auch die Medien einen Einfluss auf das Körperbild bei Kindern und Jugendlichen, da sie sowohl das Schönheitsideal transportieren als auch zu Aufwärtsvergleichen mit attraktiven Personen anregen können (Rodgers et al. 2015). Eine experimentelle Untersuchung der unterschiedlichen Darbietungsweisen des Schlankheitsideals in Medien (z. B. über Musikvideos oder über Magazine) zeigte z. B., dass die Präsentation entsprechender Bilder kontextübergreifend die Körperunzufriedenheit bei Mädchen steigert, wobei dieser Effekt bei Mädchen, die sich mit dem präsentierten Model stark identifizieren, größer war (Bell und Dittmar 2011). Neben dem Einfluss klassischer Medien wie Fernsehen und Zeitschriften auf das Körperbild wird dem Einfluss sozialer Medien wie Facebook und Instagram immer mehr Bedeutung beigemessen (Saiphoo und Vahedi 2019). Die Nutzung sozialer Medien steigt gerade unter Jugendlichen immer mehr an, sodass 2016 der durchschnittliche tägliche Konsum bei Jugendlichen in der zwölften Klasse bei etwa 1,5 bis 2 Stunden lag und etwa 82 % der Jugendlichen jeden Tag soziale Medien konsumierten, was in etwa doppelt so viel war wie noch 2006 (Twenge et al. 2018). Der Gebrauch sozialer Medien ist dabei mit der Internalisierung des Schlankheitsideals (Mingoia et al. 2017), mit Störungen des Körperbildes (Saiphoo und Vahedi 2019) und mit Essstörungspathologie assoziiert (Holland und Tiggemann 2016).

Insbesondere das Betrachten, Hochladen und Kommentieren von Fotos sowie das Erhalten negativer Kommentare von Anderen sind problematische Aktivitäten auf sozialen Plattformen (Meier und Gray 2014; Mingoia et al. 2017). Da auf sozialen Plattformen primär besonders attraktive und bearbeitete

Darstellungen des Körpers hochgeladen werden, kommt es bei den Konsumenten eher zu Aufwärtsvergleichen mit vermeintlich schöneren und erfolgreicheren Gleichaltrigen, was die Körperunzufriedenheit bei Jugendlichen fördern kann (Rodgers et al. 2020). Trotz zahlreicher Studien zu den negativen Effekten der Präsentation von Schönheitsidealen in den Medien muss allerdings konstatiert werden, dass viele Personen trotz Medienkonsums keine Körperbildstörungen entwickeln und dass sich der negative Effekt von Medien auf das Körperbild in einer Metaanalyse als sehr klein darstellte (Ferguson 2013). Die Metaanalyse verwies darauf, dass primär vulnerable Personen wie Frauen mit einer bereits bestehenden Körperunzufriedenheit durch Medien negativ beeinflusst werden könnten. Welche Faktoren dazu beitragen können, dass sich Medien negativ auf das Körperbild auswirken und wie dem entgegengewirkt werden kann, ist insgesamt noch nicht ausreichend geklärt (Levine und Murnen 2009).

8.2.4 Sport

Neben dem sozialen Umfeld und den Medien gelten bestimmte ausgeübte Sportarten als ungünstig für die Entwicklung eines positiven Körperbildes von Kindern und Jugendlichen. Eine erhöhte Körperbildproblematik wurde z. B. bei Jugendlichen und jungen Erwachsenen festgestellt, die Ballett (Ravaldi et al. 2006), Eiskunstlauf (Jonnalagadda et al. 2004) oder auch Bodybuilding ausüben (Cafri et al. 2006; Mitchell et al. 2017). Insbesondere Sportarten, bei denen ein bestimmtes Körpergewicht (Kraus et al. 2018), Muskulosität, Ästhetik oder Schlankheit im Vordergrund stehen und mit Erfolg im Sport verknüpft sind, sind mit einer erhöhten Körperunzufriedenheit assoziiert (Kong und Harris 2015). Sport kann demnach die Körperunzufriedenheit fördern. Auf der anderen Seite wurde auch festgestellt, dass jugendliche Hobby-Sportler ein positiveres Körperbild haben als Jugendliche, die keinen Sport betreiben (Jankauskiene und Baceviciene 2019). Sport, der zum Spaß und nicht zur Gewichtsabnahme betrieben wird, könnte daher auch einen Schutzfaktor darstellen, da möglicherweise die Wertschätzung der Funktionalität des Körpers und nicht nur der Optik gefördert wird (Hausenblas und Fallon 2006). Außerdem könnten Jugendliche, die Sport betreiben, zufriedener mit ihrem Körper sein, da ihr Körper eher dem gesellschaftlich anerkannten schlankem Ideal entspricht als der von Jugendlichen, die keinen Sport betreiben (Hausenblas und Fallon 2006).

8.2.5 Biologie

Über die soziokulturellen Faktoren hinaus beeinflussen zudem biologische Faktoren das Körperbild. In einer aktuellen Metaanalyse zeigte sich, dass ein früherer Eintritt in die Pubertät mit einem erhöhten Risiko für Psychopathologie assoziiert ist (Ullsperger und Nikolas 2017). Ein Grund hierfür könnte die dadurch entstehende Kluft zwischen der körperliche Reife und der kognitiven sowie emotionalen Reife sein, welche zu Stress und zu einer größeren Vulnerabilität für psychische Erkrankungen führt (Ullsperger und Nikolas 2017). Innerhalb der Pubertät sorgen körperliche Prozesse bei Mädchen zumeist dafür, dass es zu einem höheren Körperfettanteil und breiteren Hüften kommt, sodass sich der Körper weiter vom Schlankheitsideal entfernt, was Körperunzufriedenheit begünstigen kann (Jones 2004; Presnell et al. 2004). Allgemein kann aufgrund des vorherrschenden Schlankheitsideals ein hohes Körpergewicht als Risikofaktor für Körperunzufriedenheit angesehen werden (Brownell 1991; Wojtowicz und Von Ranson 2012). Das Körpergewicht und die Körperform sind dabei zum Teil genetisch festgelegt (Lajunen et al. 2009), sodass das Erreichen des Schlankheitsideals für viele Mädchen nur mit äußerst schwerwiegenden Maßnahmen und Nebenwirkungen oder gar nicht erreichbar ist. In Einklang damit zeigte sich in einer finnischen Zwillingsstudie, dass Körperunzufriedenheit und Schlankheitsstreben bei jungen Frauen eine hohe genetische Heritabilität aufweisen, während für Männer keine genetischen Faktoren, sondern ausschließlich Umgebungsfaktoren relevant für die Entwicklung von Körperunzufriedenheit und Schlankheitsstreben waren (Keski-Rahkonen et al. 2005).

8.2.6 Die Internalisierung des Körperideals und soziale Vergleiche

Als mediierende Faktoren zwischen den soziokulturellen und biologischen Einflüssen auf das Körperbild werden gemäß dem Modell von Cordes und Kollegen (2015) die Internalisierung des soziokulturellen Körperideals und soziale Vergleiche angesehen. Die Internalisierung des Körperideals, also die Übernahme des gesellschaftlichen Schönheitsideals als persönlichen Standard, ist sowohl für Jungen als auch für Mädchen ein wichtiger Einflussfaktor bezüglich der Körperunzufriedenheit (Lawler und Nixon 2011). In Kulturen mit hohem sozioökonomischen Status und Zugang zu westlichen Medien gilt für Frauen ein Schlankheitsideal (Swami et al. 2010), gemäß welchem attraktive weibliche Körper im unteren Normalgewichtsbereich liegen (Crossley et al. 2012). Bei Männern ist neben Schlankheit auch Muskulosität für das Schönheitsideal relevant, sodass als Ideal eine deutlich sichtbare Muskulatur bei geringem Körperfettanteil und einer V-Form des Körpers mit breiten Schultern und schmaler Hüfte angesehen wird (Ridgeway und Tylka 2005). Ein insbesondere in den letzten Jahren auf sozialen Plattformen gefördertes Schönheitsideal bei Frauen (»fitspirations«) favorisiert allerdings auch bei Frauen einen trainierten Körper gegenüber reiner Schlankheit (»thinspirations«) (Tiggemann und Zaccardo 2015). Diese medialen Darstellungen sowie Personen im sozialen Umfeld bieten, wie weiter oben beschrieben, Vergleichsmöglichkeiten für Jugendliche, um ihr eigenes Aussehen einzuordnen. In einer Metaanalyse zeigte sich, dass eine generelle Neigung zu sozialen Vergleichen mit einer stärkeren Körperunzufriedenheit einhergeht (Myers und Crowther 2009). Aufwärtsvergleiche, bei denen man sich mit einer attraktiveren Person als sich selbst vergleicht, sind dabei prädiktiv für eine negativere Bewertung des eigenen Aussehens, während Abwärtsvergleiche, bei denen man sich mit einer weniger attraktiven Person als sich selbst vergleicht, prädiktiv für eine positivere Bewertung sind (O'Brien et al. 2009).

8.2.7 Dysfunktionale körperbezogene Verarbeitungsprozesse

Gemäß dem kognitiv-behavioralen Modell werden körperbezogene Einstellungen durch körperbezogene Situationen aktiviert (Williamson et al. 2004) wie z. B. die Aktivierung der Einstellung »Mein Bauch ist viel zu dick.« beim Erblicken des eigenen Körpers im Spiegel. Diese Situationen werden kongruent mit den körperbezogenen Einstellungen kognitiv verarbeitet, sodass als Reaktionen negative Emotionen, Kognitionen und körperliche Reaktionen (Bauer et al. 2017b; Tuschen-Caffier et al. 2003; Vocks et al. 2007) sowie körperbezogenes Kontroll- und Vermeidungsverhalten (Walker et al. 2018) resultieren können, welche wiederum die körperbezogenen Einstellungen mitaufrechterhalten (Williamson et al. 2004).

Als spezifische Reaktion können auch kognitive Verzerrungen auftreten, bei welchen Aufmerksamkeits- und Gedächtnisprozesse, Interpretationen und die Einschätzung von Körperausmaßen gemäß den Körperbildeinstellungen verzerrt sind (Rodgers und DuBois 2016; Williamson et al. 2004). Die verzerrte Wahrnehmung von Körperausmaßen wurde bereits in ▶ Kap. 8.1.1 beschrieben. Hinsichtlich Aufmerksamkeitsverzerrungen zeigte sich z. B., dass Mädchen mit AN oder BN mehr auf ihre eigenen als unattraktiv bewerteten Körperareale als auf ihre eigenen als attraktiv bewerteten Areale schauen und dass diese dysfunktionale Aufmerksamkeitslenkung deutlicher ausgeprägt ist als bei Mädchen ohne Essstörungen (Bauer et al. 2017a). Verzerrungen in der Interpretation von und Erinnerung an körperbezogene Situationen wurden an Jugendlichen noch nicht untersucht. Studien an Erwachsenen legen allerdings nahe, dass Personen, die sich viele Sorgen um ihr Aussehen machen, neutrale Inhalte eher als aufs Aussehen bezogen und negativ interpretieren als Personen, die sich weniger mit ihrem Aussehen beschäftigen. (Rosser et al. 2010). Außerdem erinnern Personen mit einer starken Körperunzufriedenheit besonders auf das Aussehen bezogene Wörter im Vergleich zu Personen mit geringer Körperunzufriedenheit.(Rodgers und DuBois 2016).

Eine besondere Bedeutung für die verzerrten Informationsverarbeitungsprozesse spielt auch die Identität des wahrgenommenen Körpers. So deuten Studien an erwachsenen Frauen mit AN und BN auf Doppelstandards in der Körperbewertung hin, sodass der eigene Körper strenger beurteilt wird als andere Körper (Voges et al. 2018). Auch zeigte sich, dass Mädchen mit AN und BN länger auf ihre als unattraktiv bewerteten Körperareale ihres Körpers schauen als auf die als unattraktiv bewerteten Areale eines anderen Körpers (Bauer et al. 2017a). Insgesamt ist festzuhalten, dass die meisten Studien zu kognitiven Verzerrungen bislang an Erwachsenen durchgeführt wurden, sodass deren Überprüfungen bei Kindern und Jugendlichen noch ausstehen. Die bisherigen Befunde deuten allerdings darauf hin, dass durch die körperbezogenen Einstellungen bei Essstörungen die kognitive Verarbeitung insbesondere des eigenen Körpers verzerrt ist.

8.3 Die Behandlung von Körperbildstörungen

Eine Auflistung diagnostischer Instrumente zur Erfassung der drei Komponenten von Körperbildstörungen ist bei Steinfeld et al. (2017b) dargestellt. Dabei sind nicht sämtliche der beschriebenen Fragebögen an Kindern und Jugendlichen validiert, können aber vermutlich bei älteren Jugendlichen gleichermaßen eingesetzt werden. Für jüngere Kinder sollte insbesondere berücksichtigt werden, dass für ihren Entwicklungsstand angemessene Verfahren eingesetzt werden (Cuesta-Zamora und Navas 2017). Bei Körperbildstörungen sollten Interventionen zur Verbesserung des Körperbildes in die Behandlung der Essstörung integriert werden (Vocks et al. 2006), wie sie z. B. im Manual *Körperbildtherapie bei Anorexia und Bulimia nervosa* (Vocks et al. 2018) beschrieben sind. Auch bei der Behandlung der BES werden Körperbildinterventionen empfohlen und im Behandlungsmanual beschrieben (Hilbert und Tuschen-Caffier 2010).

Die Interventionen enthalten im Wesentlichen die Erarbeitung eines Störungsmodells, die Modifikation dysfunktionaler körperbezogener Kognitionen, Körperkonfrontationen bzw. Spiegelexpositionen, die Reduktion körperbezogenen Vermeidungs- und Kontrollverhaltens und den Aufbau positiver körperbezogener Aktivitäten (Vocks et al. 2018). Die gemeinsame Erarbeitung eines Störungsmodells und die Kognitive Therapie können ähnlich dem Vorgehen bei anderen psychischen Störungen und Problemmustern umgesetzt werden (z. B. logische und hedonistische Disputation des Gedankens »Ich bin nur etwas wert, wenn ich schlank bin.«). Auch die Analyse funktionalen und dysfunktionalen Verhaltens kann ähnlich wie bei anderen Problemmustern durch Situationsanalysen und Protokolle erarbeitet und Verhaltensänderungen herbeigeführt werden (z. B. Besuch eines Schwimmbads, Tragen enger Kleidung).

Eine körperbildspezifische Intervention ist die Körperkonfrontation, bei der Spiegel- oder Videoexpositionen durchgeführt werden, um korrigierende Erfahrungen mit dem eigenen Körper zu machen, negative körperbezogene Gefühle ab- und positive körperbezogene Gefühle aufzubauen (Vocks et al. 2018). Viele Studien konnten bereits belegen, dass Körperkonfrontationen die Körperunzufriedenheit senken können (Butler und Heimberg 2020) und den wichtigsten Bestandteil einer erfolgreichen Körperbildtherapie darstellen (Vocks et al. 2018). Der Einsatz von Spiegelexpositionen ist allerdings bei Personen mit extremen Untergewicht oder Personen mit akuter Depression und selbstverletzendem Verhalten abzuwägen und gut vorzubereiten, da auch unerwünschte Nebenwirkungen eintreten könnten (z. B. Gewöhnung an Untergewicht, Auslösung von selbstverletzendem Verhalten oder Suizidalität) (Griffen et al. 2018). Eine zukünftige Modifikation könnte der Einsatz von Virtual Reality sein, um Körperkonfrontationen in unterschiedlichen virtuellen Situationen durchzuführen (Riva et al. 2019), den eigenen Körper bei AN im Normalgewicht statt im aktuellem Untergewicht zu präsentieren (Ziser et al. 2018) oder sehr rigide Grenzen, ab wann ein Körper als dünn oder dick klassifiziert wird, zu verschieben. (Irvine et al. 2020).

Die benannten körperbildspezifischen Interventionen können bei Jugendlichen vermutlich im Großen und Ganzen mit einigen altersspezifischen Adaptationen übernommen werden, jedoch ist zu berücksichtigen, dass eine empirische Überprüfung der Wirksamkeit dieser Interventionen bei Kindern und Jugendlichen noch aussteht. Insbesondere bei Konfrontationsverfahren sollte das Alter und der Entwicklungsstand des Kindes in jedem Fall berücksichtigt werden, um zu entscheiden, inwiefern eine Körperkonfrontation mit einem Kind bzw. einem Jugendlichen durchgeführt werden sollte. Da das Erstmanifestationsalter für Essstörungen zumeist im Jugendalter liegt, wäre generell eine vermehrte Erforschung von Körperbildstörungen und insbesondere von körperbildspezifischen Interventionen bei Kindern und Jugendlichen wünschenswert, um frühzeitig einer Chronifizierung von Körperbild- und Essstörungen entgegenwirken zu können.

Literatur

Bauer A, Schneider S, Waldorf M et al. (2017a) Selective visual attention towards oneself and associated state body satisfaction: an eye-tracking study in adolescents with different types of eating disorders. J Abnorm Child Psychol 45: 1647–1661.

Bauer A, Schneider S, Waldorf M et al. (2017b) Visual processing of one's own body over the course of time: Evidence for the vigilance-avoidance theory in adolescents with anorexia nervosa? Int J Eat Disord 50: 1205–1213.

Becker BE, Luthar SS (2007) Peer-perceived admiration and social preference: Contextual correlates of positive peer regard among suburban and urban adolescents. J Res Adolesc 17: 117–144.

Bell BT, Dittmar H (2011) Does media type matter? The role of identification in adolescent girls' media consumption and the impact of different thin-ideal media on body image. Sex Roles 65: 478–490.

Brownell KD (1991) Dieting and the search for the perfect body: Where physiology and culture collide. Behav Ther 22: 1–12.

Butler RM, Heimberg RG (2020) Exposure therapy for eating disorders: A systematic review. Clin Psychol Rev 78: 101851.

Cafri G, Van Den Berg P, Thompson JK (2006) Pursuit of muscularity in adolescent boys: Relations among biopsychosocial variables and clinical outcomes. J Clin Child Adolesc Psychol 35: 283–291.

Carter JC, Blackmore E, Sutandar-Pinnock K et al. (2004) Relapse in anorexia nervosa: A survival analysis. Psychol Med 34: 671–679.

Claydon EA, Lilly CL, Zerwas SC et al. (2020) An exploratory study on the intergenerational transmission of dieting proneness within an eating disorder population. Eat Weight Disord 25: 1171–1181.

Claydon EA, Zullig KJ, Lilly CL et al. (2019) An exploratory study on the intergenerational transmission of obesity and dieting proneness. Eat Weight Disord 24: 97–105.

Cordes M, Bauer A, Waldorf M et al. (2015) Körperbezogene Aufmerksamkeitsverzerrungen bei Frauen und Männern. Psychotherapeut 60: 477–487.

Crossley KL, Cornelissen PL, Tovée MJ (2012) What is an attractive body? Using an interactive 3D program to create the ideal body for you and your partner. PLoS ONE 7: e50601.

Cuesta-Zamora C, Navas L (2017) A review of instruments for assessing body image in preschoolers. Univers J Educ Res 5: 1667–1677.

Dohnt HK, Tiggemann M (2006) Body image concerns in young girls: The role of peers and media prior to adolescence. J Youth Adolesc 35: 141–151.

Evans EH, Tovée MJ, Boothroyd LG et al. (2013) Body dissatisfaction and disordered eating attitudes in 7- to 11-year-old girls: Testing a sociocultural model. Body Image 10: 8–15.

Ferguson CJ (2013) In the eye of the beholder: Thin-ideal media affects some, but not most, viewers in a meta-analytic review of body dissatisfaction in women and men. Psychol Pop Media Cult 2: 20–37.

Gila A, Castro J, Cesena J et al. (2005) Anorexia nervosa in male adolescents: Body image, eating attitudes and psychological traits. J Adolesc Heal 36: 221–226.

Gila A, Castro J, Toro J et al. (1998) Subjective body-image dimensions in normal and anorexic adolescents. Br J Med Psychol 71: 175–184.

Glashouwer KA, van der Veer RML, Adipatria F et al. (2019) The role of body image disturbance in the onset, maintenance, and relapse of anorexia nervosa: A systematic review. Clin Psychol Rev 74: 101771.

Griffen TC, Naumann E, Hildebrandt T (2018) Mirror exposure therapy for body image disturbances and eating disorders: A review. Clin Psychol Rev 65: 163–174.

Hausenblas HA, Fallon EA (2006) Exercise and body image: A meta-analysis. Psychol Heal 21: 33–47.

Helfert S, Warschburger P (2013) The face of appearance-related social pressure: Gender, age and body mass variations in peer and parental pressure during adolescence. Child Adolesc Psychiatry Ment Heal 7: 1–11.

Hilbert A, Tuschen-Caffier B (2010) Essanfälle und Adipositas: ein Manual zur kognitiv-behavioralen Therapie der Binge-Eating-Störung. Göttingen: Hogrefe.

Holland G, Tiggemann M (2016) A systematic review of the impact of the use of social networking sites on body image and disordered eating outcomes. Body Image 17: 100–110.

Irvine KR, Irvine AR, Maalin N et al. (2020) Using immersive virtual reality to modify body image. Body Image 33: 232–243.

Jankauskiene R, Baceviciene M (2019) Body image and disturbed eating attitudes and behaviors in sport-involved adolescents: The role of gender and sport characteristics. Nutrients 11: 3061.

Jones DC (2001) Social comparison and body image: Attractiveness comparisons to models and peers among adolescent girls and boys. Sex Roles 45: 645–664.

Jones DC (2004) Body image among adolescent girls and boys: A longitudinal study. Dev Psychol 40(5): 823–835.

Jones DC, Vigfusdottir TH, Lee Y (2004) Body image and the appearance culture among adolescent girls and boys: An examination of friend conversations, peer criticism, appearance magazines, and the internalization of appearance ideals. J Adolesc Res 19: 323–339.

Jonnalagadda SS, Ziegler PJ, Nelson JA (2004) Food preferences, dieting behaviors, and body image perceptions of elite figure skaters. Int J Sport Nutr and Exerc Metab 14: 594–606.

Keel PK, Dorer DJ, Franko DL et al. (2005) Postremission predictors of relapse in women with eating disorders. Am J Psychiatry 162: 2263–2268.

Keski-Rahkonen A, Bulik CM, Neale BM et al. (2005) Body dissatisfaction and drive for thinness in young adult twins. Int J Eat Disord 37: 188–199.

Keski-Rahkonen A, Mustelin L (2016) Epidemiology of eating disorders in Europe: prevalence, incidence, comorbidity, course, consequences, and risk factors. Curr Opin Psychiatry 29: 372–377.

Kong P, Harris LM (2015) The sporting body: Body image and eating disorder symptomatology among female athletes from leanness focused and nonleanness focused sports. J Psychol Interdiscip Appl 149: 141–160.

Kraus N, Lindenberg J, Zeeck A et al. (2015) Immediate effects of body checking behaviour on negative and positive emotions in women with eating disorders: An ecological momentary assessment approach. European Eating Disorders Review 23: 399–407.

Kraus U, Holtmann SC, Legenbauer T (2018) Eating disturbances in competitive lightweight and heavyweight rowers. J Clin Sport Psychol 12 (4): 630–646.

Lajunen HR, Kaprio J, Keski-Rahkonen A et al. (2009) Genetic and environmental effects on body mass index during adolescence: A prospective study among Finnish twins. Int J Obes 33: 559–567.

Laporta-Herrero I, Jáuregui-Lobera I, Barajas-Iglesias B et al. (2018) Body dissatisfaction in adolescents with eating disorders. Eat Weight Disord 23: 339–347.

Lawler M, Nixon E (2011) Body dissatisfaction among adolescent boys and girls: The effects of body mass, peer appearance culture and internalization of appearance ideals. J Youth Adolesc 40: 59–71.

Legenbauer T, Martin F, Blaschke A et al. (2017). Two sides of the same coin? A new instrument to assess body checking and avoidance behaviors in eating disorders. Body Image 21: 39–46.

Legenbauer T, Thiemann P, Vocks S (2014) Body image disturbance in children and adolescents with eating disorders: Current evidence and future directions. Z Kinder Jugendpsychiatr Psychother 42: 51–59.

Legenbauer T, Vocks S, Schütt-Strömel S (2007) Validierung einer deutschsprachigen Version des Body Image Avoidance Questionnaire BIAQ. Diagnostica 53: 218–225.

Levine MP, Murnen SK (2009) »Everybody knows that mass media are/are not [pick one] a cause of eating disorders«: A critical review of evidence for a causal link between media, negative body image, and disordered eating in females. J Soc Clin Psychol 28: 9–42.

Lewer M, Bauer A, Hartmann AS, Vocks S (2017) Different facets of body image disturbance in binge eating disorder: A review. Nutrients 9(12): 1294.

Liechty JM, Clarke S, Birky JP et al. (2016) Perceptions of early body image socialization in families: Exploring knowledge, beliefs, and strategies among mothers of preschoolers. Body Image 19: 68–78.

Meier EP, Gray J (2014) Facebook photo activity associated with body image disturbance in adolescent girls. Cyberpsychology, Behav Soc Netw 17: 199–206.

Michael SL, Wentzel K, Elliott MN et al. (2014) Parental and peer factors associated with body image discrepancy among fifth-grade boys and girls. J Youth Adolesc 43: 15–29.

Mingoia J, Hutchinson AD, Wilson C et al. (2017) The relationship between social networking site use and the internalization of a thin ideal in females: A meta-analytic review. Front Psychol 8: 1351.

Mitchell L, Murray SB, Cobley S et al. (2017) Muscle dysmorphia symptomatology and associated psychological features in bodybuilders and non-bodybuilder resistance trainers: A systematic review and meta-analysis. Sport Med 47: 233–259.

Mitchison D, Hay P, Griffiths S et al. (2017) Disentangling body image: The relative associations of overvaluation, dissatisfaction, and preoccupation with psychological distress and eating disorder behaviors in male and female adolescents. Int J Eat Disord 50: 118–126.

Mohnke S, Warschburger P (2011) Körperunzufriedenheit bei weiblichen und männlichen Jugendlichen: Eine geschlechtervergleichende Betrachtung von Verbreitung, Prädiktoren und Folgen. Prax Kinderpsychol Kinderpsychiatr 60: 285–303.

Mölbert SC, Klein L, Thaler A et al. (2017) Depictive and metric body size estimation in anorexia nervosa and bulimia nervosa: A systematic review and meta-analysis. Clin Psychol Rev 57: 21–31.

Mölbert SC, Thaler A, Mohler BJ et al. (2018) Assessing body image in anorexia nervosa using biometric self-avatars in virtual reality: Attitudinal components rather than visual body size estimation are distorted. Psychol Med 48: 642–653.

Myers TA, Crowther JH (2009) Social comparison as a predictor of body dissatisfaction: A meta-analytic review. J Abnorm Psychol 118: 683–698.

Nikodijevic A, Buck K, Fuller-Tyszkiewicz M et al. (2018) Body checking and body avoidance in eating disorders: Systematic review and meta-analysis. Eur Eat Disord Rev 26: 159–185.

O'Brien KS, Caputi P, Minto R et al. (2009) Upward and downward physical appearance comparisons: Development of scales and examination of predictive qualities. Body Image 6: 201–206.

Patton GC, Viner R (2007) Pubertal transitions in health. Lancet 369: 1130–1139.

Paul T, Thiel A (2005) Eating disorder inventory-2 (EDI-2): German Version. Göttingen: Hogrefe.

Presnell K, Bearman SK, Stice E (2004) Risk factors for body dissatisfaction in adolescent boys and girls: A prospective study. Int J Eat Disord 36: 389–401.

Radix AK, Rinck M, Becker ES et al. (2019) The mediating effect of specific social anxiety facets on body checking and avoidance. Front Psychol 9: 2661.

Ravaldi C, Vannacci A, Bolognesi E et al. (2006) Gender role, eating disorder symptoms, and body image concern in ballet dancers. J Psychosom Res 61: 529–535.

Ridgeway RT, Tylka TL (2005) College men's perceptions of ideal body composition and shape. Psychol Men Masc 6: 209.

Riva G, Gaudio S (2012) Allocentric lock in anorexia nervosa: New evidences from neuroimaging studies. Med Hypotheses 79: 113–117.

Riva G, Gutiérrez-Maldonado J, Dakanalis A et al. (2019) Virtual reality in the assessment and treatment of weight-related disorders. In: Rizzo A, Bouchard S (Hrsg.) Virtual reality for psychological and neurocognitive interventions. New York: Springer-Verlag. S. 163–193.

Rodgers R, Chabrol H (2009) Parental attitudes, body image disturbance and disordered eating amongst adolescents and young adults: A review. Eur Eat Disord Rev 17: 137–151.

Rodgers RF, DuBois RH (2016) Cognitive biases to appearance-related stimuli in body dissatisfaction: A systematic review. Clin Psychol Rev 46: 1–11.

Rodgers RF, McLean SA, Paxton SJ (2015) Longitudinal relationships among internalization of the media ideal, peer social comparison, and body dissatisfaction: Implications for the tripartite influence model. Dev Psychol 51: 706–713.

Rodgers RF, Slater A, Gordon CS et al. (2020) A biopsychosocial model of social media use and body image concerns, disordered eating, and muscle-building behaviors among adolescent girls and boys. J Youth Adolesc 49: 399–409.

Rosser BA, Moss T, Rumsey N (2010) Attentional and interpretative biases in appearance concern: An investigation of biases in appearance-related information processing. Body Image 7: 251–254.

Roy M, Forest F (2007) Assessment of body image distortion in eating and weight disorders. The validation of a computer-based tool (Q-BID). Eat Weight Disord 12: 1–11.

Saiphoo AN, Vahedi Z (2019) A meta-analytic review of the relationship between social media use and body image disturbance. Comput Human Behav 101: 259–275.

Salbach-Andrae H, Schneider N, Bürger A et al. (2010) Psychometrische Gütekriterien des Eating Disorder Inventory (EDI-2) bei Jugendlichen. Z Kinder Jugendpsychiatr Psychother 38: 219–228.

Salbach H, Klinkowski N, Pfeiffer E et al. (2007) Body image and attitudinal aspects of eating disorders in rhythmic gymnasts. Psychopathology 40: 388–393.

Sattler FA, Eickmeyer S, Eisenkolb J (2020) Body image disturbance in children and adolescents with anorexia nervosa and bulimia nervosa: A systematic review. Eat Weight Disord 25: 857–865.

Schneider N, Frieler K, Pfeiffer E et al. (2009) Comparison of body size estimation in adolescents with different types of eating disorders. Eur Eat Disord Rev 17: 468–475.

Shomaker LB, Furman W (2007) Same-sex peers' influence on young women's body image: An experimental manipulation. J Soc Clin Psychol 26: 871–895.

Slade PD (1988) Body image in anorexia nervosa. Br J Psychiatry 153: 20–22.

Steinfeld B, Bauer A, Waldorf M et al. (2017a) Validierung einer deutschsprachigen Fassung des Body Checking Questionnaire (BCQ) an Jugendlichen mit Anorexia und Bulimia Nervosa. Psychother Psychosom Med Psychol 67: 38–46.

Steinfeld B, Bauer A, Waldorf M et al. (2017b) Diagnostik der Körperbildstörung: Messinstrumente zur Quantifizierung der kognitiv-affektiven, perzeptiven und behavioralen Komponenten. Psychotherapeut 62: 164–182.

Steinfeld B, Waldorf M, Bauer A et al. (2018) Körperbezogenes Vermeidungsverhalten: Validierung des deutschsprachigen Body Image Avoidance Questionnaire (BIAQ) an Jugendlichen mit Anorexia und Bulimia Nervosa sowie einer gesunden Kontrollgruppe. PPmP Psychother Psychosom Med Psychol 68: 126–136.

Stice E, Marti CN, Durant S (2011) Risk factors for onset of eating disorders: Evidence of multiple risk pathways from an 8-year prospective study. Behav Res Ther 49: 622–627.

Swami V, Frederick DA, Aavik T et al. (2010) The attractive female body weight and female body dissatisfaction in 26 countries across 10 world regions: Results of the international body project I. Personal Soc Psychol Bull 36: 309–325.

Tan YQ (2020) Die Einflüsse von sozialbezogenen Ängsten und des Body-Mass-Index auf die Essstörungspathologie jugendlicher Patienten mit Essstörungen. Ruhr Universität Bochum.

Tiggemann M, Zaccardo M (2015) »Exercise to be fit, not skinny«: The effect of fitspiration imagery on women's body image. Body Image 15: 61–67.

Tremblay L, Limbos M (2009) Body image disturbance and psychopathology in children: Research evidence and implications for prevention and treatment. Curr Psychiatry Rev 5: 62–72.

Tuschen-Caffier B, Vögele C, Bracht S et al. (2003) Psychological responses to body shape exposure in patients with bulimia nervosa. Behav Res Ther 41(5): 573–586.

Twenge JM, Martin GN, Spitzberg BH (2018) Trends in U.S. adolescents' media use, 1976-2016: The rise of digital media, the decline of TV, and the (near) demise of print. Psychol Pop Media Cult 8: 329–345.

Ullsperger JM, Nikolas MA (2017) A meta-analytic review of the association between pubertal timing and psychopathology in adolescence: Are there sex differences in risk? Psychol Bull 143: 903–938.

Vocks S, Bauer A, Legenbauer T (2018) Körperbildtherapie bei Anorexia und Bulimia nervosa. Ein kognitiv-verhaltenstherapeutisches Behandlungsprogramm. 3. Aufl. Göttingen: Hogrefe Verlag.

Vocks S, Legenbauer T, Troje N et al. (2006) Körperbildtherapie bei Essstörungen: Beeinflussung der perzeptiven, kognitiv-affektiven und behavioralen Körperbildkomponente. Z Klin Psychol Psychother 35: 286–295.

Vocks S, Legenbauer T, Wächter A et al. (2007) What happens in the course of body exposure?: Emotional, cognitive, and physiological reactions to mirror confrontation in eating disorders. J Psychosom Res 62: 231–239.

Vocks S, Moswald C, Legenbauer T (2008) Psychometrische Überprüfung einer deutschsprachigen Fassung des Body Checking Questionnaire (BCQ). Z Klin Psychol Psychother 37(2): 131–140.

Voelker DK, Reel JJ, Greenleaf C (2015) Weight status and body image perceptions in adolescents: current perspectives. Adolesc Health, Med Ther 6: 149–158.

Voges MM, Giabbiconi CM, Schöne B et al. (2018). Double standards in body evaluation? How identifying with a body stimulus influences ratings in women with anorexia and bulimia nervosa. Int J Eat Disord 51: 1223–1232.

Walker DC, White EK, Srinivasan VJ (2018) A meta-analysis of the relationships between body checking, body image avoidance, body image dissatisfaction, mood, and disordered eating. Int J Eat Disord 51: 745–770.

Williamson DA, White MA, York-Crowe E et al. (2004). Cognitive-behavioral theories of eating disorders. Behav Modif 28: 711–738.

Wojtowicz AE, Von Ranson KM (2012) Weighing in on risk factors for body dissatisfaction: A one-year prospective study of middle-adolescent girls. Body Image 9: 20–30.

Ziser K, Mölbert SC, Stuber F et al. (2018) Effectiveness of body image directed interventions in patients with anorexia nervosa: A systematic review. Int J Eat Disord 51(10): 1121–1127.

Zuba A, Warschburger P (2017) The role of weight teasing and weight bias internalization in psychological functioning: A prospective study among school-aged children. Eur Child Adolesc Psychiatry 26: 1245–1255.

9 Internetbasierte Prävention und Behandlung

Stephanie Bauer, Johanna Stadler und Markus Mössner

9.1 Arten und Einsatzbereiche von digitalen Interventionen

Technikgestützte Interventionen im Bereich der Prävention und Behandlung von Essstörungen einzusetzen, wurde bereits vor über 20 Jahren vorgeschlagen. Seitdem wurden – ähnlich wie für andere psychische Erkrankungen – eine Vielzahl von unterschiedlichen Interventionen entwickelt und evaluiert (für einen Überblick s. Berger 2017; Van Daele et al. 2021). Um diese einzuordnen und ihr Potenzial für einen konkreten Einsatzbereich zu beurteilen, sollten verschiedene Kriterien berücksichtigt werden. Die wesentlichen Aspekte sind in der folgenden Übersicht zusammengestellt (▶ Tab. 9.1). Nicht berücksichtigt sind in dieser Auflistung reine Fernbehandlungsangebote wie beispielsweise die Durchführung von therapeutischen Videositzungen, in denen Psychotherapeut/-innen, Ärzt/-innen und Patient/-innen dieselben Gespräche wie in einer konventionellen Behandlung statt im Face-to-Face-Setting über Videotechnologie führen.

Aus dieser Übersicht wird deutlich, wie breit und heterogen das Feld der digitalen Interventionen ist. Von ihrem Einsatz verspricht man sich vor allem eine Verbesserung der Reichweite, Erreichbarkeit, Verfügbarkeit und Flexibilität von präventiven und therapeutischen Angeboten. Es wird angenommen, dass digitale Interventionen dazu beitragen können, sowohl psychologische Barrieren wie Unsicherheit, Scham oder fehlendes Wissen über Essstörungen und ihre Behandlungsmöglichkeiten als auch praktische Barrieren wie geographische Entfernung oder Wartezeiten zu reduzieren, wodurch bislang unterversorgte und schwer zu erreichende Gruppen besser mit Präventions- und Therapieangeboten versorgt werden könnten.

Darüber hinaus wird vor allem die Möglichkeit der Kombination oder Integration von digitalen und konventionellen Angeboten als vielversprechend für die Verbesserung der Versorgung erachtet, wobei zwischen den o. g. Möglichkeiten der sequenziellen und parallelen Nutzung zu unterscheiden ist. Die sequenzielle Nutzung beider Formate ermöglicht eine Verbesserung der Versorgungskontinuität, indem digitale Interventionen beispielsweise zur Nachsorge nach stationärer Therapie eingesetzt werden oder den Übergang von Prävention zu Behandlung erleichtern, indem der Erkrankungsbeginn früh(er) identifiziert und die Inanspruchnahme konventioneller Hilfsangebote gefördert wird. Mit dem parallelen Einsatz von digitalen Programmen und konventioneller Behandlung im Face-to-Face-Setting können verschiedene Ziele verfolgt werden. Naheliegend ist beispielsweise die digitale Erfassung von Übungen, Hausaufgaben oder Tagebucheinträgen (z. B. Stimmungs- und Essprotokolle) parallel zu einer ambulanten Psychotherapie. Dies ersetzt nicht nur eine Dokumentation auf Papier, sondern ermöglicht auch eine unmittelbare Rückmeldung an die Nutzenden (supportives Monitoring) und/oder die Therapeut/-innen, die dadurch kontinuierlich Informationen über den Therapieverlauf erhalten können. Darüber hinaus wird in der

Tab. 9.1: Wesentliche Beschreibungsmerkmale von digitalen Interventionen.

Einsatzbereich	Für welchen Bereich des Versorgungsspektrums wurde die digitale Intervention entwickelt und evaluiert (z. B. universelle, selektive oder indizierte Prävention, Selbsthilfe/Selbstmanagement oder Therapie(begleitung))?
Bezug zur konventionellen Versorgung	Wird die digitale Intervention unabhängig von anderen Versorgungsangeboten genutzt (»stand-alone«)? Wenn nein: Erfolgt die Nutzung sequenziell (Stepped Care; z. B. digitale Wartezeitüberbrückung oder Rückfallprophylaxe) oder parallel (Blended Care; z. B. digitale Psychoedukation begleitend zu ambulanter Psychotherapie)?
Art und Intensität des professionellen Kontakts	Handelt es sich um eine vollautomatisierte digitale Intervention (»unbegleitet«)? Wenn nein: Mit wem interagieren Teilnehmende (z. B. Therapeut/-in, Coach/Berater/-in, Peers) und wie häufig und intensiv ist diese Interaktion (z. B. therapeutische Rückmeldung oder Erinnerung an zu bearbeitende Aufgaben)?
therapeutischer Ansatz	Wurde die digitale Intervention auf Basis eines evidenzbasierten Präventions- oder Therapieansatzes entwickelt?
Struktur	Handelt es sich um eine manualisierte digitale Intervention, in der eine bestimmte Anzahl von Sitzungen sukzessive durchgearbeitet wird, oder um einen flexiblen Ansatz? Welche Module sind enthalten (z. B. Psychoedukation, Übungen, Monitoring von Symptomen, Möglichkeiten zur synchronen oder asynchronen Kommunikation)?
technische Charakteristika	Welche Informations- und Kommunikationstechnologien kommen zum Einsatz und über welche Endgeräte (Smartphone, Tablet, PC) ist die digitale Intervention nutzbar?

Literatur zunehmend das Potenzial von sog. Blended Treatment diskutiert. Dieses kann entweder auf eine Verbesserung der Behandlungswirksamkeit abzielen, indem eine digitale Intervention zusätzlich zur konventionellen Therapie angeboten wird und deren Dosis dadurch gesteigert wird. Alternativ kann Blended Treatment eine Steigerung der Behandlungseffizienz zum Ziel haben, indem ein äquivalentes Therapieergebnis unter Einsatz von weniger Ressourcen angestrebt wird (z. B. durch die »digitale Auslagerung« psychoedukativer Elemente im Rahmen einer ambulanten Therapie).

Neben den genannten Vorteilen ist auch auf einige mit digitalen Interventionen verbundene Herausforderungen und Risiken hinzuweisen. Dazu zählen u. a. eine erhöhte Gefahr von Missverständnissen durch das Fehlen nonverbaler Informationen in der Kommunikation sowie der i. d. R. als weniger verbindlich erlebte Kontakt, der zu den mitunter hohen Abbruchquoten bei E-Mental-Health-Angeboten beiträgt. Um eine größtmögliche Sicherheit für die Teilnehmenden zu gewährleisten, ist es unerlässlich, ein auf die jeweilige Intervention und das jeweilige Setting zugeschnittenes Krisenmanagement festzulegen, das den Umgang mit Notfällen (v. a. Suizidalität) und unangekündigten Kontaktabbrüchen seitens der Teilnehmenden definiert. Im Bereich der Kinder- und Jugendgesundheit stellt sich darüber hinaus die Frage, auf welche Weise in bestimmten Altersgruppen Eltern einbezogen werden können. Weitere allgemeine Herausforderungen bestehen in der Geschwindigkeit, mit der durch technische Fortschritte ständig neue digitale Interventionen entstehen sowie in einer fehlenden Transparenz, Unübersichtlichkeit und fraglichen Qualität der über das Internet und über App-Stores für jeden frei zugänglichen Programme. Für viele Angebote liegen keine oder lediglich mangelhafte Evaluationsstudien vor, und es besteht ein Bedarf an Kriterien und Verfahren, die es potenziellen Nutzenden ebenso wie Psychotherapeut/-innen und Ärzt/-innen ermöglichen, sich im stetig wachsenden Feld der digitalen Interventionen zu orientieren und passende evidenzbasierte Interventionen auszuwählen (Bauer und Kordy 2008). Im Folgenden werden digitale Interventionen zur Prävention, Selbsthilfe und Behandlung von Essstörungen sowie internetbasierte Angebote für Angehörige beschrieben. Der Fokus liegt dabei auf jüngeren Altersgruppen, wobei jedoch anzumerken ist, dass – trotz deren Affinität zu und Vertrautheit mit Informations- und Kommunikationstechnologien – bislang vergleichsweise wenige digitale Interventionen speziell für das Kindes- und Jugendalter entwickelt wurden und in einigen Bereichen Evaluationsergebnisse ausschließlich für Erwachsene mit Essstörungen vorliegen.

9.2 Internetbasierte Prävention

In den vergangenen Jahren wurden unterschiedliche digitale Interventionen für die universelle, selektive und indizierte Prävention von Essstörungen entwickelt. Der Einsatz von internetbasierten Programmen wird als besonders vielversprechend erachtet, da sie es ermöglichen, große Stichproben mit vergleichsweise geringem finanziellen und organisatorischen Aufwand von einer zentralen Stelle aus anzusprechen und Teilnehmende sie orts- und zeitunabhängig nutzen können. Die meisten Studien wurden bislang in Populationen mit einem erhöhten Risiko für Essstörungen durchgeführt, wobei am häufigsten das auf der Kognitiven Verhaltenstherapie (KVT) basierende Programm *Student Bodies* evaluiert wurde. Neben verhaltenstherapeutischen Materialien beinhaltet das Programm Module zum Austausch zwischen den Teilnehmenden und Kontakt mit den Moderator/-innen. In einer Reihe von kontrollierten Studien mit weiblichen Teilnehmenden im jungen Erwachsenenalter (18 bis 30 Jahre) konnte die Wirksamkeit des Programms bezüglich einer Reduktion von essstörungsbezogenen Risikofaktoren und Symptombelastung gezeigt werden (z. B. Taylor et al. 2006; Taylor et al. 2016).

Ebenfalls umfassend untersucht wurden Effekte einer Online-Intervention zur Verbesserung der Medienkompetenz (*Media Smart*), welche Teilnehmende befähigen soll, in den Medien dargestellte Inhalte kritisch zu hinterfragen (z. B. hinsichtlich des omnipräsenten weiblichen Schlankheitsideals). In einer großen vergleichenden Studie (N = 575 Frauen zwischen 18 und 25 Jahren) erwies sich die Intervention gegenüber dem o. g. Programm *Student Bodies* als überlegen hinsichtlich der Verbesserung essstörungsbezogener Beeinträchtigung und Lebensqualität (Wilksch et al. 2018). Eine besondere Relevanz des Programms begründet sich darüber hinaus darin, dass auch für den Bereich der universellen Prävention Wirksamkeitsnachweise erbracht werden konnten.

Eine dritte digitale Intervention wurde auf Grundlage eines evidenzbasierten konventionellen Präventionsprogramms (*Body Project*) entwickelt. Dieses dissonanzbasierte Programm zielt darauf ab, kognitive Dissonanz zwischen dem Verhalten und den Überzeugungen der Teilnehmenden zu schaffen. Dazu werden Teilnehmende beispielsweise gebeten, Argumente gegen das Schlankheitsstreben zu finden, um eine Veränderung in ihren Überzeugungen (z. B. negatives Körperbild) zu erzielen. Wenngleich sich die aus sechs Sitzungen bestehende Online-Version des Programms (*eBody Project*) ebenfalls als wirksam zur Reduktion relevanter Risikovariablen (z. B. Internalisierung des Schlankheitsideals, Körperunzufriedenheit) erwies, waren vor allem die langfristigen Effekte deutlich kleiner als die der konventionellen Face-to-Face-Variante (Stice et al. 2020). Ein weiterer Beleg für das Potenzial von dissonanzbasierten Präventionsprogrammen im digitalen Format liefert eine Studie von Chithambo und Huey (2017), in der sowohl eine KVT-basierte als auch eine dissonanzbasierte Online-Intervention zu einer signifikanten Reduktion der psychischen Beeinträchtigung und essstörungsbezogenen Risikofaktoren führte. Während die Präventionsprogramme von Chithambo und Huey (2017) und Stice et al. (2020) in studentischen Stichproben mit einem Durchschnittsalter von 21 bzw. 22 Jahren evaluiert wurden, werden in einer aktuellen Studie eine dissonanzbasierte und eine KVT-basierte Intervention für Kinder und Jugendliche (12 bis 19 Jahre) verglichen (Bauer et al. 2019).

Trotz der genannten, überwiegend positiven Befunde zu digitalen Präventionsprogrammen im Bereich der Essstörungen, welche auch in mehreren systematischen Übersichtsarbeiten und Metaanalysen bestätigt wurden (z. B. Melioli et al. 2016; Wade und Wilksch 2018), zeigen sich auch große Herausforderungen und damit Prioritäten für zukünftige Forschungsarbeiten. In Anbetracht des häufig frühen Erkrankungsbeginns ist hierbei zunächst die Notwendigkeit zu nennen, spezifische digitale Interventionen für jüngere Altersgruppen zu entwickeln und/ oder bestehende Programme für diese Zielgruppe zu adaptieren. Darüber hinaus wurden bislang vor allem Effekte der digitalen Interventionen auf Risikofaktoren oder Symptombelastung im Vergleich zu passiven Kontrollgruppen (i. d. R. Warteliste) nachgewiesen. Hingegen fehlen bislang weitestgehend Untersuchungen, die die eigentlich interessierende Zielgröße, d. h. eine Reduktion der Erkrankungsrate, zum Gegenstand haben, wodurch eine bessere Beurteilung der präventiven Effekte der Interventionen möglich wäre. Die hierzu bisher vorliegenden Arbeiten führten zu heterogenen Befunden und konnten eine Senkung der Inzidenzrate lediglich in Teilstichproben nachweisen (Lindenberg und Kordy 2015; Taylor et al. 2006; Taylor et al. 2016), so dass ein klarer Bedarf an weiteren großangelegten Wirksamkeitsstudien besteht. Auch die Frage der Kosteneffektivität von digitalen Essstörungspräventionsprogrammen ist noch weitgehend ungeklärt.

Ein weiterer zentraler Aspekt betrifft die Frage, wie es gelingen kann, mit digitalen Präventionsprogrammen tatsächlich große Populationen zu erreichen, über welche Methoden die Zielgruppe bestmöglich zur Teilnahme motiviert werden kann und wie internetbasierte Programme dauerhaft und kosteneffektiv implementiert werden können. Im Kontext der *ProYouth*-Initiative (Bauer et al. 2013; Zielgruppe: ab 15 Jahren), des *Healthy Body Image Program* (Fitzsimmons-Craft et al. 2019; Zielgruppe: ab 18 Jahren) und des Programms *everyBody* (Nacke et al. 2018; Zielgruppe: ab 18 Jahren) wurden erste großangelegte Studien zur Implementierung und Dissemination von internetbasierten Programmen zur Essstörungsprävention durchgeführt. Diese Vorhaben haben u. a. gezeigt, dass der in der Theorie riesigen Reichweite internetbasierter Interventionen in der Realität oft vergleichsweise niedrige Akzeptanz- und Teilnahmeraten gegenüberstehen und es insbesondere schwierig ist, Personen, die zwar ein Risiko oder erste Symptome einer Essstörung aufweisen, aber (noch) nicht manifest erkrankt sind, für die aktive Teilnahme und Programmnutzung zu gewinnen. Ebenso zeigten sich deutliche Unterschiede in den Charakteristika und dem Beeinträchtigungslevel der Teilnehmenden, je nachdem, über welche Rekrutierungsstrategien Teilnehmende auf ein Programm aufmerksam werden (z. B. schulbasierte Rekrutierung vs. online-/Social-Media-Rekrutierung), wodurch sich wichtige Implikationen für die zukünftige Implementierungs- und Disseminationsforschung, aber auch für die Weiterentwicklung von digitalen Präventionsprogrammen ergeben (Bauer et al. 2020; Fitzsimmons-Craft et al. 2019; Vollert et al. 2020).

Ein möglicher Ansatz für die effiziente Verbreitung digitaler Essstörungsprävention in jüngeren Altersgruppen besteht in der Kombination von schulbasierter Rekrutierung und internetbasierter Programmdurchführung, wie sie beispielsweise in den Verbundprojekten *ProHEAD* (Kaess und Bauer 2019; Alter: ab 12 Jahren) und *ProYouth* (Bauer et al. 2013; Alter: ab 15 Jahren) umgesetzt wurde. Wie bei vielen konventionellen (Face-to-Face-)Präventionsprogrammen wird dabei das Schulsetting genutzt, um Schüler/-innen über das Programm zu informieren und zur Teilnahme einzuladen. Die Nutzung des digitalen Programms erfolgt dann allerdings außerhalb des Schulkontextes, was die Vorteile hat, dass zum einen nur wenig Zeit in der Schule benötigt wird und zum anderen gezielt diejenigen Schüler/-innen angesprochen werden können, bei denen im Rahmen eines integrierten Online-Screenings ein Präventionsbedarf festgestellt wird.

Zur Registrierung für das Online-Programm *ProYouth* werden beispielsweise Jugendliche eingeladen, die im Online-Screening essstörungsrelevante Risikofaktoren oder Verhaltensweisen berichten. Nach der Anmeldung haben die Teilnehmenden dann Zugang zu verschiedenen Modulen. Dabei gibt es keine feste Nutzungsdauer oder aufeinander aufbauende Sitzungen, sondern Jugendliche können die Plattform flexibel je nach ihrer Beeinträchtigung und ihrem individuellen Anliegen nutzen. Entsprechend reichen die *ProYouth*-Module von niedrigschwelligen automatisierten Angeboten (z. B. Informationen zu Essstörungen in Text- und Videoformaten, supportives Monitoring) über intensivere Module mit persönlichem Kontakt zu anderen Teilnehmenden und geschulten Psycholog/-innen (z. B. im Forum und Chat) bis hin zur Vermittlung in die konventionelle Versorgung (z. B. ambulante Psychotherapie), wenn Teilnehmende starke Belastung berichten (▶ Abb. 9.1).

Vorgängerversionen von *ProYouth* wurden auf ihre Machbarkeit (Bauer et al. 2009), Akzeptanz (Lindenberg et al. 2011) und Wirksamkeit (Lindenberg und Kordy 2015) überprüft. Darüber hinaus konnte gezeigt werden, dass – wie intendiert – die Programmnutzung in Abhängigkeit von der individuellen Belastung variiert. D. h. stärker belastete Teilnehmende nutzen *ProYouth* intensiver, und auch auf intraindividueller Ebene werden die intensiveren (personalisierten) Module in Phasen stärker genutzt, in denen Teilnehmende mehr Beeinträchtigung erleben (Kindermann et al. 2017). Dieser Befund ist für eine nachhaltige Implementierung und die weitreichende Verbreitung des Programms äußerst relevant, da mit dem flexiblen Präventionsansatz von *ProYouth* mit vergleichsweise geringem Aufwand und entsprechend vertretbaren Kosten große Stichproben unterstützt werden können, da die betreuungsintensiven (und damit teuren) Module auch bei großen Teilnehmerzahlen nur in begrenztem Umfang bereitgehalten werden müssen. Trotz vielversprechender Ergebnisse hinsichtlich der Umsetzung im Schulkontext steht die Forschung bezüglich der Dissemination von digitalen Präventionsprogrammen jedoch noch am Anfang, und weitere Studien sind notwendig, um Optionen für eine nachhaltige Integration in unterschiedlichen Settings zu evaluieren (Moessner et al. 2016b; Zeiler et al. 2020).

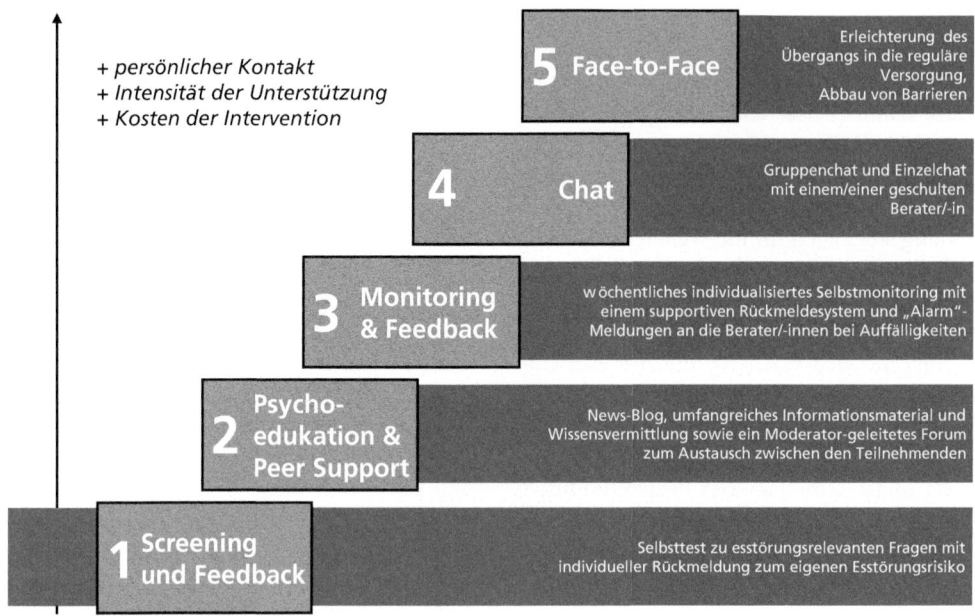

Abb. 9.1: Aufbau des Online-Programms *ProYouth*

9.3 Internetbasierte Selbsthilfe und Behandlung

9.3.1 Digitale Selbsthilfeprogramme

Viele von Essstörungen Betroffene nehmen aufgrund unterschiedlicher Barrieren keine professionelle Hilfe in Anspruch (Ali et al. 2017). Der Einsatz von strukturierten, manualisierten Selbsthilfeprogrammen wird für Betroffene mit Essstörungen unter anderem empfohlen, um die Verfügbarkeit von evidenzbasierten Interventionen zu verbessern. Internetbasierte Interventionen – in der Literatur häufig auch »digitale Selbstmanagementprogramme« genannt – haben den Vorteil, dass sie eine größere Reichweite besitzen als konventionelle Selbsthilfeprogramme und es außerdem ermöglichen, Teilnehmende beim Absolvieren der Intervention online zu begleiten. Die meisten bisher evaluierten Programme werden stand-alone angeboten und bestehen aus manualisierten KVT-basierten Materialien und Übungen sowie einer asynchronen Unterstützung (über E-Mail o. ä.) durch Therapeut/-innen oder Coaches, die regelmäßig Rückmeldung zu den Fortschritten der Teilnehmenden geben, an die weitere Bearbeitung erinnern und Fragen beantworten. Eine Reihe von kontrollierten Studien mit insgesamt mehreren Hundert Teilnehmenden mit einer klinisch diagnostizierten Bulimia Nervosa (BN) oder Binge-Eating-Störung (BES) konnte in den letzten 10 Jahren das Potenzial derartiger Online-Interventionen im Vergleich zu Wartelistegruppen bzw. Kontrollgruppen ohne Zugang zu essstörungsbezogener Behandlung bestätigen, wobei jedoch ausschließlich erwachsene Populationen untersucht wurden (z. B. Carrard et al. 2011, Durchschnittsalter: 36 Jahre; Strandskov et al. 2017 (Durchnittsalter: 29 Jahre); Wagner et al. 2016, Durchschnittsalter: 35 Jahre). In einer aktuellen Studie an 28 US-amerikanischen Universitäten zeigten sich in einer jüngeren Stichprobe von 690 Frauen (Durchschnittsalter: 22 Jahre) mit voll- und subsyndromal ausgeprägten Essstörungen vom Binge-Purge-Typus signifikante Effekte einer therapeutisch begleiteten internetbasierten Intervention im Vergleich zu einer Kontrollgruppe, die die Empfehlung erhielt, aufgrund ihrer Essstörung eigeninitiativ professionelle Hilfe aufzusuchen. Für die Mehrzahl der Ergebnisvariablen erwiesen sich die Effekte bis zum 2-Jahres Follow-up als stabil. Dies waren jedoch überwiegend Effekte im Vergleich zu einer unbehandelten Gruppe, da nur sehr wenige Teilnehmerinnen der Kontrollgruppe eine Behandlung aufnahmen (Fitzsimmons-Craft et al. 2020).

Zwei aktuelle Studien befassten sich mit dem Potenzial von Smartphone-Apps im Kontext der Selbsthilfe, wobei die Teilnehmenden ebenfalls mindestens 18 Jahre sein mussten, d. h. auch in diesem Bereich liegen bislang keine Ergebnisse für jüngere Betroffene vor. Im Bereich der BN wurden für eine konventionelle, therapeutisch geleitete Selbsthilfeintervention mit zusätzlicher App (*Noom Monitor*) signifikante Effekte im Vergleich zu einer Kontrollgruppe ohne Zugang zu essstörungsbezogener Behandlung berichtet (Hildebrandt et al. 2020; Durchschnittsalter: 41 Jahre). Auch für eine ausschließlich über App vermittelte und auf den Prinzipien der transdiagnostischen KVT beruhenden Intervention wurden vielversprechende Ergebnisse berichtet. In einer Studie mit 392 Betroffenen mit voll- oder subsyndromal ausgeprägter BN oder BES (Durchschnittsalter: 29 Jahre) zeigte sich im Vergleich zur unbehandelten Kontrollgruppe ein signifikanter Interventionseffekt auf die Essstörungspsychopathologie nach vier und acht Wochen (Linardon et al. 2020).

Kein Unterschied wurde hingegen zwischen einer Online-Intervention für BN und konventioneller Selbsthilfe (Bibliotherapie) gefunden (Wagner et al. 2013; Durchschnittsalter: 25 Jahre). Insgesamt stehen die Befunde damit in Einklang mit Ergebnissen aus der sehr viel umfassenderen E-Mental-Health-Forschung zu Depressionen und Angststörungen, die vielfach gezeigt hat, dass therapeutisch begleitetes digitales Selbstmanagement Kontrollgruppen ohne aktive Intervention überlegen ist und zu einer signifikanten Reduktion der psychischen Beeinträchtigung führt (i. d. R. werden mittlere Effektstärken berichtet). Auch hier wurde jedoch kein Unterschied zu aktiven Kontrollgruppen (z. B. Bibliotherapie) gefunden, was darauf hindeutet, dass digitale Selbstmanagementprogramme mit signifikanten, aber im Vergleich zu konventionellen Selbsthilfeansätzen nicht mit größeren Effekten assoziiert sind.

In Bezug auf das Kindes- und Jugendalter mangelt es an Studien zur Evaluation der Wirksamkeit digitaler Selbsthilfeangebote. Der Einsatz der o. g. Programme, die erfolgreich bei jungen Erwachsenen eingesetzt wurden, erscheinen jedoch für ältere Jugendliche ebenso geeignet. Für den Einsatz im Kindes- und frühen Jugendalter müssten Inhalte altersgerecht adaptiert werden. Darüber hinaus ist von einem höheren Bedarf an Anleitung und Unterstützung bei der Nutzung eines digitalen Selbsthilfeprogramms in jüngeren Altersgruppen auszugehen. Hier könnte die Einbindung von Eltern in die digitalen Programme sinnvoll sein. Durch diese Einbindung ergäbe sich zudem die Möglichkeit Eltern unmittelbar im familiären Kontext zeit- und ortsunabhängig Hilfestellungen anzubieten, d. h. digitale Programme könnten sich simultan an Kinder und ihre Eltern richten.

9.3.2 Internetbasierte Interventionen versus konventionelle Psychotherapie

Eine der zentralen Fragen im E-Mental-Health-Bereich betrifft den direkten Vergleich der Wirksamkeit von konventioneller Psychotherapie und digitalen Interventionen. In zwei Nichtunterlegenheits-Studien wurde untersucht, inwiefern internetbasierte Interventionen für BES und BN zu vergleichbaren (bzw. non-inferioren) Ergebnissen wie evidenzbasierte ambulante Behandlungen führen. Einschränkend muss erneut darauf hingewiesen werden, dass auch diese Untersuchungen mit erwachsenen Patient/-innen durchgeführt wurden und bislang keine Erfahrungen aus dem Kinder- und Jugendbereich vorliegen. In der ersten Studie nahmen 178 Patient/-innen mit BES (Durchschnittsalter: 43 Jahre) entweder über vier Monate an einem auf der KVT basierenden Online-Programm (*Salut*) teil oder erhielten 20 ambulante KVT-Einzelsitzungen. Die Online-Intervention bestand aus elf Modulen und war als begleitetes Selbstmanagementprogramm konzipiert, im Rahmen dessen die Teilnehmenden einmal pro Woche therapeutische Unterstützung per Email erhielten. Die erwartete Nichtunterlegenheit der digitalen Intervention in Hinblick auf eine Reduktion der Anzahl der Tage mit objektiven Essanfällen im letzten Monat (primäres Ergebnismaß) bestätigte sich nicht. Vielmehr erwies sich die konventionelle KVT gegenüber der internetbasierten Variante sowohl bei Therapieende als auch zum 6-Monats-Follow-up als überlegen. In den Langzeitergebnissen nach 18 Monaten bestand jedoch kein Unterschied mehr zwischen den Gruppen (de Zwaan et al. 2017).

In einer zweiten Studie wurde die Nichtunterlegenheit einer ambulanten KVT im Gruppensetting im Vergleich zu einer chatbasierten Version derselben Intervention in einer Stichprobe von 179 Betroffenen mit BN (Durchschnittsalter: 29 Jahre) untersucht. Beide Interventionen dauerten 20 Wochen und bestanden aus 16 KVT-Gruppensitzungen. Auch hier erwies sich die konventionelle Therapie im Face-to-Face-Setting bei Behandlungsende als überlegen in Hinblick auf das primäre Ergebnismaß (Abstinenz von Essanfällen und kompensatorischen Maßnahmen im letzten Monat). Nach einem Jahr zeigte sich dann jedoch auch in dieser Studie eine Nichtunterlegenheit der digitalen im Vergleich zur konventionellen Intervention. Diese ist auf die Tatsache zurückzuführen, dass sich die Symptomatik von Teilnehmenden an der Chattherapie im Follow-up-Zeitraum weiter verbesserte (Zerwas et al. 2017).

Zusammenfassend bleibt demnach festzuhalten, dass nach derzeitigem Forschungsstand digitale Interventionen zur Behandlung von BES und BN mit geringeren Effekten bei Therapieende assoziiert sind als konventionell durchgeführte KVT, welche entsprechend die Behandlung der Wahl sein sollten. Dennoch führten auch die digitalen Interventionen zu einer signifikanten Reduktion der Beeinträchtigung, so dass den Autoren zufolge ihr Einsatz in bestimmten Versorgungskontexten durchaus sinnvoll sein kann. Wenngleich in den genannten Studien lediglich erwachsene Stichproben untersucht wurden, ist davon auszugehen, dass die Ergebnisse sich auch auf (zumindest ältere) Jugendliche übertragen lassen. Das heißt, dass auch für Jugendliche digitale Interventionen nicht als Therapieersatz angeboten werden sollten, wenn ein konventionelles Behandlungsangebot möglich ist. Jedoch können digitale Angebote auch für Jugendliche durchaus als Behandlungsoption infrage kommen, wenn eine zeitnahe Psychotherapie nicht realisierbar ist.

9.3.3 Integration von konventioneller Behandlung und digitalen Interventionen: Blended Treatment

Die Frage, inwiefern sich die Ergebnisse einer konventionellen Therapie durch den zusätzlichen Einsatz einer digitalen Intervention steigern lassen, erhält seit einigen Jahren zunehmend Aufmerksamkeit. In einer großangelegten Studie (N = 187 Jugendliche ab 16 Jahre und Erwachsene mit Anorexia Nervosa (AN)) untersuchten Cardi et al. (2020), ob sich die Wirksamkeit von ambulanter Psychotherapie durch das zusätzliche Angebot einer internetbasierten Intervention (bestehend aus Arbeitsblättern, Vodcasts und Online-Chat) verbessern lässt. Es zeigten sich weder bei Therapieende noch beim Follow-up signifikante Unterschiede in der Essstörungssymptomatik oder psychischen Beeinträchtigung. Auch in der Studie von Keshen et al. (2020) mit Teilnehmenden ab 17 Jahren führte der Einsatz einer digitalen Intervention (Smartphone-App *Recovery Record*) zusätzlich zu einer intensiven ambulanten Behandlung für unterschiedliche Essstörungsformen (N = 90) nicht zu einer Wirksamkeitssteigerung. Auch erwies sich die Möglichkeit des digitalen Selbstmonitorings im Vergleich zur in der Kontrollgruppe eingesetzten konventionellen Paper-Pencil-Methode nicht als besser akzeptiert.

Im Gegensatz zu diesen beiden Studien im Therapiesetting wurden für den Bereich der Selbsthilfe von Hildebrandt et al. (2017) positive Ergebnisse berichtet: In einer Stichprobe von 66 Betroffenen mit BES oder BN (Durchschnittsalter: 32 Jahre) zeigten sich für eine kombinierte Intervention aus einem therapeutisch begleiteten Selbsthilfeprogramm und einer Smartphone-App (*Noom Monitor*) größere Effekte hinsichtlich der Reduktion von Essanfällen als für die Selbsthilfe alleine.

Eine Unterstützung über App erscheint auch für jüngere Altersgruppen vielversprechend. So besitzen laut einer Befragung von 2019 bereits 75 % der 10- bis 11-Jährigen und 95 % der Jugendlichen ab 12 Jahren in Deutschland ein Smartphone (Berg 2019). In Anbetracht der Selbstverständlichkeit, mit der viele Jugendliche Smartphones und Apps in diversen Lebensbereichen nutzen, kann davon ausgegangen werden, dass sich mobile Interventionen zur behandlungsbegleitenden Unterstützung von Jugendlichen als praktikabel erweisen werden. Für jüngere Altersgruppen ist auch der Einbezug von Eltern denkbar. Inwiefern sich damit die Wirksamkeit der Behandlung von Essstörungen im Kindes- und Jugendalter steigern lässt, kann zum jetzigen Zeitpunkt nicht beantwortet werden.

9.3.4 Stepped Care

Digitale Nachsorge und Rückfallprävention

Nach Ende einer Essstörungsbehandlung besteht vor allem in den ersten Monaten ein vergleichsweise hohes Rückfallrisiko. Digitale Interventionen können hier in Fällen, in denen sich eine zeitnahe Weiterbehandlung oder Erhaltungstherapie nicht realisieren lässt, möglicherweise Abhilfe schaffen, indem sie eine sich unmittelbar an die Therapie anschließende Nachsorge ermöglichen und so die Versorgungskontinuität verbessern können. So können beispielsweise Patient/-innen im Anschluss an einen stationären Aufenthalt nahtlos weiterbetreut und beim Übergang von der Klinik in den Alltag unterstützt werden. Für die nachstationäre Betreuung von Jugendlichen und Erwachsenen mit AN wurde das KVT-basierte Online-Programm *VIA (Virtuelles Interventionsprogramm bei Anorexia Nervosa)* entwickelt, welches sowohl manualisierte Inhalte als auch Foren und therapeutisch geleitete Chatgruppen beinhaltet und sich in einer großen randomisiert-kontrollierten Studie als wirksam in der Rückfallprävention erwies. Die Teilnehmerinnen waren 16 Jahre oder älter; das Durchschnittsalter lag bei 24 Jahren (Fichter et al. 2012). Für dieselbe Zielgruppe wurde kürzlich in einer Pilotstudie (N = 40; Alter: 15 bis 36 Jahre) eine Smartphone-App (*Recovery Record*) in der nachstationären Unterstützung von Patientinnen mit AN erprobt (Neumayr et al. 2019). Neben einem kontinuierlichen Selbstmonitoring von essstörungsbezogenen Verhaltensweisen, Gedanken und Gefühlen und Selbstmanagement-Inhalten beinhaltete die Intervention ein regelmäßiges Feedback durch die Therapeut/-innen. Die digitale Nachsorge wurde gut angenommen; jedoch zeigte sich keine Überlegenheit der Interventions- gegenüber der Kontrollgruppe hinsichtlich der AN-bezogenen Beeinträchtigung bei Programmende oder Follow-up, so dass ein Wirksamkeitsnachweis bislang noch aussteht.

Heterogene Befunde ergaben sich auch für die digitale Nachsorge im Bereich der BN. In einer Studie zur Wirksamkeit einer SMS-gestützten Minimalintervention basierend auf dem Ansatz des supportiven Monitorings (N = 165; Durchschnittsalter: 30 Jahre) zeigten sich bei Follow-up in der Interventionsgruppe signifikant höhere Remissions- und niedrigere Rückfallraten als in der Kontrollgruppe (Bauer et al. 2012). Die Wirksamkeit dieses supportiven Monitorings ohne weiteren therapeutischen Kontakt konnte in einer holländischen Studie im Kontext eines Selbsthilfeansatzes repliziert werden (Aardoom et al. 2016; Personen ab 16 Jahren). Im Gegensatz dazu konnte die Wirksamkeit eines KVT-orientierten Online-Programms zur Nachsorge nach stationärer Behandlung für BN in einer großen randomisiert-kontrollierten Studie (N = 253; Durchschnittsalter: 26 Jahre) nicht nachgewiesen werden (Jacobi et al. 2017).

Zugang zu Therapie

Die Frage, inwiefern digitale Interventionen den Zugang zu konventioneller Behandlung erleichtern oder beschleunigen können, ist bislang weitgehend unbeantwortet. Hierbei können zwei Ansätze unterschieden werden: Zum einen kann versucht werden, mithilfe digitaler Interventionen die Zeit bis zum Behandlungsbeginn zu überbrücken, und zum anderen kann versucht werden, Barrieren zu reduzieren, die dazu beitragen, dass nur eine Minderheit der Betroffenen mit Essstörungen professionelle Hilfe in Anspruch nimmt (Ali et al. 2017).

Zwei laufende Studien befassen sich derzeit mit dem ersten Aspekt, d. h. mit dem Potenzial einer internetbasierten Intervention zur Überbrückung der Wartezeit auf eine ambulante Psychotherapie für BN oder BES (Vollert et al. 2019) sowie einer Smartphone-basierten Intervention für AN, die ebenfalls während der Wartezeit zum Einsatz kommt. Letztere ist eine der wenigen Interventionen die spezifisch für Kinder und Jugendliche im Alter von 12 bis 19 Jahren entwickelt wurde (Kolar et al. 2017).

Auch in Hinblick auf die Verbesserung der Inanspruchnahme professioneller Unterstützung mittels digitaler Interventionen befindet sich die Forschung noch am Anfang. Speziell für das englische Gesundheitssystem wurde eine internetbasierte Intervention (*MotivATE*) entwickelt, um Betroffene zu unterstützen, die im Rahmen der Primärversorgung eine Überweisung an ein auf Essstörungen spezialisiertes Zentrum erhielten. In einer randomisiert-kontrollierten Evaluationsstudie (N = 313 ab 16 Jahren) zeigte sich jedoch kein Effekt des Programms auf die Inanspruchnahmerate, was möglicherweise auf die geringe Nutzung der digitalen Intervention zurückzuführen ist (Denison-Day et al. 2019).

Im Kontext des o. g. internetbasierten Programms *ProYouth* zur Prävention und Frühintervention bei Essstörungen wurde eine Beobachtungsstudie (N = 453 Jugendliche und Erwachsene; Durchschnittsalter: 16 Jahre) durchgeführt, in deren Rahmen Teilnehmende retrospektiv befragt wurden, ob sie im Anschluss an ihre Teilnahme an der digitalen

Intervention eine professionelle Behandlung in Anspruch genommen haben bzw. dies in Erwägung ziehen und inwiefern eine Entscheidung dafür durch das Online-Programm begünstigt wurde. Wenngleich die Ergebnisse einen solchen Effekt nahelegen und damit einen ersten Beleg für das Potenzial einer internetbasierten Intervention zur zeitnahen und niedrigschwelligen Vermittlung in die Regelversorgung liefern, steht die Untersuchung im Rahmen kontrollierter Studien noch aus (Moessner et al. 2016a).

9.4 Digitale Angebote für Eltern und Angehörige

In der Behandlung von Kindern und Jugendlichen mit Essstörungen spielen Eltern eine wichtige Rolle. Digitale Interventionen in diesem Bereich können einerseits zum Ziel haben, Angehörige darin zu stärken, Kinder und Jugendliche während oder nach einer Therapie bestmöglich im häuslichen Umfeld zu unterstützen. Ein anderes Ziel kann darin bestehen, den Angehörigen selbst psychosoziale Hilfe anzubieten, um die erhebliche Belastung, die viele von ihnen erleben (z. B. Angst, Depression), zu lindern. In einer Pilotstudie von Binford-Hopf und Kollegen (2013) nahmen Eltern von 13 Kindern und Jugendlichen (9 bis 17 Jahre) mit AN parallel zu einer konventionellen Familientherapie (Family-based Treatment; FBT) an einer therapeutisch geleiteten Gruppenintervention über Internet-Chat teil. Die Ergebnisse zeigen, dass Eltern sich durch die Intervention entlastet fühlten und das Programm als eine hilfreiche Unterstützung bei der Implementierung der im Face-to-Face-Setting erlernten FBT-Prinzipien im Familienalltag erlebten.

Ebenfalls positive Befunde wurden für das behandlungsbegleitende Angebot *SUCCEAT* (*Supporting Carers of Children and Adolescents with Eating Disorders*) für Eltern von Kindern und Jugendlichen mit AN berichtet. Parallel zur Essstörungsbehandlung ihrer Kinder (N = 102; Alter: 10 bis 19 Jahre) nahmen Eltern an einem auf dem kognitiv-interpersonalen Modell basierenden Skillstraining teil, das entweder im Workshopformat oder online vermittelt wurde. Die Ergebnisse deuten darauf hin, dass die Elternintervention in beiden Formaten sowohl zu einer Reduktion der elterlichen Belastung und einer Verbesserung ihrer Kompetenzen im Umgang mit der Anorexie ihres Kindes führte (Truttmann et al. 2020) als auch zu einem verbesserten Behandlungsergebnis aufseiten der Kinder beitrug (Philipp et al. 2021).

Im Gegensatz zu den beiden genannten behandlungsergänzenden Interventionen entwickelten Lock et al. (2017) eine ausschließlich internetvermittelte Intervention für Eltern von Kindern und Jugendlichen mit AN. In einer Studie mit 19 teilnehmenden Familien (Alter der Kinder: 11 bis 17 Jahre) nahmen die Eltern für sechs Monate an einem FBT-basierten online-Selbstmanagementprogramm inkl. regelmäßigen therapeutischen Kontakten teil. Die Intervention erwies sich als praktikabel und wurde von den Eltern gut akzeptiert. Außerdem lieferten die Ergebnisse erste Hinweise auf die Wirksamkeit der Intervention in Bezug auf eine Zunahme des BMI und eine Reduktion der essstörungsbezogenen Beeinträchtigung.

Als schwierig erwies sich hingegen der Einbezug von Eltern im Präventionsbereich. Hier wurde im Anschluss an ein großangelegtes schulbasiertes Screening Eltern von Schülerinnen (11 bis 17 Jahre) mit einem Risiko oder ersten Anzeichen einer AN die Teilnahme an einer randomisiert-kontrollierten Studie zur Untersuchung der Wirksamkeit eines internetbasierten Elterntrainings zur indizierten Prävention angeboten. Aufgrund einer äußerst geringen Bereitschaft zur Teilnahme und hohen Dropout-Raten musste die Studie vorzeitig beendet werden, so dass die Autor/-innen derzeit von einem geringen Potenzial von digitalen elternbasierten Präventionsansätzen ausgehen (Jacobi et al. 2018).

9.5 Fazit und Ausblick

Um die mit Essstörungen verbundene Krankheitslast auf Bevölkerungsebene substanziell zu reduzieren, ist die Erweiterung der Reichweite von präventiven und therapeutischen Angeboten eine notwendige Voraussetzung (Moessner und Bauer 2017). Dazu zählen auch die frühe Identifikation der Erkrankung im Kindes- und Jugendalter sowie die zeitnahe Initiierung von altersangemessenen Präventions- und Therapieprogrammen. Die Versorgungssituation kann nicht entscheidend verbessert werden, wenn wirksame Präventionsprogramme nicht breit disseminiert werden und evidenzbasierte Therapien für die Mehrzahl der Betroffenen nicht verfügbar oder nicht erreichbar sind oder von ihnen nicht genutzt werden. Die Hoffnungen, die mit E-Mental Health verknüpft sind, sind immens und vielfältig. Im Bereich der Essstörungen wurden in den letzten Jahren vergleichsweise viele digitale Interventionen entwickelt und evaluiert, wobei ein klar erkennbares Defizit an Angeboten für Kinder und Jugendliche besteht. Generell befindet sich die Forschung noch in einem relativ frühen Stadium, und die Befundlage ist heterogen. Während in mehreren früheren systematischen Reviews und Metaanalysen für die Mehrzahl der digitalen Interventionen vielversprechende Effekte im Präventions- und Behandlungsbereich nachgewiesen wurden (für einen Überblick s. Taylor et al. 2020), zeichnet eine aktuelle Übersichtsarbeit ein weniger positives Bild: Ahmadiankalati und Kollegen (2020) kommen unter Einbezug der zwölf seit 2016 publizierten randomisiert-kontrollierten Studien in klinischen Populationen (wovon die meisten in diesem Kapitel Erwähnung finden) zu dem Schluss, dass die Evidenz bezüglich der Akzeptanz und Wirksamkeit von digitalen Interventionen bis dato limitiert ist. Mehrere methodisch hochwertige Studien kamen zu eher ernüchternden Ergebnissen, insbesondere, was den direkten Vergleich zwischen digitalen Interventionen und aktiven Kontrollgruppen (Psychotherapie, Bibliotherapie oder Prävention im Face-to-Face-Setting) angeht (z. B. Stice et al. 2020; Wagner et al. 2013; Zerwas et al. 2017). Ebenso erscheint es derzeit fraglich, inwiefern eine Steigerung der Effekte konventioneller psychotherapeutischer Behandlung durch bislang entwickelte digitale Zusatzangebote im Sinne eines »Blended Treatments« möglich ist (z. B. Cardi et al. 2020; Keshen et al. 2020).

Da sich im Vergleich zu unbehandelten Kontrollgruppen sowohl für den Bereich der Prävention als auch des Selbstmanagements und der Nachsorge jedoch positive Effekte von digitalen Interventionen nachweisen ließen, kann dennoch geschlussfolgert werden, dass solche Programme durchaus eine wichtige Rolle in der Unterstützung von Betroffenen in Situationen spielen können, in denen konventionelle Ansätze nicht (zeitnah) realisiert werden können.

Wichtig scheint jedoch die gezielte Entwicklung von Interventionen für eine spezifische Versorgungssituation, idealerweise unter Einbeziehung aller relevanten Parteien (betroffene Kinder und Jugendliche, ihre Eltern sowie Therapeut/-innen und IT-Spezialist/-innen), um die Akzeptanz und Praktikabilität in der Routineversorgung zu gewährleisten. Ansonsten besteht das Risiko, dass Interventionen in der Praxis von Kindern und Jugendlichen wie auch von klinischen Expert/-innen nicht gut angenommen werden, wie sich beispielsweise bei der Einführung mobiler Interventionen in einigen Behandlungssettings gezeigt hat (Juarascio et al. 2021; Lindgreen et al. 2018a; 2018b). Auch im Bereich der Prävention sind Teilnahmebereitschaft und Nutzungsverhalten in mehreren Studien deutlich geringer ausgefallen als erhofft. Weitestgehend unklar ist bislang jedoch, von welchen Personen(gruppen) digitale Interventionen gut (oder schlecht) angenommen werden und wer besonders viel (oder wenig) von ihnen profitiert. Für Präventionsstudien wurden vor allem über Schulen und Universitäten oft ausschließlich weibliche Stichproben rekrutiert, und auch im Therapiekontext beziehen sich die meisten Befunde bislang auf Frauen, wobei Einschlusskriterium in der Mehrzahl der Evaluationsstudien ein Mindestalter von 18 Jahren war. Der Einbezug anderer Gruppen, die möglicherweise in besonderem Maße von Versorgungsbarrieren betroffen sind, sollte eine Priorität in zukünftigen Studien sein. Dies betrifft auch das Involvieren von männlichen und von deutlich jüngeren Teilnehmenden, bei denen die Chance bestünde, Risikofaktoren und Ersterkrankungen früh(er) zu identifizieren und zeitnah digitale und – wenn nötig – konventionelle professionelle Hilfe anzubieten. Eine besondere Hürde ist bei diesen Studien jedoch die Notwendigkeit des elterlichen Einverständnisses, die dazu zu führen kann, dass nur eine Minderheit der Jugendlichen sich auch tatsächlich für die Teilnahme an digitalen Interventionen registrieren würde, wie es eine aktuelle Studie mit Jugendlichen zwischen 15 und 17 Jahren nahelegt (Cavazos-Rehg et al. 2020). Neben der Evaluation von digitalen Interventionen speziell in der Altersgruppe der Kinder und Jugendlichen sollten zukünftige Studien sich auch mit der Entwicklung von digitalen Angeboten für Betroffene mit ARFID befassen, für welche bislang keinerlei empirische Evidenz vorliegt.

Ebenso wenig weiß man bisher über den Nutzen von frei verfügbaren Apps, die Nutzer sich aus den entsprechenden Stores herunterladen können. Mehrere Übersichtsarbeiten befassen sich mit der Frage, inwiefern solche mobilen Programme Elemente evidenzbasierter Therapien enthalten (z. B. Wasil et al. 2021), was jedoch nicht ihre wissenschaftliche Überprüfung im Rahmen von kontrollierten Wirksamkeitsstudien ersetzen kann. Hier zeigt sich ein bekanntes Dilemma der E-Mental-Health-Forschung, in der die rasante Geschwindigkeit, mit der technische Neuerungen (und digitale Interventionen, die sich diese zunutze machen) auf den Markt kommen, einer vergleichsweisen langsamen Evaluationsforschung gegenübersteht.

Wünschenswert wäre zweifellos, dass wirksame digitale Interventionen in die Routineversorgung integriert werden. Noch immer beschränkt sich ihr Einsatz weitestgehend auf den wissenschaftlichen Kontext, so dass die Mehrzahl der erfolgreich evaluierten Programme nach Studienabschluss nicht weiter zur Verfügung steht oder ihr Zugang stark limitiert ist. Neue Möglichkeiten für die Integration von digitalen Interventionen in die Routineversorgung ergeben sich in Deutschland jedoch seit Kurzem durch das Digitale Versorgunggesetz (DGV), welches es Ärzt/-innen und Psychotherapeut/-innen ermöglicht, ihren Patient/-innen sog. digitale Gesundheitsanwendungen (DiGAs) zu verschreiben. Voraussetzung ist, dass für diese eine CE-Zertifizierung und ein Nachweis des Nutzens für die jeweilige Diagnose und den speziellen Versorgungskontext vorliegen. Durch die Finanzierung des DiGA-Einsatzes über die gesetzlichen Krankenkassen wurde eine wichtige Grundlage für eine zunehmende Digitalisierung der Gesundheitsversorgung in Deutschland geschaffen. Inwiefern sich dadurch längerfristig Vorteile für die Behandlung von Kindern und Jugendlichen mit Essstörungen ergeben, werden die kommenden Jahre zeigen müssen.

Literatur

Aardoom JJ, Dingemans AE, Spinhoven P et al. (2016) Web-based fully automated self-help with different levels of therapist support for individuals with eating disorder symptoms: a randomized controlled trial. J Med Internet Res 18: e159.

Ahmadiankalati M, Steins-Loeber S, Paslakis G (2020) review of randomized controlled trials using e-health interventions for patients with eating disorders. Front Psychiatry 11: 568.

Ali K, Farrer L, Fassnacht DB et al. (2017) Perceived barriers and facilitators towards help-seeking for eating disorders: A systematic review. Int J Eat Disord 50: 9–21.

Bauer S, Bilić S, Ozer F et al. (2020) Dissemination of an Internet-based program for the prevention and early intervention in eating disorders. Z Kinder Jugendpsychiatr Psychother 48: 25–32.

Bauer S, Bilić S, Reetz C et al. (2019) Efficacy and cost-effectiveness of Internet-based selective eating disorder prevention: Study protocol for a randomized controlled trial within the ProHEAD consortium. Trials 20: 91.

Bauer S, Kordy H (2008) E-Mental-Health: Neue Medien in der psychosozialen Versorgung. Heidelberg: Springer.

Bauer S, Moessner M, Wolf M et al. (2009) ES[S] PRIT: An Internet-based program for the prevention and early intervention of eating disorders in college students. Br J Guid Couns 37: 327–336.

Bauer S, Papezova H, Chereches R et al. (2013) Advances in the prevention and early intervention of eating disorders: The potential of Internet-delivered approaches. Ment Health Prev 1: 26–32.

Bauer S, Okon E, Meermann R et al. (2012) Technology-enhanced maintenance of treatment outcome in eating disorders: Efficacy of an intervention delivered via text messaging. J Consult Clin Psychol 80: 700–706.

Berg A (2019) Kinder und Jugendliche in der digitalen Welt. Bitkom Research, Berlin. (https://www.bitkom.org/sites/default/files/2019-05/bitkom_pk-charts_kinder_und_jugendliche_2019.pdf am 26.05.2021).

Berger T (2015) Internetbasierte Interventionen bei psychischen Störungen. Göttingen: Hogrefe.

Cardi V, Albano G, Ambwani S et al. (2020) A randomised clinical trial to evaluate the acceptability and efficacy of an early phase, online, guided augmentation of outpatient care for adults with anorexia nervosa. Psych Med 50: 2610–2621.

Carrard I, Crépin C, Rouget P et al. (2011) Randomised controlled trial of a guided self-help treatment on the Internet for binge eating disorder. Behav Res Ther 49: 482–491.

Cavazos-Rehg P, Min C, Fitzsimmons-Craft EE et al. (2020) Parental consent: A potential barrier for underage teens' participation in an mHealth mental health intervention. Internet Interv 21: 100328.

Chithambo TP, Huey SJ (2017). Internet-delivered eating disorder prevention: A randomized controlled trial of dissonance-based and cognitive-behavioral interventions. Int J Eat Disord 50: 1142–1151.

Denison-Day J, Muir S, Newell C et al. (2019) A web-based intervention (MotivATE) to increase attendance at an eating disorder service assessment appointment: Zelen randomized controlled trial. J Med Internet Res 21: e11874.

de Zwaan M, Herpertz S, Zipfel S et al. (2017) Effect of internet-based guided self-help vs individual face-to-face treatment on full or subsyndromal binge eating disorder in overweight or obese patients: the INTERBED randomized clinical trial. JAMA Psychiatry 74: 987–995.

Fichter M, Quadflieg N, Nisslmüller K et al. (2012) Does internet-based prevention reduce the risk of relapse for anorexia nervosa? Behav Res Ther 50: 180–190.

Fitzsimmons-Craft EE, Balantekin KN, Eichen DM et al. (2019) Screening and offering online programs for eating disorders: Reach, pathology, and differences across eating disorder status groups at 28 US universities. Int J Eat Disord 52: 1125–1136.

Fitzsimmons-Craft EE, Taylor CB, Graham AK et al. (2020) Effectiveness of a digital cognitive behavior therapy–guided self-help intervention for eating disorders in college women: a cluster randomized clinical trial. JAMA Netw Open 3 (8): e2015633.

Hildebrandt T, Michaeledes A, Mayhew M et al. (2020) Randomized controlled trial comparing health coach-delivered smartphone-guided self-help with standard care for adults with binge eating. Am J Psychiatry 177: 134–142.

Hildebrandt T, Michaelides A, Mackinnon D et al. (2017) Randomized controlled trial comparing smartphone assisted versus traditional guided self-help for adults with binge eating. Int J Eat Disord 50: 1313–1322.

Jacobi C, Beintner I, Fittig E et al. (2017) Web-based aftercare for women with bulimia nervosa following inpatient treatment: randomized controlled efficacy trial. J Med Internet Res 19: e321.

Jacobi C, Hütter K, Völker U et al. (2018) Efficacy of a parent-based, indicated prevention for anorexia nervosa: randomized controlled trial. J Med Internet Res 20: e296.

Juarascio AS, Hunt RA, Lantz Lesser E et al. (2021) Enhancing Integrative Cognitive-Affective Therapy with ecological momentary interventions: A pilot trial. Eur Eat Disord Rev 29: 152–158.

Kaess M, Bauer S (2019) Editorial: Promoting Helpseeking using E-Technology for ADolescents: The ProHEAD Consortium. Trials 20: 72.

Keshen A, Helson T, Ali S et al. (2020) Efficacy and acceptability of self-monitoring via a smartphone application versus traditional paper records in an intensive outpatient eating disorder treatment setting. Eur Eat Disord Rev 28: 473–479.

Kindermann S, Moessner M, Ozer F et al. (2017) Associations between eating disorder related symptoms and participants' utilization of an individualized Internet-based prevention and early intervention program. Int J Eat Disord 50: 1215–1221.

Kolar DR, Hammerle F, Jenetzky E et al. (2017) Smartphone-Enhanced Low-Threshold Intervention for adolescents with Anorexia Nervosa (SELTIAN) waiting for outpatient psychotherapy: study protocol of a randomised controlled trial. BMJ Open 7: e018049.

Linardon J, Shatte A, Rosato J et al. (2020) Efficacy of a transdiagnostic cognitive-behavioral intervention for eating disorder psychopathology delivered through a smartphone app: a randomized controlled trial. Psychol Med 25: 1–12

Lindenberg K, Kordy H (2015) Wirksamkeit eines gestuften, Internetvermittelten Ansatzes zur Prävention von Essstörungen bei Schülern der 7. bis 10. Klasse. Kindheit und Entwicklung 24: 55–63.

Lindenberg K, Moessner M, McLaughlin O et al. (2011) E-health for individualized prevention of eating disorders. Clin Pract Epidemiol Ment Health 7: 783.

Lindgreen P, Clausen L, Lomborg K (2018a) Clinicians' perspective on an app for patient self-monitoring in eating disorder treatment. Int J Eat Disord 51: 314 321.

Lindgreen P, Lomborg K, Clausen L (2018b) Patient experiences using a self-monitoring app in eating disorder treatment: qualitative study. JMIR MHealth UHealth 6: e10253.

Lock J, Darcy A, Fitzpatrick K et al. (2017) Parental guided self-help family based treatment for adolescents with anorexia nervosa: A feasibility study. Int J Eat Disord 50: 1104–1108.

Melioli T, Bauer S, Franko D et al. (2016) Reducing eating disorder symptoms and risk factors using the Internet: a meta-analytic review. Int J Eat Disord 49: 19–31.

Moessner M, Bauer S (2017) Maximizing the public health impact of eating disorder services: A simulation study. Int J Eat Disord 50: 1378–1384.

Moessner M, Minarik C, Ozer F et al. (2016a) Can an internet-based program for the prevention and early intervention in eating disorders facilitate access to conventional professional healthcare? J Ment Health 25: 441–447.

Moessner M, Minarik C, Ozer F et al. (2016b) Effectiveness and cost-effectiveness of school-based dissemination strategies of an internet-based program for the prevention and early intervention in eating disorders: a randomized trial. Prev Sci 17: 306–313.

Nacke B, Beintner I, Görlich D et al. (2019) everyBody–Tailored online health promotion and eating disorder prevention for women: Study protocol of a dissemination trial. Internet Interv 16: 20–25.

Neumayr C, Voderholzer U, Tregarthen J et al. (2019) Improving aftercare with technology for anorexia nervosa after intensive inpatient treatment: A pilot randomized controlled trial with a therapist-guided smartphone app. Int J Eat Disord 52: 1191–1201.

Philipp J, Franta C, Zeiler M et al. (2021) does a skills intervention for parents have a positive impact on adolescents' anorexia nervosa outcome? Answers from a quasi-randomised feasibility trial of SUCCEAT. Int J Environ Res and Public Health 18: 4656.

Stice E, Rohde P, Shaw H et al. (2020) Clinician-led, peer-led, and internet-delivered dissonance-based eating disorder prevention programs: Effectiveness of these delivery modalities through 4-year follow-up. J Consult Clin Psychol 88: 481–494.

Strandskov SW, Ghaderi A, Andersson H et al. (2017) Effects of tailored and ACT-influenced internet-based CBT for eating disorders and the relation between knowledge acquisition and outcome: a randomized controlled trial. Behav Ther 48: 624–637.

Taylor CB, Bryson S, Luce KH et al. (2006) Prevention of eating disorders in at-risk college-age women. Arch Gen Psychiatry 63: 881–888.

Taylor CB, Graham AK, Flatt RE et al. (2020) Current state of scientific evidence on Internet-based interventions for the treatment of depression, anxiety, eating disorders and substance abuse: An overview of systematic reviews and meta-analyses. Eur J Public Health. 31(31 Suppl 1): i3–i10.

Taylor CB, Kass AE, Trockel M et al. (2016) Reducing eating disorder onset in a very high risk sample with significant comorbid depression: A randomized controlled trial. J Consult Clin Psychol 84: 402–414.

Truttmann S, Philipp J, Zeiler M et al. (2020). Long-term efficacy of the workshop vs. online SUCCEAT (Supporting Carers of Children and Adolescents with Eating Disorders) Intervention for parents: a quasi-randomised feasibility trial. J Clin Med 9: 1912.

Van Daele T, Best P, Bernaerts S et al. (2021) Dropping the E: the potential for integrating e-mental health in psychotherapy. Curr Opin Psychol 41: 46–50.

Vollert B, Beintner I, Musiat P et al. (2019) Using internet-based self-help to bridge waiting time for face-to-face outpatient treatment for Bulimia Nervosa, Binge Eating Disorder and related disorders: study protocol of a randomized controlled trial. Internet Intervent 16: 26–34.

Vollert B, von Bloh P, Eiterich N et al. (2020) Recruiting participants to an Internet-based eating disorder prevention trial: Impact of the recruitment strategy on symptom severity and program utilization. Int J Eat Disord 53: 746–754.

Wagner B, Nagl M, Dölemeyer R et al. (2016) Randomized controlled trial of an internet-based cognitive-behavioral treatment program for binge-eating disorder. Behav Ther 47: 500–514.

Wagner G, Penelo E, Wanner C et al. (2013) Internet-delivered cognitive-behavioural therapy v. conventional guided self-help for bulimia nervosa: long-term evaluation of a randomised controlled trial. Br J Psychiatry 202: 135–141.

Wade TD, Wilksch SM (2018) Internet eating disorder prevention. Curr Opin Psychiatry 31: 456–461.

Wasil AR, Patel R, Cho JY et al. (2021) Smartphone apps for eating disorders: A systematic review of evidence-based content and application of user-adjusted analyses. Int J Eat Disord 54: 690–700.

Wilksch SM, O'Shea A, Taylor CB et al. (2018) Online prevention of disordered eating in at-risk young-adult women: a two-country pragmatic randomized controlled trial. Psychol Med 48: 2034–2044.

Zeiler M, Kuso S, Nacke B et al. (2020) Evaluating reach, adoption, implementation and maintenance of internet-based interventions to prevent eating disorders in adolescents: A systematic review. Eur J Pub Health 30: 179–188.

Zerwas SC, Watson HJ, Hofmeier SM et al. (2017) CBT4BN: a randomized controlled trial of online chat and face-to-face group therapy for Bulimia Nervosa. Psychother Psychosom 86: 47–53.

10   Schulbasierte Prävention

Uwe Berger

Die Prävention von Essstörungen steht am Anfang einer umfassenden Strategie der integrierten Versorgung. Zur Bezeichnung der Präventionsart werden zwei Begriffssysteme parallel verwendet. Die Einordnung nach dem *Zeitpunkt der Prävention* hat schon über 50 Jahre Bestand und ist vor allem in der Medizin üblich (Caplan 1964). Werden bei noch gesunden Personen Risikofaktoren ins Visier genommen, handelt es sich um Maßnahmen zur *Primärprävention*. Liegt der Fokus einer Maßnahme bereits auf Krankheitszeichen, unabhängig davon, ob diese äußerlich sichtbar sind, handelt es sich um *Sekundärprävention*. *Tertiärprävention* schließlich wird häufig synonym zum Begriff der Rehabilitation verwendet und zielt damit auf die Wiederherstellung sozialer, geistiger und körperlicher Funktionsfähigkeit.

Da nicht alle Präventionsmaßnahmen allein auf Grundlage ihrer zeitlichen Positionierung in Bezug auf eine Krankheit bzw. ein Störungsbild gut charakterisiert werden können, hat die Weltgesundheitsorganisation (WHO) Ende der 1980er-Jahre eine zweite Definition von Präventionsarten etabliert (WHO 2013). Hierbei wird in *Abhängigkeit von der Reichweite* einer Maßnahme zwischen universeller, selektiver und indizierter Prävention unterschieden. *Universelle Prävention* richtet sich an die Gesamtbevölkerung, also auch an gesunde Personen. *Selektive Prävention* ist gegeben, wenn als Zielgruppe eine bestimmte Personengruppe ausgewählt wird, wie z. B. Mädchen und junge Frauen für die Prävention von Anorexia Nervosa, weil diese ein höheres Erkrankungsrisiko haben als Jungen und Männer (siehe ▶ Kap. 1). Als *indiziert* bezeichnet man eine Präventionsmaßnahme dann, wenn die Zielgruppe bereits symptomatisch ist und z. B. Krankheitsentwicklungen im Frühstadium entdeckt und behandelt werden sollen.

Neben dem Zeitpunkt und der Reichweite einer Präventionsmaßnahme spielt deren wirkungsvolle Implementierung der Ort eine wichtige Rolle. Im 2016 in Kraft getretenen Gesetz zur Stärkung der Prävention und Gesundheitsförderung (PraevG) werden Maßnahmen-Orte, die gezielt von vielen Personen geteilte Lebenswelten adressieren, als *Settings* bezeichnet. Hierzu zählt auch der im vorherigen Kapitel beschriebene Maßnahmen-Ort des Internets. Im PraevG werden als typische Settings von Präventionsmaßnahmen Betriebe und Unternehmen (für die Zielgruppe der Erwachsenen) sowie Kitas und Schulen (für die Zielgruppe der Kinder und Jugendlichen) genannt. Aufgrund der Erstmanifestation von Essstörungen in der Kindheit oder Jugend kämen für präventive Maßnahmen prinzipiell sowohl Kitas als auch Schulen in Frage. Eine gezielte Prävention erscheint jedoch in der Kita wenig sinnvoll, da das Risiko, durch explizites Ansprechen oder Zeigen von Verhaltensweisen, die mit Essstörungen assoziiert sind (wie restriktives Essen oder kompensatorisches Verhalten nach Essanfällen) das unerwünschte Verhalten erst anzustoßen (*triggern*), zu groß ist. Gegenüber anderen präventiven Settings (wie Sportverein oder anderen Freizeit- und Begegnungsstätten) sprechen für die Schule als Präventionsort auch die Argumente eines umfassenden und sozial gerechten Zugangs (aufgrund der allgemeinen Schulpflicht) sowie die unmittelbare Erreichbarkeit, vor allem wenn die präventiven Interventionen direkt im Unterricht oder als Schulprojekte stattfinden. Zudem können in Schulen alle pädagogischen Fachkräfte zur Durchführung der Maßnahmen fortgebildet werden. Die Ermächtigung (*empowerment*) dieser Multiplikatoren erhöht die Chancen für die nachhaltige Implementierung eines Präventionsprogramms, da sie im Gegensatz zu externen Fachkräften nicht zusätzlich finanziert werden müssen. In der Regel können Ministerien oder Krankenkassen auf diese Weise besser für eine Finanzierung der Maßnahmen gewonnen werden, da diese meist nur Anschub-, aber keine Dauerfinanzierung leisten.

In den folgenden drei Unterpunkten dieses Kapitels werden zunächst im Überblick deutschsprachige schulbasierte Präventionsprogramme vorgestellt, für die ein Nachweis der Effektivität in Form von Evaluationsstudien publiziert wurde. Anschließend wird das Programm *PriMa* (Primärprävention Magersucht) im Hinblick auf die Programm-Inhalte detaillierter beschrieben. Im dritten Teil wird die Einbindung der Präventionsmaßnahmen in den strukturellen Kontext der Gesundheitsversorgung exemplarisch für das Bundesland Thüringen skizziert. Das Kapitel schließt mit einem kurzen Ausblick auf Trends in der Konzeption und Durchführung schulischer Präventionsmaßnahmen.

10.1   Deutschsprachige Programme mit Wirkungsnachweis

Eines der ersten deutschsprachigen Programme zur Prävention von Essstörungen an Schulen stammt von Buddeberg-Fischer. Es richtete sich an Schülerinnen und Schüler der 8. Klasse, wurde 1998 in der Schweiz durchgeführt und erfolgreich evaluiert. Als 2004 die erste Meta-Analyse zu Essstörungs-Präventionsprogrammen erschien, war es das einzige deutschsprachige Programm neben 50 internationalen Programmen (Stice und Shaw 2004). Bezogen auf die hauptsächliche Wirkvariable der Reduktion einer Essstörungssymptomatik erwiesen sich Programme mit folgenden Charakteristika als besonders effektiv:

- interaktiv (versus didaktisch)
- selektiv (versus universell)
- mehrere Übungseinheiten umfassend (versus Einzel-Einheiten)
- ausschließlich für Mädchen (versus koedukativ)
- Teilnehmende ab 15 Jahren (versus Jüngere)

- durchgeführt von Gesundheitsfachpersonal (versus Lehrkräfte)

Dies ist jedoch keine Handlungsanweisung für die Konzeption von Präventionsprogrammen, denn für die praktische Implementierung ist die maximale Wirksamkeit nur ein Kriterium unter mehreren anderen. Dies wird im Verlauf des Kapitels noch verdeutlicht.

Mittlerweile gibt es eine ganze Reihe weiterer deutschsprachiger schulbasierter Präventionsprogramme mit dem Schwerpunkt auf Essstörungen. Nicht alle sind evidenzbasiert, d. h. für manche liegen weder wissenschaftliche Nachweise der Wirksamkeit aus kontrollierten Studien noch Kosten-Nutzen-Analysen oder Untersuchungen zu möglichen negativen Effekten der Programmdurchführung vor. Der medizinische Grundsatz »Primum nihil nocere« (vorrangig nicht zu schaden) gilt jedoch auch für Präventionsprogramme. Für die Prävention an Schulen liegen eindrückliche Erfahrungen vor, wonach gut gemeinte Aufklärung das eigentlich zu verhindernde

Verhalten verstärkte. So wurde in England vom staatlichen Gesundheitsdienst mit 20 Mio. Pfund eine schulbasierte Präventionsmaßnahme finanziert mit dem Ziel, Teenager-Schwangerschaften zu verhindern. Nach Programmdurchführung waren im Untersuchungszeitraum von 18 Monaten in der Interventionsgruppe signifikant mehr Mädchen (16 %) schwanger als in der Kontrollgruppe (6 %; Wiggins et al. 2009).

In ▶ Tab. 10.1 sind deutschsprachige schulbasierte Programme in Anlehnung an ein systematisches Literatur-Review von Pickhardt et al. (2018) zusammengestellt, die zumindest eine Wirkungsevaluation mit Messwiederholung (Prä, Post) vorweisen können. Sortiert sind die Programme absteigend nach dem Erscheinungsdatum der aktuellen Evaluationsstudie. Hierbei wurden *POPS*, *MaiStep* und *Aufklärung und Prävention* mittels einer randomisiert-kontrollierten Studie (RCT) erfolgreich evaluiert. *PriMa* hat als einziges Programm eine Langzeitevaluation mit 4 Messzeitpunkten über 8 Jahre durchlaufen (Adametz et al. 2017b). Wenngleich alle Programme in ▶ Tab. 10.1 auf internationalen Programmen aufbauen (deren Entwicklung und Implementierung im Gegensatz zu Deutschland bereits in den 1990er-Jahren begann), soll an dieser Stelle auf eine Beschreibung und Auseinandersetzung mit den Vorläufern verzichtet und auf die meta-analytischen Übersichten von Stice et al. (2004, 2007, 2019) verwiesen werden.

Die Übersicht offenbart Gemeinsamkeiten, aber auch einige Besonderheiten der jeweiligen Programme. Methodisch basieren alle Programme auf dem pädagogischen Ansatz der Aufklärung über Risikofaktoren (z. B. Perfektionismus, geringer Körperselbstwert) und pathologische Entwicklungen (z. B. Diät-Karriere, Körperbildstörung), der von einigen Autoren als KAP-Modell (Knowledge, Attitude, Practice) bezeichnet wird. Hierbei soll Wissen zur Entstehung von Essstörungen helfen, eigene Einstellungen zu hinterfragen und so das Verhalten zu ändern. Im Gegensatz zu öffentlichen Präventionskampagnen werden sog. Furcht-Appelle z. B. durch Schock-Fotos von »Mager-Models«, in keinem der Programme angewandt. Neben ethischen Vorbehalten liegt ein Grund dafür in der Erkenntnis, dass schockierende Darstellungen in Abhängigkeit vom Grad der Betroffenheit unterschiedlich wirken. Insbesondere bei Anorexia Nervosa ist für das frühe Krankheitsstadium eine starke Verleugnung der Krankheit kennzeichnend (siehe ▶ Kap. 1). Schock-Fotos können in dieser Phase die Meinung verstärken: »Ihr wollt mir nur meine Leistung absprechen, erfolgreich abzunehmen, weil ihr es nicht schafft!« Die Effektstärken der Programmwirkung in den kontrollierten Evaluationsstudien bewegen sich im kleinen Bereich. Dies ist jedoch typisch für primärpräventive Interventionen, da der Großteil der am Programm teilnehmenden Personen keine Symptome aufweist und daher ein statistischer Bodeneffekt bezogen auf mögliche Veränderungen der gemessenen Skalenwerte zu erwarten ist. Analog sind die Effektstärken bei Mädchen als Adressaten auch generell größer als bei Jungen, weil Mädchen durchschnittlich mehr Symptome aufweisen als Jungen. Insgesamt zeigen sich, mit Ausnahme von POPS, mehr Effekte bei den sog. sekundären Outcomes (wie Selbstwert, Wissen, Einstellungen) als bei den primären Outcomes, also der Essstörungspathologie, die von den eingesetzten diagnostischen Fragebögen oder Screening-Instrumenten (wie EAT-26D, EDI-2, SCOFF, ▶ Kap. 7) adressiert wird (z. B. selbst herbeigeführtes Erbrechen, ständige Gewichtssorgen, starke Gewichtsabnahme).

Neben der verhaltenspräventiven Vorgehensweise beinhalten alle Programme auch strukturelle (z. B. Einbeziehung von Eltern, Klassenklima) und damit verhältnispräventive Aspekte (exemplarisch hierzu siehe Adametz et al. 2017a). Bezüglich der Zielgruppe wird nur *PriMa* ausschließlich für Mädchen angeboten. Dies hat zwei Gründe. Zum einen erwiesen sich geschlechtsspezifische Programme in den bereits erwähnten Meta-Analysen von Stice et al. (2004, 2007) als besonders

Tab. 10.1: Evaluierte deutschsprachige schulbasierte Programme zur Essstörungsprävention

Name	Gruppe	Stufe	Präv.-Art	Methoden	Umfang	Evaluation
MaiStep (Buerger et al. 2019)	w & m	7./8. Klasse	primär, universell	Achtsamkeit, Rollenspiele, Aufklärung	5 x 90 min.	RCT, 3 MZP: Verbesserte Selbstwahrnehmung und Einstellung zum Erscheinungsbild
POPS (Warschburger und Zitzmann 2018)	w & m	7.–9. Klasse	primär, universell	Methoden-Kompetenz, Aufklärung	9 x 45 min.	RCT, 3 MZP: Signifikant weniger gestörtes Essverhalten und Verlangen, dünn zu sein
Aufklärung und Prävention (Weigel et al. 2015, Gumz et al. 2017)	w & m	8. + 11. Klasse	primär, universell	Aufklärung, Gruppen-Diskussionen	3 x 90 min.	RCT, 3 MZP: Wissen und Angst vor Erscheinungsbild verbessert
PriMa (Adametz et al. 2017b, Berger 2008, Wick et al. 2011)	w	6. Klasse	primär, selektiv	Dissonanz-Induktion, Aufklärung, Rollenspiele	9 x 90 min. oder Projektwoche	CT, 4 MZP: Wissen und Selbstwert für alle, Pathologie für Risikogruppe verbessert
Torera (Berger 2008, Berger et al. 2014)	w + m	7. Klasse	primär, universell	Dissonanz-Induktion, Aufklärung, Rollenspiele	9 x 90 min. oder Projektwoche	CT, 3 MZP: Wissen und Selbstwert für alle, Pathologie für Risikogruppe verbessert
Trainingsprogramm an Schulen (Dannigkeit et al. 2005)	w & m	6. + 8. Klasse	primär, universell	Aufklärung, Training soziale Kompetenz	6 x 60 min.	CT, 2 MZP: Signifikante Verbesserung von Essverhalten und Selbstwert
Jugend mit Biss (Schlevogt 2002)	w + m	7./8. Klasse	primär, sekundär, universell	Aufklärung, Beratung, Rollenspiele	12 x 90 min.	CT, 2 MZP: Wissenszuwachs und veränderte Einstellungen zu Figur und Gewicht
Kein Titel (Buddeberg-Fischer et al. 1998)	w + m	8. Klasse	sekundär, indiziert	Aufklärung, Gruppen-Diskussionen	3 x 90 min.	CT, 2 MZP: Wissenszuwachs und veränderte Einstellungen zu Figur und Gewicht

Anmerkungen: w = weiblich, m = männlich; w + m = getrennt für Jungen und Mädchen; w & m = koedukativ; CT = kontrollierte Studie, RCT = randomisiert kontrollierte Studie; MZP = Messzeitpunkte

effektiv. Zum anderen richtet sich *PriMa* ausschließlich an Mädchen zu Beginn der Pubertät (Alter durchschnittlich 11 Jahre), was den anderen Programmen nicht der Fall ist. Da es bei der Prävention von Essstörungen inhaltlich viel um Körper, Aussehen, Schönheitsideale, Gewicht usw. geht, fallen die unterschiedlichen Einstellungen und Herausforderungen zu diesen Themen bei Mädchen und Jungen zu Beginn der Pubertät besonders auf. Außer dem Programm von Buddeberg-Fischer sind alle Programme primär-präventiv ausgerichtet. Wenngleich auch die Evaluationsstudien z. B. zu *PriMa*, *Torera* und POPS eine höhere Effektivität für Zielpersonen zeigten, die bereits ein höheres Essstörungsrisiko zu Programm-Beginn aufweisen, wurde hier auf eine sekundär-präventive Herangehensweise mit Vorauswahl der am Programm Teilnehmenden verzichtet, da dies im Schulkontext von Eltern und Lehrkräften vielfach als etikettierend oder sogar diskriminierend empfunden wird.

Im Folgenden wird exemplarisch das Programm *PriMa* sowohl mit Blick auf die Inhalte als auch die Evaluation und Implementierung detaillierter vorgestellt (genauer hierzu siehe Berger 2008, Adametz et al. 2017a).

10.2 Das Programm *PriMa* (Primärprävention Magersucht)

PriMa wurde ab 2004 entwickelt mit dem Ziel, Besonderheiten der Erkrankung Anorexia Nervosa Mädchen zu Beginn der Pubertät auf innovative Weise näher zu bringen. Als Praxispartner für die Implementierung des Programms an Schulen konnte das damalige Thüringer Kultusministerium gewonnen werden. Wenngleich auch andere Essstörungen wie Bulimia Nervosa oder Binge-Eating-Störung bereits im späten Kindes- bzw. frühen Jugendalter beginnen können, sollte aufgrund der stärkeren Lebensbedrohung auf Wunsch des Kultusministeriums der Fokus zunächst auf die Anorexia Nervosa gerichtet werden. Ebenfalls mit Rücksicht auf den Praxispartner stand zudem bei der Konzeption und Umsetzung von *PriMa* der Praxisbezug im Vordergrund und nicht die Forschung. Daher wurde auf eine RCT-Studie zur Evaluation verzichtet, um interessierte Schulen nicht z. B. durch Wartelisten zu frustrieren. Außerdem sollte das Programm von Lehrkräften und nicht von externen Fachkräften durchgeführt werden, um eine nachhaltige Verankerung in der Thüringer Schullandschaft zu ermöglichen und die Lehrkräfte mit Hintergrundwissen zum Thema Essstörungen fortzubilden.

Kern des *PriMa*-Programms ist die von den Autoren so genannte *Barbie-Matrix*. Hierbei wurden die einzelnen Lektionen des Projektunterrichts entlang einer 3 x 3-Matrix aufgebaut, die in ▶ Tab. 10.2 dargestellt ist.

Tab. 10.2: Systematik der 9 Lektionen des *PriMa*-Programms (*Barbie-Matrix*)

Symptomatik	Themen der 9 Lektionen		
wenig auffälliges Essverhalten	1. Schönheitsideale	2. Rebellion	3. Macht
subklinisch auffälliges Essverhalten	4. Kontrollverlust	5. Körperbildstörung	6. Suizidgedanken
klinisch auffälliges Essverhalten	7. rigide Essrituale	8. Gewichtsphobie	9. Depression

PriMa richtet sich als selektives primärpräventives Angebot an Mädchen der 6. Klasse (Alter ca. 11 Jahre). Beim Ansprechen dieser Altersgruppe sollten mehrere Herausforderungen bewältigt werden, um einen Interventionserfolg wahrscheinlicher zu machen:

• Die Programm-Inhalte sollten nicht als zusätzliche Unterrichtsinhalte konzipiert

werden, d. h. die Wissensvermittlung sollte nicht an erster Stelle stehen;
- die Inhalte sollten aktuelle Themen des Alltags der Mädchen aufgreifen, wie die Auseinandersetzung mit Aussehen, Figur, Gewicht, Attraktivität;
- Inhalte sollten nicht im Frontalunterricht vermittelt, sondern unter Moderation der Lehrkraft als Angebote präsentiert werden, mit denen sich die Mädchen in der Gruppe und einzeln weitestgehend selbstständig auseinandersetzen.

Der letzte Punkt betrifft die theoretische Fundierung der Intervention (ausführlich hierzu siehe Berger 2008). Bei *PriMa* steht im Zentrum die Methodik der Induktion kognitiver Dissonanz, basierend auf der Dissonanz- bzw. Konsistenz-Theorie nach Festinger (1957). Nach einer aktuellen Meta-Analyse zu schulbasierten primärpräventiven Medienkompetenz-Programmen sind Programme, die sich dieser Methodik bedienen, signifikant wirksamer als andere Ansätze (Stice et al. 2019). Im *PriMa*-Programm geschieht die Dissonanz-Induktion, indem zu Beginn jeder Projekt-Lektion ein Poster mit einer Barbie-Puppe in Kombination mit dem Zitat eines von Magersucht betroffenen Mädchens per Beamer oder auf Laptops präsentiert wird. Die Szene mit der Barbie-Puppe (z. B. Barbie als strahlende Siegerin im Kreis von Models bei einem Schönheitswettbewerb in Lektion 1) steht dabei im Widerspruch zu dem Zitat, das einen eher leidenden inneren Zustand widerspiegelt. Anhand eines Manuals moderiert dann die Lehrkraft eine Gruppendiskussion entlang von Leitfragen wie »Wie fühlt sich Barbie wohl in diesem Moment?«, »Wärt ihr auch gerne an der Stelle von Barbie?«, »Wie geht es euch, wenn ihr das Zitat lest?«. Wichtig hierbei ist es, keine Antworten vorzugeben, sondern die Aussagen aus der Gruppe zu würdigen und ggf. durch Nachfragen in Richtung einer differenzierten Auseinandersetzung mit der widersprüchlichen Situation von äußerem Strahlen und innerem Leiden zu lenken. Nur so kann eine Reaktanz vermieden werden im Sinne einer unerwünschten Trotzreaktion auf vorgegebene Antworten. Dies ist in Anbetracht der beginnenden Pubertät der Mädchen besonders wichtig, da in dieser Phase das Infragestellen von Autoritäten Teil der psychischen und geistigen Entwicklung ist.

Im Verlauf der 9 Lektionen durchlaufen die Mädchen eine Entwicklung vom Einfühlen und sich Auseinandersetzen mit prototypischen Stationen bzw. Symptomen der Erkrankung Anorexia Nervosa bis zur Expertin für die Erkrankung, die in der Lage ist, durch kritische Distanz sich selbst und anderen empathische Ratschläge zum präventiven Umgang mit der Bedrohung durch die Magersucht zu geben. In der letzten Lektion geht es dann um ganz konkrete Hilfesuche. Hierfür wird den Lehrkräften neben dem Manual auch ein Leitfaden mit Hilfsangeboten an die Hand gegeben, der mittlerweile durch einen Flyer des Bundesministeriums für Gesundheit abgelöst wurde (Titel »Was tun bei Verdacht auf Essstörungen – Informationen für Lehrkräfte, pädagogische und psychosoziale Fachkräfte, Download unter www.bmg.de). Der Flyer ermöglicht es den Lehrkräften, typische Symptome von Essstörungen zu verstehen und so möglicherweise bereits betroffene Schülerinnen mit Hilfsangeboten ansprechen zu können. Insofern ist *PriMa* zwar hauptsächlich primärpräventiv ausgerichtet, enthält aber auch – wie die meisten anderen Programme – eine sekundärpräventive Flankierung.

Dieser Aspekt verweist bereits auf den letzten Abschnitt dieses Kapitels mit der Beantwortung der Frage, welche Schritte notwendig sind, um aus einem wissenschaftlich entwickelten und evaluierten Präventionsangebot eine nachhaltige Maßnahme mit Verankerung in der öffentlichen Gesundheitsversorgung zu machen.

10.3 Präventionsprogramme in der Gesundheitsversorgung

Um ein Programm zur Prävention von Essstörungen nicht nur an wenigen Modell- bzw. Projekt-Schulen durchführen, sondern langfristig und nachhaltig als Teil eines öffentlichen Gesundheitsangebotes etablieren zu können, sind mehrere Schritte notwendig. Diese wurden von der internationalen *Society of Prevention Research* im Sinne von Standards der Präventionsforschung als Prozess in drei Schritten (*levels*) formuliert (Flay et al. 2005). Zunächst erfolgt die Durchführung von Evaluationsstudien unter Idealbedingungen (Pilotstudien zur Feststellung der Machbarkeit und Abschätzung von Effektstärken = Level 1; siehe Berger et al. 2007). Dann folgt auf Level 2 die Überprüfung der Effektivität in kontrollierten Studien. Dies geschieht meist im Rahmen von Forschungsprojekten, wie im Falle von *PriMa* in einem vom Bundesministerium für Bildung und Forschung (BMBF) geförderten Projekt (Projektlaufzeit 2006 bis 2009, Berger et al. 2007, 2014; Wick et al. 2011). Idealerweise gehören zu diesen Studien auch Erhebungen zur Effizienz eines Programms, also eine Abschätzung der Relation von Kosten und Nutzen einer Programm-Implementierung (siehe Adametz et al. 2017a, 2018). Bei *PriMa* konnten die Evaluationsstudien in einem weiteren BMBF-Projekt (Projektlaufzeit 2014 bis 2017, Adametz et al. 2017b) um eine Langzeit-Evaluation ergänzt werden. In beiden BMBF-Projekten wurden neben den Evaluationsstudien auch Maßnahmen mit dem Ziel einer flächendeckenden Implementierung des Programms durchgeführt. Diese Level-3-Aktivitäten wurden vom damaligen Thüringer Kultusministerium und drei Krankenkassen für die Verbreitung von *PriMa* innerhalb Thüringens unterstützt. Seit 2012 stehen *PriMa* und die Folgeprogramme als digitales Paket mit der Möglichkeit des kostenlosen Downloads aller Programm-Materialien (Manual, Arbeitshefte, Poster als passwortgeschützte PDF-Dateien) zur Verfügung. Um die PDF-Dateien nutzen zu können ist lediglich eine Registrierung beim Programm-Autor nötig (Details siehe https://www.uniklinikum-jena.de/mpsy/Forschung/Downloads.html). Zwischen 2012 und 2018 wurden 242 Anfragen registriert (Mühleck et al. 2019).

Die Programme *PriMa* und *Torera* wurden an 20 Thüringer Schulen zwischen 2004 und 2007 implementiert und sowohl mit einer Prozessevaluation als auch einer Wirkungsevaluation begleitet (Berger 2008). Bis 2017 wurden die teilnehmenden Schulen dann auf über 100 erweitert. Die Evaluationen schlossen neben Befragungen mit standardisierten Fragebögen auch Freitext-Antworten der Schülerinnen sowie qualitative Interviews mit den Lehrkräften und den Schulleitungen ein. Hierbei erwiesen sich für eine dauerhafte Implementierung im Schulalltag auch Faktoren als Ausschlag gebend, die bei reinen Wirkungsevaluationen oft nicht erfasst werden. So war es strukturell notwendig, parallel zum mädchenspezifischen Programm *PriMa* ein Programm für die Jungen anzubieten. Dies wurde realisiert mit dem Programm *TOPP* (Teenager ohne pfundige Probleme), das nicht auf Magersucht, sondern auf Übergewicht und Gruppendynamik bei Jungen fokussiert (Schwartze 2011). Für die Akzeptanz der Programme bei Schüler/-innen und Lehrkräften spielte zudem der Spaßfaktor und die Leichtigkeit, mit der die ernsthafte Thematik im Projektunterricht vermittelt wurden, eine wichtige Rolle. Die Möglichkeit, Themen wie Figur- und Gewichtssorgen, oder Ängste bezüglich Aussehen und Attraktivität in nach Geschlecht getrennten Gruppen zu behandeln, wurden von Schülerinnen und Lehrkräften als sehr förderlich bewertet (Berger et al. 2008). Für die Schulen entstand bei der Durchführung von *PriMa* pro Schülerin ein finanzieller Aufwand von 2,50 € (Adametz et al. 2018). Da sich die Fälle auftretender

Essstörungen in den Folgejahren nach der Programmdurchführung sowohl für die Lehrkräfte und Schulleitungen als auch aus Sicht der Eltern und der teilnehmenden Mädchen im Rückblick wahrnehmbar reduzierten, steht dieser Aufwand in einem günstigen Verhältnis zum Nutzen. Die nachhaltige Wirksamkeit des Programms im Hinblick auf eine Stabilisierung des Körperselbstwertes konnte in einer Evaluationsstudie 8 Jahre nach Programmdurchführung belegt werden (Adametz et al. 2017b).

Für die langfristige Sichtbarkeit und Verbreitung von schulbasierten Programmen ist bedeutsam, diese in die jeweiligen Unterstützerstrukturen der Bundesländer einzubinden. Dies sind in der Regel die für Bildung zuständigen Ministerien sowie die Schulämter, aber auch spezielle Organisationen für die Vernetzung von Präventionsmaßnahmen. In Thüringen gibt es hierfür eine Landesvereinigung für Gesundheitsförderung (AGETHUR e. V.) und die Landesgesundheitskonferenz (LGK). Speziell für den Schulbereich existiert zudem ein Schulunterstützerkreis. Von AGETHUR und LGK wurde eine Datenbank aufgebaut, um qualitätsgesicherte Präventionsprogramme zu erfassen und den Schulen und Lehrkräften zugänglich zu machen (Koordinierung von Beratung und Angeboten für Gesunde Schulen in Thüringen: www.kobags.de).

Da die Ressourcen von Schulen für Aktivitäten außerhalb des bildungsbezogenen Unterrichts knapp sind, geht der Trend der schulbasierten Prävention dahin, nicht einzelne gesundheitliche Herausforderungen mit präventiven Maßnahmen zu adressieren, sondern übergeordnete Variablen der Gesunderhaltung, wie Selbstwert, Resilienz und Achtsamkeit. Ein Beispiel hierfür ist die gemeinsam mit Lehrkräften und anderen schulischen Stakeholdern entwickelte Intervention (Posterausstellung mit Kartenset »Gemeinsam Gesund Lernen« von Wick et al. (2019). Essstörungen werden darin unter der Überschrift »Friss es nicht in dich rein!« thematisiert.

Literatur

Adametz L, Richter F, Mühleck J et al. (2018) Implementation evidenzbasierter Präventionsprogramme für Essstörungen: PriMa und Torera im Schulalltag. Psychother Psych Med 68: 353–360.

Adametz L, Richter F, Preußer J et al. (2017a) Implementation of the school-based prevention programs PriMa and Torera for eating disorders: a long-term qualitative analysis of barriers and facilitators. Ment Health Prev 8: 713.

Adametz L, Richter F, Strauss B et al. (2017b) Long-term effectiveness of a school-based primary prevention program for anorexia nervosa: A 7- to 8-year follow-up. Eat Behav 25: 42–50.

Berger U, Joseph A, Sowa M et al. (2007) Die Barbie-Matrix: Wirksamkeit des Programms PriMa zur Primärprävention von Magersucht bei Mädchen ab der 6. Klasse. Psychother Psych Med 57: 248–255.

Berger U (2008) Essstörungen wirkungsvoll vorbeugen – Die Programme »PriMa«, »TOPP« und »Torera« zur Prävention von Magersucht, Bulimie, Fressattacken und Adipositas. Stuttgart: Kohlhammer.

Berger U, Sowa M, Bormann B et al. (2008) Primary prevention of eating disorders: Characteristics of effective programs and how to bring them to broader dissemination. Eur Eat Disord Rev 16: 173–183.

Berger U, Schaefer JM, Wick K et al. (2014) Effectiveness of reducing the risk of eating-related problems using the german schoolbased intervention program, »torera«, for preadolescent boys and girls. Prev Sci 15: 557–569.

Buddeberg-Fischer B, Klaghofer R, Gnam G et al. (1998) Prevention of disturbed eating behaviour: A prospective intervention study in 14- to 19-year-old Swiss students. Acta Psychiatr Scand 98: 146–155.

Buerger A, Ernst V, Wolter V et al. (2019) Treating eating disorders in the real world – MaiStep: A skill-based universal prevention for schools. Prev Med 123: 324–332.

Caplan G (1964) Principles of preventive psychiatry. New York: Basic Books.

Dannigkeit N, Köster G, Tuschen-Caffier B. (2005) Ist primäre Prävention von Essstörungen langfristig wirksam? Ergebnisse zur Evaluation eines Trainingsprogramms an Schulen. Z Gesundheitspsychol 13: 79–91.

Festinger L (1957) A Theory of Cognitive Dissonance. Stanford: University Press.

Flay BR, Biglan A, Boruch RF et al. (2005) Standards of evidence: Criteria for efficacy, effectiveness and dissemination. prev sci 6: 151–175.

Gumz A, Weigel A, Daubmann A et al. (2017) Efficacy of a prevention program for eating disorders in schools: a cluster-randomized controlled trial. BMC Psychiatry 17: 293–306.

Mühleck J, Wick K, Strauß B et al. (2019) Kostenloses Programmpaket zur Primärprävention bei Essstörungen Ergebnisse einer Onlinebefragung zur bundesweiten Nutzung. Psychotherapeut 64: 16–22.

Schlevogt V (2002) Das Präventionsprojekt JUGEND MIT BISS des Frankfurter Zentrums für Essstörungen (Abschlussbericht). In: Bundesministerium für Familie, Senioren, Frauen und Arbeit (Hrsg): Frankfurt am Main.

Schwartze D, Sowa M, Bormann B et al. (2011) Evaluation der Wirkung des schulbasierten Präventionsprogramms TOPP »Teenager ohne pfundige Probleme« auf adipositasrelevante Faktoren an Thüringer Schulen. Bundesgesundheitsblatt – Gesundheitsforschung – Gesundheitsschutz 54: 349–356.

Stice E, Marti CN, Shaw H et al. (2019) Meta-analytic review of dissonance-based eating disorder prevention programmes: Intervention, participant, and facilitator features that predict larger effects. Clin Psychol Rev 70: 91–107.

Stice E, Shaw H, Marti CN (2007) A meta-analytic review of eating disorder prevention programmes: encouraging findings. Annu Rev Clin Psychol 3: 207–231.

Stice E, Shaw H (2004) Eating disorder prevention programs: a meta-analytic review. Psychol Bull 130: 206–227.

Warschburger P, Zitzmann J (2018) The efficacy of a universal school-based prevention program for eating disorders among german adolescents: results from a randomized controlled trial. J Youth Adolesc 47: 1317–1331.

Weigel A, Gumz A, Kästner D et al. (2015) Prävention und Versorgung von Essstörungen: Das Gesundheitsnetz Magersucht und Bulimie. Psychiatr Prax 42, 30–34.

Wick K, Gläser A, Berger U et al. (2019) Prozessevaluation des Kartensets »Gemeinsam Gesund Lernen«. Psychotherapeut 64: 23–30.

Wick K, Brix C, Bormann B et al. (2011) Real-world effectiveness of a German school-based intervention for primary prevention of anorexia nervosa in preadolescent girls. Prev Med 52: 152–158.

Wiggins M, Bonell C, Sawtell M et al. (2009) Health outcomes of youth development programme in England: prospective matched comparison study. BMJ 339: 148–151.

World Health Organization (2013) Prevention of mental disorders: effective interventions and policy options. (http://www.who.int/mental_health/evidence/en/prevention_of_mental_disorders_sr.pdf, Zugriff am 18.02.2021).

III Verzeichnisse

Verzeichnis der Autorinnen und Autoren

Bauer, Stephanie, PD Dr. rer. soc.
Universitätsklinikum Heidelberg
Forschungsstelle für Psychotherapie
Bergheimer Str. 54, 69115 Heidelberg
stephanie.bauer@med.uni-heidelberg.de

Berger, Uwe, apl. Prof. Dr. phil. med. habil.
Universitätsklinikum Jena
Institut für Psychosoziale Medizin, Psychotherapie und Psychoonkologie
Stoystr. 3, 07740 Jena
uwe.berger@med.uni-jena.de

Bühren, Katharina, Priv.-Doz. Dr. med.
kbo-Heckscher-Klinikum gGmbH
Deisenhofener Straße 28, 81539 München
Katharina.Buehren@kbo.de

Bruns, Alexandra, M.Sc
Universität Osnabrück.
Institut für Psychologie
Knollstr. 15, 49069 Osnabrück,
ahoeger@uni-osnabrueck.de

Geisbüsch, Christina-Maria, Dr. med.
Klinik für Psychiatrie, Psychosomatik und Psychotherapie des Kindes- und Jugendalters der RWTH Aachen
Neuenhofer Weg 21, 52074 Aachen
cgeisbuesch@ukaachen.de

Hartmann, Andrea S., Prof. Dr. rer. nat.
Universität Konstanz
Fachbereich Psychologie, Experimentelle Klinische Psychologie
Universitätsstr. 10, 778464 Konstanz;
andrea.hartmann@uni-konstanz.de

Herpertz-Dahlmann, Beate, Univ.-Prof. Dr. med.
Klinik für Psychiatrie, Psychosomatik und Psychotherapie des Kindes- und Jugendalters der RWTH Aachen
Neuenhofer Weg 21, 52074 Aachen
bherpertz@ukaachen.de

Hilbert, Anja, Prof. Dr. rer. nat.
Universitätsmedizin Leipzig
Forschungsbereich Verhaltensmedizin
Integriertes Forschungs- und Behandlungszentrum AdipositasErkrankungen
Klinik für Psychosomatische Medizin und Psychotherapie
Postadresse: Forschungsbereich Verhaltensmedizin, Sächsischer Inkubator für Klinische Translation
Universität Leipzig
Philipp-Rosenthal-Straße 55, 04103 Leipzig
anja.hilbert@medizin.uni-leizpzig.de

Legenbauer, Tanja, Prof. Dr. rer. nat.
Professur für Klinische Psychologie und Psychotherapie in der Kinder- und Jugendpsychiatrie
LWL-Universitätsklinik Hamm der Ruhr-Universität Bochum
Klinik für Kinder- und Jugendpsychiatrie, Psychotherapie und Psychosomatik
Heithofer Allee 64, 59071 Hamm
tanja.legenbauer@ruhr-uni-bochum.de

Meule, Adrian, PhD, Dipl.-Psych.
Klinik für Psychiatrie und Psychotherapie
LMU Klinikum, München
und
Schön Klinik Roseneck

Am Roseneck 6, 83209 Prien am Chiemsee
ameule@med.lmu.de

Moessner, Markus, PD Dr. phil.
Universitätsklinikum Heidelberg
Forschungsstelle für Psychotherapie
Bergheimer Str. 54, 69115 Heidelberg
markus.moessner@med.uni-heidelberg.de

Preuss-van Viersen, Hanna, Dr. phil. Dipl.-Psych.
Universitätsmedizin der Johannes Gutenberg-Universität Mainz
Klinik und Poliklinik für Kinder- und Jugendpsychiatrie und -psychotherapie
Langenbeckstr. 1, 55131 Mainz
hannamaren.preuss@unimedizin-mainz.de

Schmidt, Ricarda, Dr. rer. med. Dipl.-Psych.
Universitätsmedizin Leipzig
Klinik und Poliklinik für Psychosomatische Medizin und Psychotherapie, Forschungsbereich Verhaltensmedizin
Philipp-Rosenthal-Straße 55, 04103 Leipzig
ricarda.schmidt@medizin.uni-leipzig.de

Stadler, Johanna, M. Sc.-Psych.
Universitätsklinikum Heidelberg
Forschungsstelle für Psychotherapie
Bergheimer Str. 54, 69115 Heidelberg
johanna.stadler@med.uni-heidelberg.de

Vocks, Silja, Prof. Dr. rer. nat.
Universität Osnabrück
Fachbereich Humanwissenschaften
Institut für Psychologie
Fachgebiet Klinische Psychologie und Psychotherapie
Knollstraße 15, 49088 Osnabrück
silja.vocks@uni-osnabrueck.de

Voges, Mona M., Dr. rer. nat.
Universität Osnabrück
Fachbereich Humanwissenschaften
Institut für Psychologie
Fachgebiet Klinische Psychologie und Psychotherapie
Knollstraße 15, 49088 Osnabrück
mona.voges@uni-osnabrueck.de

Sachwortregister

A

Achtsamkeit 204, 208
Adipositas 91, 94–96, 98–100, 102–103, 106, 174
Adoleszenten-fokussierte Therapie (AFT) 46
Alkoholmissbrauch 24, 68
allocentric lock hypothesis 173
ambulante Behandlung 39, 116, 192
Amenorrhoe 15, 20, 34
ängstlich-vermeidende Persönlichkeitsstörung 36
Angststörung 22, 32, 34, 67, 94–95, 113, 136, 138
Angstsymptome 29
Anorectic Behavior Observation Scale (ABOS) 156–157
Anorexia Nervosa
- atypische 16–18
- Aufrechterhaltung 31
- Behandlungssetting 35
- Binge-/Purge-Typ 14, 23–24
- Diabetes mellitus 136, 139
- Diagnostik 33
- Differenzialdiagnose 34
- Entstehung 26
- Epidemiologie 25
- Familientherapie 52
- kindliche 21
- Klassifikation 14
- Komorbidität 22
- Körperbildstörung 152
- Langzeitverlauf 32
- männliches Geschlecht 21
- medikamentöse Behandlung 45
- Mortalität 32
- prämenarchale 21
- Prävalenz 23, 30
- Prävention 54
- Prognose 32, 53
- psychische Komorbidität 17
- Psychoedukation für Eltern 51
- Psychotherapie 46
- restriktiver Typ 14, 23
- Schwangerschafts- und Geburtskomplikationen 33
- schwere anhaltende 32
- sexuell diverse Identität 22
- somatische Diagnostik 33
- somatische Veränderungen 18
- Störungsmodell 49
- Symptomatik 16
- zwanghaftes Bewegungsverhalten 157

Anorexia-Nervosa-Inventar zur Selbstbeurteilung (ANIS) 152–153
Arbeitslosigkeit 32, 96
Aufmerksamkeitsdefizit-/Hyperaktivitätsstörung (ADHS) 23, 67, 94, 113, 138
Autismus-Spektrum-Störung 24, 113, 116, 126–127
autistische Merkmale 25
Autoimmunerkrankung 140
Autoimmunprozesse 30

B

Bauchschmerzen 123
behaviorales Assessment 124, 128
Bettruhe 46
Bewegung 17, 23, 47, 53, 65, 100, 102, 157
Binge/Purge-Typ 35
Binge-Eating-Störung
- Aufrechterhaltung 96
- Behandlung 100
- Definition und Klassifikation 92
- Diabetes mellitus 136–137, 139
- Diagnostik 98
- Differenzialdiagnose 99
- Eltern- und Angehörigenarbeit 104
- Entstehung 95
- Epidemiologie 95
- Komorbidität 94
- Körperbildstörung 152
- Prognose 104
- Störungsmodell 98
- Symptomatik 94
Biofeedback 124–125
Blended Care 186
Blended Treatment 186, 193, 196
Body Project 187
Body-Mass-Index 94, 164

Borderline-Persönlichkeitsstörung 34–35, 67, 72, 99
Bulimia Nervosa
- Behandlung 72
- Diabetes mellitus 136
- Diagnostik 70
- Differenzialdiagnose 72
- Eltern-/Angehörigenarbeit 82
- Entstehung und Aufrechterhaltung 68
- Epidemiologie 67
- familiäre Faktoren 69
- genetische und neurobiologische Aspekte 68
- individuelle Aspekte 69
- Klassifikation 63
- Kognitiv-behaviorale Intervention 74
- Komorbidität 67
- Körperbildstörung 152
- Prävention 84
- Prognose 83
- Rezidivprophylaxe 80
- soziokulturelle Aspekte 69
- Symptomatik 64
- Verlauf 70

C

CE-Zertifizierung 197
Chat 189, 193, 195
- Chattherapie 192
Child Eating Behavior Questionnaire (CEB-Q) 115, 157, 160
Child Feeding Questionnaire (CFQ) 99, 157, 160
Craving 76, 87, 126, 152, 158

D

Darmmikrobiom 28
Dehydratation 18
Depression 22, 27, 32, 34, 45, 67, 95, 136, 138, 144, 180
depressionsähnliche Zustände 29
depressive Symptome 22–23, 46
Diabetes Eating Problem Survey-Revised (DEPS-R) 142
Diabetes mellitus 135
- Ernährung 140
- Gewichtsverlust 141
- Gewichtszunahme 143
- Symptome 138
- Therapie 143
- Typ 1 136
- Typ 2 136–137
Diabulimia 136, 139
Diagnostische Strategien 162

Diagnostisches Interview bei psychischen Störungen (DIPS) 150
Diagnostisches Interview bei psychischen Störungen für Kinder (Kinder-DIPS) 150
Dialektisch-behaviorale Therapie 24
differentielle Verstärkung (DV) 128–129
digitale Angebote für Eltern und Angehörige 195
Digitale Gesundheitsanwendung (DiGA) 197
digitale Intervention 185
digitale Selbsthilfeprogramme 190
Digitales Versorgunggesetz (DGV) 197
direkte Transmission 175
Dissemination 188–189
dissonanzbasiert 187
Dissonanz-Induktion 206
Dopamin 23
Doppelstandards 179
DSM-5 14, 63, 92, 112, 121, 124, 126, 128, 136, 149, 165
Dutch Eating Behavior Questionnaire (DEBQ) 99, 152, 158

E

Eating Attitudes Test (EAT) 152–153
Eating Disorder Examination (EDE) 115, 149, 208
Eating Disorder Examination (EDE) für Eltern (P-EDE) 151
Eating Disorder Examination (EDE) für Kinder (ChEDE) 150
Eating Disorder Examination-Questionnaire (EDE-Q) 99, 115, 149, 154
Eating Disorder Inventory (EDI) 152, 154, 173
Eating Disorders in Youth-Questionnaire (EDY-Q) 115, 124, 128, 152, 155, 208
Effektivität 207
Effektstärke 207
Effizienz 207
Einzeltherapie 46
Elektrolytveränderungen 18
Elektromyographie (EMG) 124–125
Eltern als Ko-Therapeuten 36, 38–39, 50, 52, 83
Eltern-/Angehörigenarbeit 50, 144
Elterngespräch 52, 83
E-Mental Health 186, 191–192, 196–197
Emetophobie 34
Emotionsregulationsfertigkeit 68, 76, 82
Empowerment 202
Entspannungsverfahren 82
Entzündung, niedriggradige 29
Entzündungsprozesse 30
Ernährungsberatung 38, 43
Ernährungsprogramm 40
Ernährungstagebücher 115

Ernährungstherapie 40
Erstgespräch 162
Essanfall 62–65, 92–93, 98, 163, 165
Ess-Brech-Attacke 62, 77
Essen mit Kontrollverlust 92, 94–97, 106
Essensplan 40
essgestörte Mutter 30
Exposition 22, 78, 81, 102–103, 117–118, 179
Exsikkose 17

F

familiäre Faktoren 30
Familienbasierte Therapie (FBT) 52
Familienessen 38
Familiengespräch 52
Familienmahlzeiten 104, 117
Familientherapeutische Intervention 83
Familientherapie
– Anorexia Nervosa 52
– ARFID 116
Family-based Treatment (FBT) 46, 195
Fernsehen 31
Figur- und Gewichtssorgen 173
Flüssignahrung 41
Food Cravings Questionnaires (FCQs) 152, 158
Fragebogenverfahren 151, 162
– für Eltern 156–157
– für Kinder und Jugendliche 152–153
Frakturrisiko 19
Fütter- oder Essstörung
– Nicht näher Bezeichnete 165
Fütter- und Essstörung 92
– Andere näher bezeichnete 136
– Nicht näher bezeichnete 136
Fütterstörung 113
Fütterstörung im frühen Kindesalter 112

G

gastrointestinale Erkrankungen 114, 116
Gehirnstruktur 19
gelernte Reaktion 124
Genetik 55
genetische Belastung 54
genetisches Risiko 26
genomweite Assoziationsstudien 27
Gewichtskorridor 43
Gewichtsphobie 14
Gewichtssorgen 203
Gewichtstreppe 44
Gewichtsverlust 111, 116, 118, 123
Gewichtszunahme 140
Gewohnheiten 39

Ghrelin 19, 30
Glukosestoffwechsel 142
Gonadotropine 43
Gruppentherapie 50

H

Habit-Reversal 124
HbA1c 145
Heilungserfolg 53
high expressed emotions 51
High Resolution Impedance Manometry (HRIM) 124
Home treatment (Behandlung zuhause) 39
hormonelle Faktoren 30
Hyperaktivität 46
Hypoglykämie 18–19, 138, 143

I

ICD-10 15–16, 66, 92, 121, 126, 165
ICD-11 14, 63, 92, 112–113, 121, 126, 136, 165
Implementierung 202
Inanspruchnahme 185, 194
indirekte Transmission 175
Instrument zur Erfassung elterlicher Steuerungsstrategien in der Essenssituation (ISS) 157, 161
Insulinbedarf 141–142
Insulin-Purging 67
Insulintherapie 139–140
– Gewichtszunahme 140
Intelligenzdiagnostik 164
Internalisierung des Körperideals 178
Internet 31
internetbasierte Prävention und Behandlung 185
internetbasierte Selbsthilfe und Behandlung 190
Interviewverfahren 149–151
– für Eltern 151
– für Kinder und Jugendliche 149
Inzidenz 25

J

Jugendhilfe
– Diabetes mellitus 146

K

Kalorienbedarf
– Binge-/Purge-Typ 41

– restriktive Anorexia Nervosa   41
KAP-Modell   203
Ketoazidose   137, 143, 145
kindliche Anorexia Nervosa
– Prognose   54
Kleinkinder   114–115
Klinikschule   36
Knochendichte   19, 34
Kognitiv-behaviorale Intervention
– Mahlzeitenbegleitung   75
– Mahlzeitenplan   75
– Nahrungsexposition   78
kognitive Dissonanz   206
Kognitive Verhaltenstherapie
– Anorexia Nervosa   46
– ARFID   116
– Binge-Eating-Störung   100
– Bulimia Nervosa   72
– Essstörungen bei Diabetes   144
kognitive Verzerrungen   178
kompensatorische Verhaltensweise   63–64
– Erbrechen   64, 71
– Insulin-Purging   67
– Laxanzienmissbrauch   71
Konversionsstörung   34
körperbezogenes Kontrollverhalten   174
körperbezogenes Vermeidungsverhalten   174
Körperbild   27, 98, 102–103, 152
– (soziale) Medien   176
– behaviorale Komponente   174
– biologische Faktoren   177
– Familie   175
– Jungen   21
– kognitiv-affektive Komponente   173
– Peers   176
– perzeptive Komponente   172
– Sport   177
Körperbildarbeit   78
Körperbildinterventionen   179
Körperbildstörung   14, 21, 72–73, 152, 172, 203
– Behandlung   179
– Definition   172
– kognitiv-behaviorales Modell   175
Körpergröße   33
Körperkonfrontation   180
körperliche Untersuchung   33, 71
Körperselbstwert   203, 208
Körperunzufriedenheit   66, 69, 78, 175–176, 178–180
Kosteneffektivität   188
Kosten-Nutzen-Analyse   202

L

Laboruntersuchungen   33, 115

Laxanzienmissbrauch   63, 65
leaky gut   29
Leistungssport   21
Leptin   18–20, 23, 27, 46, 97

M

Mangelernährung   75, 116, 123, 164
Mangelerscheinungen   127
Media Smart   187
Medienkompetenz   206
medizinisches Konsil   125, 129
Menstruation   20–21, 43, 46
metabolische Veränderungen   27
Metabolismus   55
metabo-psychiatrische Störung   27
Metreleptin   46
Mikrobiom   28, 30
Mikrozephalie   33
Modellessen   43
Monitoring   185–186, 189, 193–194
Morbus Crohn   30
Mortalität   21, 70, 145
Multifamilientherapie   53
Multiplikatoren   202
multiprofessionelles Team   39

N

Nachsorge   86, 185, 193–194, 196
nasogastrale Sonde   42
Nephropathie   145
Neuroleptika   45
neuroprogressive Veränderungen   32, 55
nicht-kontingente Verstärkung (NKV)   128–129
Night Eating Questionnaire (NEQ)   152, 155
Night-Eating-Syndrom   150, 152
Nutzung
– parallel   185–186
– sequenziell   185–186

O

Ödeme   41
Olanzapin   45
onlinegestützte Intervention   86
orale Kontrazeptiva   46
Orthorexie   21
Osteoporose   19, 46
Östrogen   19–20, 30

P

Peers 31, 176
Perzentilwert 70
Pica
- Behandlung 128
- Definition und Klassifikation 126
- Diagnostik 128
- Differenzialdiagnose 128
- Entstehung und Aufrechterhaltung 128
- Epidemiologie 127
- Komorbidität 126
- Prognose 129
- Psychoedukation 129
- schwerwiegende medizinische Folgen 127
- Symptomatik 126
Pica, ARFID and Rumination Disorder Interview (PARDI) 115, 124, 128
prä- und perinatale Faktoren 28
Prävalenz 67, 95, 114, 127
- adoleszente Anorexia Nervosa 25
- kindliche Anorexia Nervosa 25
- Kulturkreis 25
- männliche Patienten 25
Prävention
- indizierte 186–187, 196, 201
- internetbasierte 187
- schulbasierte 201
- selektive 186–187, 201
- universelle 186–187, 201
Präventionsgesetz PraevG 201
Präventionskampagne 203
Präventionsprogramme in der Gesundheitsversorgung 207
Primärprävention 201
Primärprävention Magersucht (PriMa) 205
ProYouth 188–190, 194
Prozessevaluation 207
Pseudoatrophia cerebri 19
Psychoedukation 51, 82, 101–102, 125, 129
psychologische Testverfahren 149
psychosomatisches Familienmodell 26
Psychostimulantien 23
psychotische Symptomatik 35
Pubertätsstatus 30

Q

Qualitätssicherung 208

R

Reaktanz 206

Re-Alimentation 35, 40–41
Refeeding-Syndrom 40
Resilienz 208
Restaurantbesuche 42
restriktive Essstörung 35
Retinopathie 145
Rollenspiele 50
Rom-IV-Kriterien 122
Rückfallprävention 186, 193
Ruminationsstörung 121–122
- Behandlung 124
- Definition und Klassifikation 121
- Diagnostik 124
- Differenzialdiagnostik 124
- Entstehung und Aufrechterhaltung 123
- Komorbidität 123
- Prävalenz 123
- primäre 123
- Prognose 125
- Psychoedukation 125
- sekundäre 123
- supragastrische 123
- Symptomatik 123

S

S2-Leitlinie Diagnostik, Therapie und Prävention von Übergewicht und Adipositas im Kindes- und Jugendalter 100
S3-Leitlinie Prävention und Therapie der Adipositas im Kindes- und Jugendalter 164
S3-Leitlinie Diagnostik und Therapie der Essstörungen 98, 100, 104, 162
Säuglinge 115
Schizophrenie 27, 34
Schlankheitsideal 30–31, 47, 54
Schlankheitsstreben 173
Schönheitsideal 30, 204
SCOFF 142, 152, 156
Screening 189, 195
Screening-Instrumente 203
Sekundärprävention 201
Selbstberuhigung 128
Selbstmanagement 186, 190–192, 194–196
Selbststimulation 128
selbstverletzendes Verhalten 22, 24, 35, 66, 76, 95
Selbstwert 208
Selektiver Serotonin-Wiederaufnahmehemmer 23, 45, 73, 144
Serotonin 23
Set-Point-Theorie 27
Smartphone-App 187, 191, 193–194, 197
Sonstige Essstörung 92, 165
soziale Einschränkungen 123
soziale Phobie 34–35, 38, 67, 138

soziale Vergleiche 178
soziokulturelle Faktoren 30
Speiseröhrenschließmuskel 123
spezifische Uringewicht 41
Sport 17, 177
Sportgewicht 44
Stand-alone 186, 190
Starvation 17, 23, 25–26, 35
stationäre Aufnahme 36
Stepped Care 186, 193
Stigmatisierung 6, 86, 94, 98, 157, 176
Stoffwechselentgleisung 137
Störung mit Vermeidung und/oder Einschränkung der Nahrungsaufnahme (ARFID) 34
– Angst vor aversiven Konsequenzen 116
– Behandlung 116
– Definition und Klassifikation 112
– Desinteresse am Essen 114, 116
– Diagnostik 115, 150
– Differenzialdiagnose 116, 128
– Entstehung und Aufrechterhaltung 114
– Epidemiologie 114
– Früherkennung 118
– Interviewverfahren 151
– Komorbidität 113
– pharmakologische Therapie 117
– Prognose 117
– sensorische Sensitivität 114, 117
– Symptomatik 112
Störungen, die mit Erbrechen einhergehen 123
Störungsmodell 49
Strukturiertes Klinisches Interview für DSM-5-Störungen (SCID-5) 150
Student Bodies 187
Substanzkonsum 94
Substanzmissbrauch 23, 66, 138
– Binge-/Purge-Störung 23
– restriktive Anorexia Nervosa 23
Suizid 24
Suizidalität 22, 24, 94

T

tagesklinische Behandlung 37, 39
Tertiärprävention 201
Teufelskreismodell 68, 75
Thiaminmangel 41
Three-Factor Eating Questionnaire (TEFQ) 152, 159
Transition
– Diabetes mellitus, Therapie 146

Transplantation von Stuhlextrakt 28
Trauma 31

U

Übergewicht 113
Umweltanreicherung (UE) 128–129
Untergewicht 112, 116
Unterzuckerung Siehe Hypoglykämie

V

vegane Ernährung 16, 40
vegetarische Ernährung 16, 40
Verhaltensanalyse 75–76, 81, 101, 103
Verhaltensprävention 203
Verhältnisprävention 203
vermeidend-restriktive Ess- und Fütterstörung 34
Vernetzung 208
Versorgungsbarriere 185, 190, 194, 197
Verzehr 126
Virtual Reality 180

W

Wachstumshormon 18–20
Wachstumsretardierung 21
Wartezeit 185–186, 194
Webseiten 31
Wiederaufnahmevertrag 44

Z

zerebrale Bildgebung 55
Zielgewicht 38, 40, 43–45, 51, 74, 80
– atypische Anorexia Nervosa 43
Zöliakie 30
Zwänge 23, 33
zwanghaftes Bewegungsverhalten 157
Zwangsbehandlung 37, 42
Zwangserkrankung 22–23, 27, 34, 45, 113, 126
Zwangssymptome 35
Zwerchfellatmung 124–125
Zytokine 29